W0267951

Die „Monographien aus dem Gesamtgebiete der Neurologie und Psychiatrie" stellen eine Sammlung solcher Arbeiten dar, die einen Einzelgegenstand dieses Gebietes in wissenschaftlich-methodischer Weise behandeln. Jede Arbeit soll ein in sich abgeschlossenes Ganzes bilden. Diese Vorbedingung läßt die Aufnahme von Originalarbeiten, auch solchen größeren Umfanges, nicht zu.

Die Sammlung möchte damit die Zeitschriften „Archiv für Psychiatrie und Nervenkrankheiten, vereinigt mit Zeitschrift für die gesamte Neurologie und Psychiatrie" und „Deutsche Zeitschrift für Nervenheilkunde" ergänzen. Sie wird deshalb deren Abonnenten zu einem Vorzugspreis geliefert.

Manuskripte nehmen entgegen

aus dem Gebiete der Psychiatrie:	Prof. Dr. M. Müller Bern, Bolligen-Str. 117
aus dem Gebiete der Anatomie:	Prof. Dr. H. Spatz Gießen, Friedrichstraße 24
aus dem Gebiete der Neurologie:	Prof. Dr. P. Vogel Heidelberg, Voßstraße 2

MONOGRAPHIEN AUS DEM GESAMTGEBIETE DER NEUROLOGIE UND PSYCHIATRIE

HERAUSGEGEBEN VON

M. MÜLLER - BERN · H. SPATZ - GIESSEN · P. VOGEL - HEIDELBERG

HEFT 83

AMNESTISCHE PSYCHOSYNDROME IM MITTLEREN UND HÖHEREN LEBENSALTER

PSYCHOPATHOLOGISCHE UNTERSUCHUNGEN AN ALKOHOLIKERN, SENILEN, HIRNTRAUMATIKERN UND ANDEREN MIT DIFFUSEN HIRNSCHÄDIGUNGEN

VON

HANS-JOACHIM HAASE

DR. MED. ET PHIL., PRIVATDOZENT FÜR PSYCHIATRIE UND NEUROLOGIE
WISSENSCHAFTLICHER ASSISTENT
DER PSYCHIATRISCHEN KLINIK DER MEDIZINISCHEN AKADEMIE DÜSSELDORF

MIT 23 ABBILDUNGEN

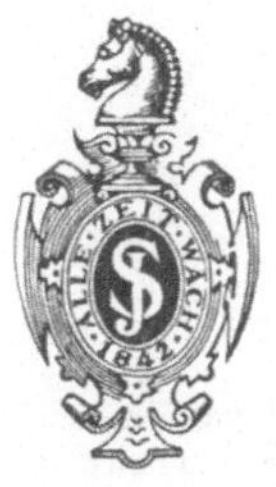

SPRINGER-VERLAG
BERLIN HEIDELBERG GMBH
1959

AUS DER PSYCHIATRISCHEN KLINIK DER MEDIZINISCHEN AKADEMIE
DÜSSELDORF
(DIREKTOR: PROFESSOR DR. MED. FRIEDRICH PANSE)

ISBN 978-3-540-02446-0 ISBN 978-3-642-85560-3 (eBook)
DOI 10.1007/978-3-642-85560-3

URSPRÜNGLICH ERSCHIENEN BEI SPRINGER VERLAG OHG BERLIN GÖTTINGEN HEIDELBERG 1959

MEINER LEBENSGEFÄHRTIN

ROSEMARIE HAASE
GEB. KLEIN

GEWIDMET

Vorwort

Es liegen zahlreiche Untersuchungen über die Entwicklung der psychischen Leistungsfähigkeit, besonders mit einer Fülle genormter Intelligenztests, vor. Dagegen fehlen weitgehend systematische Arbeiten über psychische Leistungen in der Rückbildung, die Syndrome verschiedener Schweregrade miteinander vergleichen.

Von besonderem Interesse sind hier die psychischen Leistungen bei schweren diffusen Hirnschädigungen, bei amnestischen Psychosyndromen. Sie interessieren zunächst Anstaltspsychiater. Mindestens 25% der Aufnahmen in Heil- und Pflegeanstalten vieler Länder sind z. Z. Patienten mit amnestischen Psychosyndromen, meist in Zusammenhang mit pathologischem Altersabbau, evtl. auch nach schwerem chronischen Alkoholmißbrauch, nach Encephalitiden, schweren Schädeltraumen u. a. diffusen Hirnschädigungen. Die amnestischen Psychosyndrome sind aber nicht nur für die jetzt so aktuelle Gerontologie und Geropsychiatrie von Interesse, sondern auch für alle, die es mit schwer diffus Hirngeschädigten zu tun haben (Hirngeschädigten-Betreuung und -Begutachtung, Alkoholikerfürsorge u. a.). Die Untersuchung der amnestischen Psychosyndrome liefert ferner nicht nur leicht greifbares und vergleichbares Material für die Psychopathologie, sondern gestattet auch umgreifende Betrachtungen über die (hier geschädigte) spezifisch menschliche psychische Leistungsfähigkeit (personalistische Psychologie, Anthropologie). Es wurden daher 45 Anstaltspatienten mit amnestischen Psychosyndromen untersucht und die Leistungen der leichten, mittelschweren, schweren und sehr schweren Syndrome vergleichend gegenübergestellt.

Bei der Besprechung der einzelnen Gesichtspunkte waren mir zwei Leitlinien wesentlich: 1. Das Aufzeigen der historischen Entwicklung der Problembearbeitung. Hiermit sollten nicht nur frühere Untersucher berücksichtigt, sondern dem Leser die Fragestellungen möglichst nahe gebracht werden. 2. Keine Aussage sollte gemacht werden, die sich nicht auf konkretes eigenes Material stützte. Es erklärt sich dabei jedoch von selbst, daß bei einem zahlenmäßig begrenzten Material nicht sämtliche Fragestellungen eine erschöpfende Klärung erfahren können.

Es ist mir eine besondere Freude, an dieser Stelle Herrn Professor Panse sowie Herrn Professor Gruhle und Herrn Professor Bleuler für ihre Anregungen, die mir wichtige Verbesserungen der Arbeit ermöglichten, sehr zu danken.

Herrn Professor Manser (Oberwil-Zug/Schweiz) sei von Herzen gedankt für seine Förderung hinsichtlich der Untersuchungsmöglichkeiten sowie Herrn Dr. phil. Grünewald für seine statistische Arbeit, die im Text hervorgehoben wurde. Besonders danke ich meiner Frau für ihre unermüdliche Hilfe.

Den Herren Direktoren und Kollegen folgender Anstalten und Psychiatrischen Universitätskliniken möchte ich meine Dankbarkeit aussprechen für die Genehmigung zur Untersuchung der Patienten und für die gastfreundliche und herzliche Aufnahme: Burghölzli-Zürich, Littenheid, Rheinau, Schlössli-Oetwil, St. Pirminsberg-Bad Ragaz, Waldau-Bern, Wil. — Dem Herrn Direktor der Anstalt St. Urban und dem Herrn Verwalter des Altersheims Kappel-Albis danke ich für die Genehmigung zur Durchführung einiger Untersuchungen.

Düsseldorf 1958 H.-J. Haase

Inhaltsverzeichnis

I. Historischer Überblick

a) Von ätiologisch determinierten Erkrankungen und Abnormitäten zur Lehre von den Symptomenkomplexen

Die Begriffe, mit denen die verwirrende Mannigfaltigkeit psychopathologischer Phänomene gelichtet werden sollte, waren von jeher eng an den Zeitgeist gebunden. Sie standen diesem und dem Subjekt des Beobachters oft näher als der Realität der Erscheinungen. Dies war die Regel bis zur Mitte des 19. Jahrhunderts und gilt nicht selten auch heute noch. Der Begriff der amnestischen Psychosyndrome ist derart in die Geschichte der Psychiatrie eingebettet, daß es gestattet sei, vorweg die allgemeine Entwicklung zu skizzieren, bevor wir im besonderen auf die amnestischen Psychosyndrome zu sprechen kommen.

Die Temperamentenlehre der Alten illustriert eindrucksvoll das kausaldiagnostische Denken, das in der Psychiatrie des Abendlandes seit mehr als zweitausend Jahren bestimmend war. Es ist bezeichnend, daß auch heute noch die Benennungen Choleriker, Melancholiker, Sanguiniker und Phlegmatiker geläufig sind. Zwar faßt man diese Typen heute rein psychopathologisch auf und ließ ab von ihrer Rückführung auf Besonderheiten von Galle, Blut und Schleim, aber es ist bemerkenswert, daß sich die sprachlichen Begriffe trotzdem gehalten haben. Es läßt uns spüren, wie nah man noch den Zeiten ist, in denen Psychisches als unmittelbar durch Körperliches verursacht angesehen wurde. Jedenfalls geschah dies von seiten namhafter Mediziner. Das magisch-kausale Denken, das besonders außerhalb der Wissenschaft bestimmend war und sich meist mindestens ebenso eingleisig auf Ursachen richtete (Besessenheit usw.), können wir in diesem Zusammenhang vernachlässigen.

In den meisten psychiatrischen Systemen bis zum Beginn des 19. Jahrhunderts setzt sich die Tendenz durch, psychische Störungen als spezifische Somatosen aufzufassen, und dementsprechend hielt man auch oft die gewählte Behandlung für spezifisch. So erklärt es sich — entsprechend einem Hinweis von Kraepelin —, daß z. B. 1824 ein Buch von Schneider, das sich ausschließlich mit den körperlichen Behandlungsmethoden der Psychosen befaßte, 600 Seiten stark war und gegenüber heute noch eine außerordentlich große Zahl von Medikamenten anführte. Eine Annäherung an die sokratische Einsicht: „Ich weiß, daß ich nichts weiß", zur Frage der körperlichen Bedingtheit der Psychosen blieb unserem Jahrhundert vorbehalten.

Rückständige medizinische und psychiatrische Auffassungen von heute waren in der Vergangenheit gewöhnlich die anerkannten Lehrmeinungen. Wird heute noch vorwiegend gedeutet und erklärt, statt beobachtet und beschrieben, so finden sich immer wieder Anklänge an die Irrtümer unserer Vorgänger. — Wie oft erlebt man, daß der Laie z. B. bei der Erhebung einer objektiven Anamnese auch heute in erster Linie dazu neigt, Begründungen und Erklärungen zu geben statt Beschreibungen. Sein Kausalitätsbedürfnis hindert die Beobachtung. Er stellt, wie der psychiatrisch interessierte Arzt vergangener Jahrhunderte, die Ursachenergründung *vor* statt hinter die Beobachtung. — Ein Rückblick in die Antike des Abendlandes zeigt dementsprechend, daß damals schon die Einteilungen der psychischen Erkrankungen nach ätiologischen Gesichtspunkten führend war. Man sieht es entweder an der Art der Behandlungsvorschläge oder auch an der Benennung der Erkrankungsform. DIOKLES[1] schlug vor, daß man tobsüchtige Jünglinge, sofern sie vollblütig oder Weintrinker seien, zur Ader lassen solle. CELLUS (gest. am Beginn des 1. Jahrhunderts n. Chr.) gibt folgende Ratschläge: Sind die Kranken traurig, so werden sie durch schwarze Nieswurz, sind sie fröhlich durch weiße Nieswurz zum Brechen gebracht. ARETÄUS, der wahrscheinlich zur Zeit NEROs lebte, nahm an, daß die Melancholie entstehe, wenn die schwarze Galle aufwärts steige, und zwar gegen den Magen und das Zwerchfell. GALEN (geb. 131 n. Chr.) setzte ausführlich auseinander, welche Fleischsorten und Nahrungsmittel ein melancholisches Blut verursachen. PAUL VON AEGINA (um 630 n. Chr. in Alexandrien) gab eine eigene Einteilung der Melancholie: 1. die Hirnmelancholie, bei welcher vorzugsweise das ganze Gehirn leidet, 2. die allgemeine Melancholie, wo der ganze Körper ergriffen ist, und 3. die Windmelancholie = Melancholia flatuosa oder hypochondriaca. Man muß einschränken, daß bei PAUL VON AEGINA nicht nur Depressionen unter den Begriff der Melancholie fallen. Bemerkenswert ist, daß sich diese gleiche ätiologische Einteilung mehr als tausend Jahre hielt und z. B. von W. RONDELET (1507—1566) ebenfalls verwendet wurde.

Nimmt man aus der Fülle ätiologischer Einteilungssysteme ein weiteres heraus, so äußert sich z. B. ARNOLDUS VILLANOVUS (1205—1313) zur Epilepsie folgendermaßen: Sie entstehe im ersten Viertel des Mondes von phlegmatischem Stoff, in den zwei folgenden vom Blute und im letzten Viertel von der Melancholie. Auch im 16. Jahrhundert ist noch nach der Übersicht von FRIEDREICH die Behandlung der Geistesgestörten rein körperlich: „. . . und mit einem melancholischen Safte, der umgeändert oder ausgeleert werden soll, haben fast alle Schriftsteller dieser Periode zu tun.“ Erwähnen wir hier den berühmtesten Arzt aus dieser Zeit: THEOPHRASTUS PARACELSUS (1493—1541). Er schreibt: „. . . in Salz, Schwefel und Quecksilber liegen die Uranfänge aller Krankheiten: Durch Hitze wird das Quecksilber sublimiert, destilliert oder präcipitiert. Die Sublimation verursacht den Wahnsinn, die Präcipitation die Gicht und die Destillation die Lähmungen und die Melancholie.“

Für JOHANN FERNELIUS (1485—1558) z. B. sind die Ursachen der Melancholie verdorbene Säfte und Dünste, welche gegen das Gehirn aufsteigen.

Erst im 17. Jahrhundert finden sich zunehmend auch Einteilungssysteme psychischer Krankheitsformen unter Berücksichtigung psychischer Ursachen. Unverändert aber wurden psychische Krankheitsformen nach spezifischen Ursachen benannt. Daneben finden sich aber noch Autoren, die selbst da auf spezielle körperliche Ursachen zurückgreifen, wo sogar vom Anfänger und wohl auch vom Laien unserer Zeit eine Rückführung auf psychische Faktoren, z. B. auf die pathoplastische Bedeutung der Persönlichkeit, nicht bezweifelt wird. So erklärt z. B. GREGOR HORST (1578—1636) das häufige Vorkommen der religiösen

[1] Wir entnehmen unsere Hinweise der 1830 erschienenen Literärgeschichte der Pathologie und Therapie der psychischen Krankheiten von J. B. FRIEDREICH, Verlag Carl Strecker, Würzburg.

Melancholie bei Mönchen aus ihrer Lebensweise, aus dem Fasten und dem Genusse der Fische, wodurch der melancholische Saft erzeugt und vermehrt werden müsse. Typisch ist auch wieder eine Einteilung der Arten der Melancholie nach SENNERT (1572—1637): Seine Kapitel handeln nach FRIEDREICH: „*de Melancholiae spezie, quae fit cerebro primario affecto; de Amore insano; de Melancholia per consensum cordis et Totius; de Melancholia hypochondriaca; de Melancholia ex Utero; de Melancholia errabunda, Arabibus Kutubuth dicta, et attonita.*"

Das kurzschlüssig kausale Denken in der Psychiatrie des Abendlandes ändert sich zunächst nicht mit dem zunehmend pathologisch-anatomischen Interesse und den zahlreichen Sektionsbefunden. THOMAS WILLIS (1622—1675) gilt nach FRIEDREICH als der erste, der jedem Teile des Gehirns eine besondere Verrichtung zuschrieb. — Bei THEOPHIL BONNET heißt es (1620—1689): „. . . eine ganze Familie war der Melancholie unterworfen, aus welcher einige plötzlich starben. Man konnte von ihrer Krankheit keine andere Ursache auffinden, als auffallende Kleinheit der Milz." — Kritischer wurde man erst im folgenden 18. Jahrhundert, besonders mit den wesentlichsten Vertretern pathologisch-anatomischer Forschungsrichtung dieser Zeit, mit MORGAGNI und HALLER. Aber auch in den psychiatrischen Systemen des 18. Jahrhunderts beherrschen die spezifizierten ätiologisch orientierten Systeme das Feld. So seien z. B. aus dem umfassenden System des von FRIEDREICH als namhaftester italienischer Vertreter dieser Zeit angeführten CHIARUGI die von ihm herausgestellten fünf Arten der Manie genannt: „1. Mania mentalis, welche durch unmittelbare Wirkung der Seele hervorgebracht worden ist, 2. Mania reactiva, welche von Erschlaffung der Tätigkeit der Nervenkraft herrührt, 3. Mania plethorica, welche vom Überflusse des Blutes in dem Gefäßsystem entspringt, 4. Mania immediata, welche von einem Reize verursacht wird, den die Ablagerung von krankhaften oder doch fremdartigen Stoffen unmittelbar auf das Gehirn hervorbringt, 5. Mania consensualis, welche ihre Entstehung der Verletzung irgendeines Teiles verdankt, der mit dem gemeinschaftlichen Sensorium in Verbindung steht." — Auch das System eines der namhaftesten englischen Vertreter dieser Zeit, THOMAS ARNOLD, sieht im Prinzip nicht wesentlich anders aus. Lediglich stellt er eine besondere Gruppe von Krankheiten auf, die durch „moralische" Ursachen bedingt seien. Beachtenswert ist, daß der bekannteste Psychiater des ausgehenden 18. Jahrhunderts, der Franzose PINEL, von dem man sagt, er habe die Geisteskranken von ihren Ketten befreit, zur Zurückhaltung bei der Ableitung einer Geisteskrankheit aus einem besonderem Affekt mahnt. „. . . Der besondere Typus des Wahnsinns und der Gegenstand, welcher ihn verursacht, haben keine Kausalrelation unter sich, unglückliche Liebe, Ehrgeiz, Andächtelei können eins wie das andere periodischen Wahnsinn erzeugen . . ."— Abgesehen von dieser Stellungnahme PINELs sieht man an den angeführten Beispielen, daß man hinter den spezifizierten Kausaldiagnosen eine Fülle von eigenen Krankheitsformen annahm.

Diese sich durch die Jahrtausende ziehende Suche nach psychischen, körperlich bedingten Krankheitseinheiten wurde vom 18. Jahrhundert an zurückgedrängt durch die zunehmende Berücksichtigung psychischer Entstehungsbedingungen. Diese Reaktion fand ihre extremen Vertreter im 19. Jahrhundert in den sogenannten Psychikern, wie HEINROTH u. a., und im 20. Jahrhundert mit dem Gros psychoanalytischer Schulen. Im 19. Jahrhundert trat sogar offensichtlich die unbekümmerte, optimistische Zuordnung psychischer Störungen zu bestimmten körperlichen Leiden bei vielen Autoren zunächst zurück. KRAEPELIN schreibt hierzu in seiner Monographie über die Psychiatrie des 19. Jahrhunderts: „Verhältnismäßig wenig berührt von den Fortschritten der Wissenschaft blieb lange Zeit hindurch die Lehre von den Ursachen des Irreseins; namentlich wurde kein ernster Versuch gemacht, einen näheren Zusammenhang zwischen ihnen und bestimmten Formen des Leidens nachzuweisen."

Die Forderung der Aufstellung von Krankheitseinheiten mit spezieller Ätiologie erhielt jedoch neue Nahrung, nachdem im 19. Jahrhundert (1857, ESMARCH und JESSEN) ein Zusammenhang zwischen der Paralyse und der Syphilis im Sinne einer Krankheitseinheit angenommen wurde. Nach diesem Paralyseschema, wonach sich eine Krankheitseinheit nach Ursache, Symptomatik und Verlauf abgrenzen ließ, stellte KAHLBAUM die Krankheitseinheit der Katatonie auf, die KRAEPELIN in dem uns geläufigen Schema fortführte.

Ernste Zweifel an der Bedeutung der Aufstellung von Krankheitseinheiten, besonders im Rahmen der sogenannten endogenen Psychosen, meldete HOCHE an, der die Suche nach Symptomenkomplexen in den Mittelpunkt der psychiatrischen Forschung gerückt sehen wollte. In der Tat verlor das durch KRAEPELIN aufgestellte Schema von Krankheitseinheiten mehr und mehr an Boden. Man fand keine besonderen Ursachen, die hirnpathologischen Befunde hielten den Nachprüfungen nicht stand. Bekanntlich nahm KRAEPELIN noch in den letzten Auflagen seiner Lehrbücher an, daß bei den Schizophrenien die fünfte Ganglienzellenschicht der Hirnrinde betroffen sei. Die von ihm aufgestellten zahlreichen Sonderformen, z. B. der verschiedenen Arten von Paraphrenien mit jeweils eigenen Verläufen, entsprachen nicht den Gegebenheiten. Es blieb lediglich die allerdings wesentliche Unterscheidung in einen cyclothymen und einen schizophrenen Formenkreis, die sich im Verlauf dahingehend unterschieden, daß bei der letzteren Gruppe im weiteren Verlauf sich meist ein Persönlichkeitsdefekt einstellt.

Aus der sich daraus ergebenden Umschaltung von der Suche nach Krankheitseinheiten zur Abgrenzung von Syndromen seien kurz drei Beispiele angeführt, in denen psychopathologische und neuropsychiatrische Abnormitäten nicht mehr als Krankheitseinheit mit jeweils eigener Ätiologie und eigenem Verlauf gesehen wurden, sondern die man als Syndrome ohne spezielle Ätiologie sah. Die Syndrome der *Neurasthenie*, der *Depersonalisation* und des *psychomotorischen Parkinsonsyndroms*. Die *Neurasthenie* wurde von dem amerikanischen Arzt BEARD zunächst als eigene organische Krankheit mit den psychischen Symptomen der reizbaren Schwäche aufgefaßt. Erst allmählich sah man, daß sowohl auf rein konstitutioneller Grundlage als auch am Beginn organischer Hirnkrankheiten und nach emotioneller Überlastung eine „Neurasthenie" auftreten kann, so daß die Krankheit zum unspezifischen Syndrom wurde, dem man auch durch die Gegenüberstellung von Neurasthenie und Pseudoneurasthenie nicht entrinnen konnte. — Die *Depersonalisation* wurde nach HAUG zunächst von KRISHABER (1873) und seiner Zeit als eigene Krankheitseinheit gesehen. Dann wollte man sie mit KRAEPELIN, HEILBRONNER und WILMANNS einem eigenen Krankheitsbild zuordnen. Aber das Auftreten bei endogenen wie exogenen Psychosen und auch auf rein konstitutioneller Grundlage führte HAUG dazu, die Depersonalisation als unspezifisches Syndrom zu sehen, das „lediglich eine besondere Erlebnisweise des Ichs an sich selbst und an der Welt darstellt". Dahinter steht nach HAUG eine durch die verschiedensten Ursachen ausgelöste Störung der in die Wahrnehmungen eingehenden psychischen Energien. Ein drittes Beispiel des Abbaues eines Krankheitsbegriffes erlebten wir erst in jüngster Zeit. Das *Parkinsonsyndrom* wurde zunächst als durch Ursache und Verlauf abgrenzbare Krankheitseinheit beschrieben. Trotz der Einschränkung, daß es auch als Folge einer Encephalitis, ferner toxisch oder vasculär bedingt zum Parkinsonsyndrom kommt, kannte man es doch bisher als Krankheitsform, hinter der vor allem anatomisch nachweisbare Läsionen im Bereich der Stammganglien stehen. Nun zeigte sich, daß es auch im Gefolge medikamentöser Behandlung durch Phenothiazin und Reserpin zu rein funktionell bedingten Parkinsonsyndromen kam. Dabei konnten wir auf Grund unserer feinmotorischen Untersuchungen (insbesondere der Handschrift) nachweisen, daß es sich nicht um ein gelegentliches Vorkommen des Parkinsonsyndroms handelt, sondern daß bei beiden Medikamenten ein psychomotorisches Parkinsonsyndrom mit Antriebsminderung und, hiermit im Zusammenhang, Hemmung der Motilität ein Achsensyndrom der erstrebten therapeutischen Wirkung darstellt. Der rein funktionell-reversible Charakter dieses psychomotorischen Parkinsonsyndroms unterstreicht die Berechtigung anzunehmen, daß der Parkinson sich nicht nur in nach Ursachen, Hirnläsion und Verlauf gekennzeichnete Krankheitseinheiten auflösen läßt, sondern unter den verschiedensten Bedingungen als Syndrom auftreten kann.

Diese Beispiele zeigen entwicklungsgeschichtlich die anerkannte, aber oft noch nicht genügend berücksichtigte Tatsache, daß dem Organismus auch auf dem neuropsychiatrischen Sektor gegenüber einer Vielzahl von Ursachen nur eine relativ geringe Zahl von Reaktionen zur Verfügung steht. Der Weg von der Kausal-Diagnose psychischer Erkrankungen zur Syndromerfassung endet jedoch nicht in der Resignation vor der meist kaum durchschaubaren Kausalität dieser Krankheiten und Abnormitäten. Vielmehr soll er das schon von der Antike her bestimmte eingleisig kausale Denken: Eine Noxe — eine bestimmte Krankheitsform, auf vielgleisige Bahnen umschalten. — BONHOEFFER hat vor 4 Jahrzehnten schon eine wesentliche Konsequenz hieraus gezogen und fand daher auch mit seiner Lehre von den exogenen Prädilektionstypen, die sich nicht mehr von einer bestimmten Noxe ableiten lassen, weltweite Anerkennung. Das fruchtlose Suchen nach spezifisch bedingten exogenen Psychosen, etwa einer Typhuspsychose oder einer Influenzapsychose, hatte damit seinen ersten Abschluß gefunden. Unbefriedigend blieb nur BONHOEFFERs Hypothese von den „ätiologischen Zwischengliedern", die z. B. erklären sollte, daß es nach den verschiedensten Intoxikationen z. B. zu den gleichen Psychosen kommen konnte. Diese, ihrer Spezifität entkleideten „ätiologischen Zwischenglieder" ließen sich jedoch bisher nicht nachweisen. Zur Ausfüllung dieser Lücke erhob sich die Forderung, die Reaktionslage des „Terrains" (WALTHER-BÜEL) besonders zu berücksichtigen. Nicht also das Schema des verlängerten Armes: Von der Qualität und Quantität der Noxe zum ätiologischen Zwischenglied, sollte richtungweisend sein für die Entstehung sogenannter exogener Psychosen, sondern die Untersuchung der Reaktionslage und der Reaktionsfähigkeiten des Organismus selbst. In der inneren Medizin hat diese Forschungsrichtung schon durch SELYE einen weitgehenden Ausbau erfahren. Weniger eine bestimmte Noxe interessiert SELYE als vielmehr die „pathogene

Situation im Organismus". Sie entscheidet über Entstehung und Verlauf des Adaptationssyndroms und auch über die evtl. Entstehung von Adaptationskrankheiten. Die Form der Teilnahme des Nervensystems am Adaptationssyndrom ist nach SELYE noch nicht genügend geklärt. Es bleibt noch offen, ob und wie weit sich die Lehre vom Stress z. B. auf die Entstehung exogener Psychosen übertragen läßt. Zur Frage der Entstehungsbedingungen amnestischer Psychosyndrome brachte die von SELYE durchgeführte Gesichtspunktverschiebung von der Noxe zur pathogenen Situation im Organismus jedenfalls fruchtbare neue Hypothesen (s. u.).

Es zeigte sich bisher also ein Weg von der Aufstellung zahlreicher ätiologisch determinierter Krankheitseinheiten von der Antike bis zum 18. und 19. Jahrhundert. Sodann führte die Entwicklung zu weiter gefaßten Krankheitseinheiten. Die Einengung der Bedeutung der äußeren Noxe zeigte sich in der Lehre von den Symptomenkomplexen bzw. Syndromen, in der Bonhoefferschen Fassung der „exogenen Prädilektionstypen" und schließlich auch — als gänzliches Novum in der Geschichte der Psychiatrie — in der Aufstellung der Gruppen der „endogenen" Psychosen. Mit der Entmachtung der „exogenen" Noxe gewinnt zunehmend das „Terrain", die Reaktionslage des Organismus, an Bedeutung.

Es soll nun geprüft werden, welche Wirkungen diese allgemeinen Entwicklungstendenzen der psychiatrischen und medizinischen Wissenschaft auf die Auffassungen von den hier untersuchten amnestischen Psychosyndromen hatten und noch haben.

b) Entwicklung klinischer Auffassungen von den amnestischen Psychosyndromen

Beobachtungen zu diesem Thema finden sich in der Vergangenheit unter den verschiedensten Stichwörtern abgehandelt. FRIEDREICH führt als einen der ersten AETIUS (6. Jahrhundert n. Chr.) an, der etwas über Gedächtnisstörungen aussagt: „*Wenn der vordere Teil des Gehirns angegriffen sei, so entstehe Störung der Imagination: leide der mittlere Ventrikel des Gehirns, so sei die Vernunft gestört, und sei der Teil um das Hinterhaupt krank, so gestalteten sich Gedächtnisstörungen, wobei auch zugleich Imagination und Vernunft leide.*" — PAUL VON AEGINA (um 630 n. Chr.) habe in seinem Werke „de re medica" zuerst den Blödsinn erwähnt, als dessen Charakter er Verlust des Gedächtnisses und der Vernunft aufstellt: „... *cum utraque pars, mens inquam et memoria male fuerit affecta, tunc fatuitas seu stultitia, quae Graecis morosis appellatur, oboritur.*" — „Nach Galenscher Pathologie reduziert er die Krankheit auf schlechte Mischung (intemperies), und das überwiegend Feuchte, Trockene, Heiße u. dgl. spielt hier die Hauptrolle ..." (Zit. FRIEDREICH). Eine weitere Quelle findet sich nach FRIEDREICH erst bei NICOLAUS PISO (gest. 1589). „*Er hat in seiner speziellen Therapie die Gedächtnisstörungen, die Melancholie und die Manie ausführlich abgehandelt.*" Rühmlich sei PISOs Bestreben, die idiopathischen Gedächtnisstörungen von den consensuellen zu unterscheiden. Auch empfiehlt er schon „reitzende Einreibungen auf den abgeschornen Schedel" (Zit. FRIEDREICH). Im allgemeinen finden sich die amnestischen Psychosyndrome in der Übersicht von FRIEDREICH bis zum 18. Jahrhundert unter den Krankheitsformen des „Blödsinns" abgehandelt. So grenzt DREYSSIG (Ende des 18. Jahrhunderts) den Blödsinn von der Melancholia und der Mania ab. „Blödsinn (Dummheit, Torheit, Sinnlosigkeit, Albernheit, Aberwitz, Verstandesschwäche, Fatuitas, Stupiditas, Amentia, Dementia, Stultitia, Insania, Imbecillitas mentis, Anoea, Imbecillitas animi) ist ein allgemeiner, oder fast allgemeiner Wahnsinn, welcher mit Unregelmäßigkeit der Verrichtungen des Erkennungs- und Willensvermögens verbunden, und frei von Gemütsbewegungen ist. Die nächste Ursache des Blödsinns setzt DREYSSIG in eine sehr beträchtliche Unterdrückung der Beurteilungskraft, Einbildungskraft und der Reizbarkeit und Empfindlichkeit des Körpers.“ (Zit. FRIEDREICH). Bei LE CAMUS (Ende des 18. Jahrhunderts) findet sich ein eigenes Kapitel über das Gedächtnis. „*Es gibt zwei Fehler beim natürlichen Gedächtnisse, es ist entweder zu langsam oder es ist untreu . . . Das Gedächtnis ist alsdann langsam, wenn die Gehirnfibern zu schlaff oder zu rigid sind, und wenn die Flüssigkeit, die sich bewegen soll, zu wenig Aktivität hat. Darnach richtet sich auch die Behandlung. Ein untreues Gedächtnis setzt voraus, daß ein Eindruck wirklich auf das Subjekt gemacht worden sei: dieser Eindruck kann nun leicht auf dasselbe geschehen sein und auch leicht wieder vergehen, oder er kann mit Mühe aufgenommen worden sein, und seine Spuren sind gleich wieder verwischt.*“ (Anm.: Wohl eine der ersten Abgrenzungen der Merkleistungen.) „Diesem Unterschiede zu Folge kann das Gedächtnis fertig und untreu, oder träge und untreu sein. Alle diese Zustände hängen nun wieder von der Mobilität der Fibern ab“ (Zit. FRIEDREICH).

Eine beachtenswerte Berücksichtigung der verschiedenen Lebensalter findet sich bei DUFOUR (Ende des 18. Jahrhunderts): „Demence nennt er eine Art der Unfähigkeit, richtig zu urteilen und vernünftig zu reden. Nach der Verschiedenheit des Alters, in welcher sich dieser Zustand zeigt, hat er ihm verschiedene Benennungen beigelegt. In der Kindheit heißt er bêtise oder niaiserie: wenn er bis zum reifern Alter dauert oder daselbst erst anfängt, nennt er ihn imbecillité, und wenn er sich im hohen Alter einstellt, so wird er mit dem Namen der kindischen Schwatzhaftigkeit des Alters radoterie, état d'enfance, belegt. Die Ursachen findet DUFOUR in zu großer Steifheit der Fasern, in Trockenheit des Gehirns, sowie auch in zu großer Weichheit oder wäßriger Beschaffenheit dieses Organes“ (Zit. FRIEDREICH). — Weitere Hinweise finden sich bei PINEL. In seinen Definitionen wird der Blödsinn (Demence = Aufhebung des Denkens) dem Idiotism (Unterdrückung der Verstandes- und Willensfähigkeiten) gegenübergestellt.

Bis in die erste Hälfte des 19. Jahrhunderts muß man sich also die Beobachtungen bei amnestischen Psychosyndromen entweder in der Systematik unter dem Begriff des Gedächtnisses oder neben vielem anderen unter den Krankheitsformen des „Blödsinns“ heraussuchen. Systematische Gegenüberstellungen von Blödsinnsformen in der Jugend und denen im mittleren und höheren Lebensalter finden sich dabei erstmals angedeutet im 18. Jahrhundert.

In die zweite Hälfte des 19. Jahrhunderts (1882) fällt als wesentlicher Fortschritt das Werk von RIBOT über den Abbau der Gedächtnisleistungen. Das Gedächtnis sei keine Sammlung von Spuren, sondern eine Summe beständiger dynamischer Assoziationen. RIBOT trennte verschiedene Formen von Amnesien ab und baute mit seinem Regressionsgesetz die inzwischen allgemein bekannte Gesetzmäßigkeit weiter aus, daß bei Gedächtnisstörungen das Neue vor dem Alten stirbt. Bei allgemeiner wie bei partieller Rückbildung des Gedächtnisses gehe der Rückschritt vom Neuen zum Älteren, vom Zusammengesetzten zum

Einfachen, vom Willkürlichen zum Automatischen; bei der allgemeinen Auflösung des Gedächtnisses von den neuen Ereignissen auf die Vorstellungen, die Gefühle, die Handlungen; bei der Form der partiellen Auflösung vom Vergessen der Zeichen der Eigennamen, sodann der Gattungsnamen, Sachbezeichnungen, Adjektive, Verben, Interjektionen bis zu dem der Gebärden. Man muß berücksichtigen, daß RIBOT noch nicht die Aphasien und Amnesien von der sogenannten Merkschwäche in dem uns geläufigen Sinne abtrennt. Wesentlich bleibt jedoch der Kern seines Regressionsgesetzes, daß der Gedächtnisabbau vom Besonderen zum Allgemeinen geht. (Weiteres hierzu s. Kap. VII.)

Einen neuen Auftrieb erhielt die Erforschung der amnestischen Psychosyndrome etwa 10 Jahre später mit den Arbeiten von KORSAKOW, die um 1890 erschienen. KORSAKOW beobachtete, daß es im Kindbettfieber oder z. B. nach chronischer Alkoholintoxikation zu einer Kombination von psychischen, insbesondere Gedächtnisstörungen mit multipler Neuritis kommen kann. Dem Zeitgeist entsprechend suchte er eine nach Ursachen, Symptomen und Verlauf gekennzeichnete Krankheitseinheit festzulegen: „*Im Anfang gewöhnlich Erbrechen, der Gang wird unsicher, dann Lähmungserscheinungen in unteren Extremitäten, häufig auch solche in oberen Extremitäten, häufig gleichzeitig Schmerzen in Armen und Beinen, die Patellarreflexe schwinden gewöhnlich frühzeitig . . . Parallel mit diesen Symptomen, in welchen die multiple degenerative Neuritis zum Ausdruck kommt, geht auch die Entwicklung der Erscheinungen psychischer Störung einher. Unerträgliche Reizbarkeit, äußerste Unruhe in Gestalt von Tobsuchtsanfällen mit Bewußtseinstrübung, oder aber in Form von bedeutendem Verfall der psychischen Sphäre und tiefer Gedächtnisstörung . . . in einigen Fällen überwiegen die Erscheinungen einer enorm erhöhten Reizbarkeit und Erregtheit bei relativ gut erhaltenem Bewußtsein, in anderen Fällen hingegen eine Verworrenheit des Bewußtseins, sei es mit Apathie, sei es mit Aufregung verbunden, in noch anderen Fällen endlich tritt eine charakteristische Gedächtnisstörung in den Vordergrund, eine besondere Art von Amnesie.*“ KORSAKOW beschrieb damit zwar erstmals das gemeinsame Vorkommen von Neuritiden mit exogenen Psychosen, aber er folgte der Tradition, die seit der Entdeckung der Ursachen der Paralyse neuen Auftrieb erhalten hatte, indem er eine Krankheitseinheit konstruierte und diese ätiologisch zu eng gefaßt festlegte. Zwar sah er nicht nur den Zusammenhang zwischen einer speziellen Noxe und einer Krankheit, wie es ja weitgehend der Tradition (s. o.) entsprach, sondern faßte seine Krankheitseinheit mit der Benennung „Cerebropathia psychica toxaemica“ weit, aber doch nicht weit genug, um den weiteren Erfahrungen zu entsprechen. Darüber hinaus wollte er, wie schon seit der Antike häufig versucht, psychisch Abnormes unmittelbar — das heißt ohne genügende Berücksichtigung der Reaktionslage des Organismus — aus einer exogenen Noxe ableiten. Dabei nahm er schon die erweiterte Konzeption BONHOEFFERs von den ätiologischen Zwischengliedern in gewissem Sinne vorweg, wenn er sagte: „ . . . *Die Ursachen sind äußerst mannigfaltig: faulende Frucht im Uterus, puerperale Septicämie, Kotanhäufung, Typhus, Tuberkulose, Diabetes mellitus, Ikterus, Lymphadenom, zerfallender Tumor, ferner bei Alkoholismus, bei Vergiftungen mit Arsenik, Blei, CO u. a. . . . Bei allen hier aufgezählten Momenten ist die Blutmischung alteriert, im Blute sind giftige Substanzen angehäuft, und diese sind es höchstwahrscheinlich, welche das Nervensystem vergiften. . . . in vielen Fällen dürfte es sich höchstwahr-*

scheinlich um gewisse Ptomaine oder Leukomaine handeln." (Anm.: Letztere also im Sinne ätiologischer Zwischenglieder.)

In der Folgezeit findet man die Mehrzahl der Arbeiten über amnestische Psychosyndrome unter dem Begriff „Korsakowsche Psychosen" beschrieben. Schon 2 Jahre später, 1892, erschien eine Arbeit, in der TILING berichtete, daß die von KORSAKOW beschriebenen psychischen Symptome nicht nur als Folge von Intoxikationen, sondern auch nach Schädeltrauma und *ohne* Neuritiden auftreten können. Damit war schon wieder eine Bresche gegen kausal zu eng begrenzte Krankheitseinheiten geschlagen. Wir konnten bisher als gesetzmäßige Entwicklung in der Psychiatrie anführen, daß es im Laufe der Jahrhunderte zunächst stets üblich war, psychische Erkrankungen und Abnormitäten in eingleisig kausalem Denken festzulegen, und erst später Symptomenkomplexe, deren vielfache Entstehungsbedingungen zu berücksichtigen sind, zu suchen. Die gleiche Entwicklung vollzog sich gewissermaßen im Kleinen von der Korsakowschen Krankheitseinheit zu den amnestischen Symptomenkomplexen.

Als TILING 1892 die psychischen Symptome der sogenannten Korsakowschen Krankheit auch nach Schädeltrauma beschrieb, half er damit gleichzeitig beim Abbau von zwei Krankheitseinheiten: Erstens der Cerebropathia psychica toxaemica KORSAKOWs und zweitens dem zunächst von SKAE und dann von v. KRAFFT-EBING (1868) beschriebenen „traumatischen Irresein". v. KRAFFT-EBING kritisiert schon SKAE wegen seiner zu einheitlichen Fassung des „traumatischen Irreseins". SKAE beschrieb es mit folgenden Worten: „Das traumatische Irresein beginnt in der Regel mit maniakalischer Erregung von verschiedener Dauer und Intensität. Derselben folgt ein chronischer Zustand, in welchem der Kranke reizbar, gefährlich, argwöhnisch ist, und oft Antriebe zum Mord hat. Die hauptsächlichsten Wahnideen sind die des Stolzes, der Selbstüberschätzung und des Argwohnes. Melancholie ist sehr selten. Selten ist Genesung, meist erfolgt Dementia und der Tod durch ein Gehirnleiden."

TILING schlossen sich an: HAUG, KALBERLAH, MÖNCKEMÖLLER u. a.

Zu den wenigen Autoren, die trotzdem im Sinne KORSAKOWs an einer ätiologischen Krankheitsgruppe festhielten, rechnet KNAPP. Das häufige Vorkommen der psychischen Symptomatologie ohne Neuritis versuchte KNAPP damit zu erklären, daß es seiner Meinung „echte polyneuritische Erkrankungen gibt, die sowohl das periphere Nervensystem verschonen, als auch den amnestischen Symptomenkomplex nicht zur Entwicklung kommen lassen". Charakteristisch für seine Zeit ist die Formulierung: „Die psychischen Störungen, welche sich auf polyneuritischer Grundlage entwickeln können, sind also von einer solchen Mannigfaltigkeit, wie sie sonst nur bei paralytischer oder hebephrenischer Ätiologie bekannt sind." (Anm.: Bei mehreren der von KNAPP als polyneuritische Psychosen beschriebenen Fälle handelte es sich unseres Erachtens um Schizophrenien.)

Obwohl BONHOEFFER bekannt war, daß der Korsakowsche Symptomenkomplex „zum Teil heterogene psychische Krankheitsbilder" umfaßte, versucht er eine eigene alkoholisch bedingte Korsakowsche Psychose im Sinne einer Krankheitseinheit mit Beginn, Symptomatik und Verlauf abzugrenzen. Er nahm an, daß in jedem Delirium tremens ein Korsakowscher Symptomenkomplex enthalten sei, und stellte fest, daß $^2/_3$ der sogenannten alkoholischen Korsakowschen Psychosen mit einem deliranten Zustand beginnen, während es bei dem anderen Teil zur langsamen Entwicklung „unter dem Bild der progressiven Gedächtnisschwäche" komme. KORSAKOW nahm noch Bewußtseinstrübungen und delirante Bilder in seine toxisch bedingte Krankheitseinheit hinein, für BONHOEFFER war das chronisch-amnestische Psychosyndrom das Achsensyndrom der ätiologisch determinierten Psychose. Bemerkenswert ist in diesem Zusammenhang, daß BONHOEFFER schon erwähnt: „*Je später die Erkrankung einsetzt, um so eher ähnelt sie seniler Involution.* KRUKENBERG, *der zufällig nur ältere Individuen beobachtet hat, glaubte, daß die Krankheit eine Mischung von Alkoholismus und Senium darstellt.*" Auch mit seinem Hinweis, daß Frauen wesentlich häufiger als Männer nach einem Delirium tremens an einem Korsakowschen Symptomenkomplex leiden, hebt BONHOEFFER schon die Bedeutung der Reaktionslage des Organismus hervor.

Mit BONHOEFFER war man zu einem Kompromiß gekommen, indem man einerseits immer wieder auf das ätiologisch Unspezifische der psychischen Symptomatologie hinwies, andererseits eine Korsakowsche Psychose im Sinne einer Krankheitseinheit wenigstens bei Alkoholikern anerkannte. Diese schillernde Doppelbedeutung hat der „Korsakow" leider bis heute nicht verloren, obwohl sich eine Reihe von Autoren damit auseinandersetzte:

Gegen eine Auffassung des Korsakow als „Krankheit sui generis", auch im Sinne BONHOEFFERs, sprachen sich schon 1903 MEYER und RAECKE aus, sodann STRANSKY 1905, während WEBER 1906 die Korsakowsche Krankheit alkoholischen Ursprungs als eine einheitliche Krankheitsgruppe abgegrenzt wissen will. Dagegen sieht letzterer bei anderen Ursachen, z. B. Senium, Paralyse, Trauma, Tumoren usw., das Korsakowsche Syndrom nicht als „einheitlichen Krankheitsprozeß, sondern als gelegentliche Komplikationen". Gegen die von KRAEPELIN vorgeschlagene Bezeichnung „Korsakowsche Psychose" wendet sich 1917 POPPELREUTER und hält die Beschreibung des Syndroms für wesentlicher. Die Diskussion, ob Krankheitseinheit, Syndrom oder beides mit dem Eigennamen KORSAKOW benannt werden solle, erfuhr eine vorläufige Beendigung mit dem grundlegenden, 1928 erschienenen Handbuchartikel MEGGENDORFERs. Er hebt zwar hervor, daß die psychischen Erscheinungen bei verschiedensten Hirnschädigungen — z. B. Altersschwachsinn u. a. — nachzuweisen seien, aber „*immerhin bilden die aus dem chronischen Alkoholismus hervorgehenden Erkrankungen dieser Art etwas nach ätiologischen wie symptomatologischen Gesichtspunkten Einheitliches*", und so grenzt er auch im Sinne von BONHOEFFER und MAGNUS HUSS, der sie 1862 als erster beschrieben habe, die alkoholische Korsakowsche Psychose als besondere Krankheitseinheit ab.

Es soll eine unserer Aufgaben sein zu prüfen, wie weit es sinnvoll erscheint, dieses Zugeständnis an die traditionelle Aufstellung eingleisig ätiologisch determinierter Krankheitseinheiten aufrechtzuerhalten (s. Kapitel Pathoplastik).

Weitere neue Gesichtspunkte brachte SEELERT. Er versuchte 1929, die exogenen Prädilektionstypen BONHOEFFERs auf drei Erscheinungsformen zurückzuführen. Er unterschied 1. den amnestischen Zustand, 2. den deliranten Zustand, 3. Minderung des Bewußtseins. SEELERT schlug die Bezeichnung: organischer Defektzustand statt Korsakowscher Zustand vor, da sich die Krankheitserscheinungen nie allein aus Störungen der Merkfähigkeit, Orientierung und aus Konfabulationen zusammensetzen würden, sondern besonders auch Denkstörungen nachzuweisen seien. Die Merkstörungen wurden bei den Unterscheidungen in obligate und fakultative bzw. akzessorische Symptome (STERTZ, WALTHER-BÜEL u. a.) jeweils zu den obligaten Symptomen in diesem Zusammenhang gerechnet.

E. BLEULER schlug die Bezeichnung „organisches Psychosyndrom" statt „Korsakowsche Krankheit" vor. Er hebt charakteristische Störungen des Gedächtnisses, des Denkens und der Affektivität hervor. E. BLEULER wendet sich auch gegen die Bezeichnung „amnestischer Symptomenkomplex", da diese Benennung von den drei wichtigsten Störungen (des Gedächtnisses, des Denkens und der Affektivität) nur die Gedächtnisstörung herausgreife. — Sein Sohn M. BLEULER spricht heute dennoch vom „amnestischen Psychosyndrom", dem er das hirnlokale und endokrine Psychosyndrom ohne amnestische Symptome und mit vornehmlichen Störungen der Antriebshaftigkeit, der Stimmungen und Einzeltriebe gegenüberstellt. Wir folgen M. BLEULER aus zwei Gründen. Erstens zeigen unsere Fälle, daß es trotz aller Einwände gestattet ist, den amnestischen Symptomenkomplex als Achsensyndrom bei diffusen Hirnschädigungen aufzufassen (wenn sich auch das Syndrom in keiner Weise mit amnestischen Symptomen erschöpft). Zweitens gestattet die Bezeichnung „organisches Psychosyndrom" nicht die präzise Abgrenzung hirnlokaler Psychosyndrome im Sinne von M. BLEULER, die allein für sich auftreten können oder amnestische Psychosyndrome lokalisatorisch-fakultativ bedingt färben können.

II. Zur Genese der amnestischen Psychosyndrome

a) Hirnpathologie

Nachdem kein Zweifel mehr besteht, daß amnestische Psychosyndrome durch die verschiedensten Noxen ausgelöst werden können, ist auch anerkannt, daß es sich hier um diffuse Schädigungen des Gesamthirns, insbesondere der Hirnrinde, handelt. Inwieweit diese Syndrome entsprechend den Ausführungen von GAMPER auch lokal, insbesondere von einer Läsion der Corpora mamillaria her, ausgelöst werden können, ist unseres Erachtens bis heute nicht entschieden. Da bei den 45 Kranken, auf die sich unsere Untersuchungen stützen, keine Sektionsergebnisse vorliegen, wollen wir auf das Für und Wider dieser Fragestellung nur kurz eingehen. Das Problem ist um so schwieriger, als man bei keinem der in der Literatur beschriebenen Fälle, die ein amnestisches Psychosyndrom zeigten, eine diffuse Hirnschädigung oder zumindest eine über den lokalen Befund hinausgehende Schädigung mit Sicherheit verneinen konnte; auch waren nur in einzelnen Fällen die Befunde, besonders im Bereich der Corpora mamillaria, eindrucksvoll (s. bes. die Fälle von GAMPER, CONRAD und ULE, GRÜNTHAL, CZECHMANEK). Außerdem wurde von den Anhängern der Gamperschen Hypothese nie berücksichtigt, daß ein Teil der von GAMPER beschriebenen Fälle zwar organisch verwirrt und desorientiert waren, aber deshalb noch nicht mit einem amnestischen Psychosyndrom in unserem Sinne identisch waren. GAMPER selbst faßte seine Hypothese auch viel weiter und wollte nicht nur Symptome im Sinne des amnestischen Psychosyndroms, d. h. besonders Merkschwäche bei Bewußtseinshelligkeit, mit den Corpora mamillaria in Zusammenhang bringen, sondern organisch bedingten mangelnden Persönlichkeitszuwachs überhaupt. Ein Teil seiner Fälle zeigte die aktiven retrograden Situationsumdeutungen, die wir als eigene psychoorganische Reaktionsform von dem amnestischen Psychosyndrom in einer früheren Arbeit (s. auch „situative Orientierung", Kap. VI) abgegrenzt haben. Diese Situationsumdeutungen finden sich z. B. häufig beim Delirium tremens, das auch GAMPER zur Stützung seiner Hypothese berücksichtigt. Es kann jedoch kein Zweifel mehr bestehen, daß ein amnestisches Psychosyndrom nur im Ausnahmefall neben einem Delirium tremens herläuft bzw. diesem folgt. Gegenüber BONHOEFFER betonte KRAEPELIN, daß nur in seltenen Fällen ein amnestisches Psychosyndrom einem Delirium tremens folgt, so würde bei Männern auf 9 Delirante einer mit einem sogenannten Korsakowsyndrom kommen. Bei Frauen trete das Korsakowsyndrom im Anschluß an ein Delirium tremens allerdings wesentlich häufiger auf.

Wir haben hierzu die Krankengeschichten der in den Jahren von 1909—1955 in der Nervenheilanstalt Oberwil-Zug (Schweiz) aufgenommenen Fälle (Männer) mit einem Delirium tremens durchgesehen. Es handelte sich um 162 Fälle mit insgesamt 182 Delirien. Wenn wir von den Fällen, die wegen interner Komplikationen starben (19 Fälle), absehen, so ließ sich entnehmen, daß mehrmals, sobald nach einigen Tagen die Schwäche, die das strapazierende Delir zur Folge hatte, überwunden war, die Patienten in der Folgezeit leistungsfähiger waren als in den Wochen und Monaten vor dem Delir. Es ließ sich dies in 12 Fällen eindeutig aus den Krankengeschichten entnehmen, während nur in 6 der 182 Alkoholdelirien eine Verschlechterung der Leistungsfähigkeit mit Hinweisen für ein amnestisches Psychosyndrom verzeichnet war. Es handelte sich dabei um 2 Patienten (48 und 62 Jahre alt), die vorher schon mehrere Jahre an amnestischen Störungen gelitten hatten. Bei einem dritten Patienten war nach dem Delir mehrere Wochen neben Vergeßlichkeit Fieber verzeichnet. Der Vierte hatte bereits das dritte Delirium durchgemacht. Bei den anderen beiden Patienten ließen sich keine Besonderheiten feststellen.

Bei den 131 Fällen, die als nach dem Delir unverändert registriert wurden, befinden sich eine Reihe von Patienten, deren Allgemeinbefinden vermutlich gebessert war, weil allein der Vomitus matutinus und andere Symptome des chronischen Alkoholismus nach dem Delir zunächst ausblieben. Fünf Fälle hatten vor dem Delir an Magenbluten gelitten, 2 Fälle an starkem Nasenbluten, eine Reihe hatte in letzter Zeit an Gewicht verloren, während dann nach dem Delir nichts mehr von diesen Schädigungssymptomen vermerkt war. Umgekehrt war von unseren 24 Fällen mit einem alkohologenen schweren amnestischen Psychosyndrom nur ein Fall aus einem (protrahierten) Alkoholdelir hervorgegangen. Bei 4 Fällen war in der Vorgeschichte ein Delirium tremens vermerkt, wobei man aber annehmen konnte, daß amnestische Psychosyndrome schon vor dem Delir bestanden.

Es paßt zu diesen Ergebnissen, wenn man das normale Alkoholdelir gelegentlich als Reinigungsdelir bezeichnet sieht und wenn STERTZ 1928, wenn auch in anderem Zusammenhang, das Delirium tremens wie den epileptischen Anfall als Entladung ansieht.

Jedoch kommt es uns hier weniger auf die Genese des Delirium tremens an als vielmehr auf den Hinweis, daß es weder mit einem amnestischen Psychosyndrom identisch ist noch im Normalfall (zumindest bei Männern) ein amnestisches Psychosyndrom dem Delirium tremens folgt. Es spricht vieles dafür, daß das Delirium tremens einer gänzlich anderen psychoorganischen Reaktionslage entspricht als das amnestische Psychosyndrom. Im weiteren verweisen wir auf unseren Beitrag: „Die aktive retrograde Umdeutung der Gegenwartssituation.“ Wir wollen hier nur betonen, daß — abgesehen von den uneinheitlichen hirnpathologischen Befunden — weder die Psychopathologie des Delirium tremens noch die mancher Commotionspsychosen mit aktiven retrograden Situationsumdeutungen es unseres Erachtens gestatten, hirnlokalisatorische Zuordnungen zur Genese der amnestischen Psychosyndrome zu treffen. Gesichert ist dagegen die Bedeutung der diffusen Hirnschädigung, insbesondere der Hirnrinde beim amnestischen Psychosyndrom, wie u. a. die hirn- und psychopathologischen Befunde amnestisch Seniler zeigen.

b) Psychoorganische Reaktionslage

Es mehren sich die Stimmen, die zum Thema amnestischer Psychosyndrome das Augenmerk von der exogenen Noxe ablenken und den Faktor der Reaktionslage des Organismus, des „Terrains“ (Walther-Büel) hervorheben. Sie alle bahnen die auch hier erstrebte Gesichtspunktverschiebung vom eingleisig kausalen zum konditionalen Denken an, von der Entmachtung der exogenen Noxe zur Hervorkehrung der Bedeutung des Organismus. Sie stehen in Parallele zu den erwähnten Interessen der Inneren Medizin, wie sie besonders durch Selye in den Mittelpunkt der modernen Forschung gerückt wurden. Zunächst beschäftigen sich diese Autoren mit der Entstehung exogener Psychosen überhaupt, berühren damit aber auch mehr oder weniger die Entstehungsbedingungen amnestischer Psychosyndrome. Nach Stertz und anderen läßt sich zwar eine besondere Veranlagung für exogene Psychosen (Kleist = symptomatische Labilität) nur selten finden, denn Patienten können z. B. mehrfach an Infektionskrankheiten, aber nur einmal an einer symptomatischen Psychose erkranken, jedoch ist jeweils der Faktor der Disposition zu berücksichtigen.

Ewald erkennt die Bedeutung der Konstitution für das Auftreten exogener Psychosen in bezug auf das Alter mit folgenden Worten an: „. . . es ist verständlich, daß in höherem Alter, in der Nähe des Präseniums und des Seniums mit seiner mangelhaften Restitutionskraft des Gehirns, und daß bei bestehender Arteriosklerose oder bei gleichzeitigem Vorliegen einer alkoholischen Schädigung das Abklingen (einer exogenen Psychose) langsamer erfolgt. Hier kann der Zustand in eine organische Demenz auslaufen.“ Ewald führt auch an, daß Kinder besonders leicht delirieren, daß Jugendliche häufiger eine emotionelle Schwäche, ältere Leute mehr den Korsakowkomplex im Nachstadium der exogenen Psychose zeigen. Auch Ewald will schon (1928) die Bedeutung der ätiologischen Zwischenglieder Bonhoeffers eingeschränkt wissen, wenn er sagt: „Für Kehrer wird die Disposition zu symptomatischen Psychosen zur Disposition zu einheitlichen ätiologischen Zwischengliedern. Für Fischer sind es die Drüsen mit innerer Sekretion, die die Umwandlung der auftretenden exogenen Reize in die dann einheitlich wirkenden pathogenetischen Zwischenglieder bewirken . . . . . . Wir werden dabei aber doch nicht der Aufgabe enthoben, mit einer besonderen Labilität des Gehirns oder bestimmter Hirnsubstrate, namentlich auch der vegetativen Zentren, gegenüber den Noxen zu rechnen, warum sollte denn das Gehirn bei psychischen Störungen gerade ausgeschlossen sein?“

In der Stellungnahme zur Bedeutung der Reaktionsbereitschaft des Organismus, insbesondere des Zentralnervensystems, gingen v. MONAKOW und MOURGUE bisher am weitesten (1930). Danach unterscheidet sich der Mensch von einer Maschine beim Erleiden eines Defekts grundsätzlich durch die Fähigkeit einer zunächst kompensatorischen, dann schöpferischen Autoregulation.

v. MONAKOW und MOURGUE erinnern an das Ökonomiegesetz (Syneidesis) des Organismus, der stets bestrebt sei, beim psychoorganischen Abbau mit der geringsten Menge nervöser Energie auszukommen. So erkläre sich z. B. die Verlangsamung psychischer Abläufe bei diffusen Hirnschädigungen.

KRISCH betonte 1930, daß BONHOEFFERs Lehre von den exogenen Reaktionstypen für schwere und akutere Hirnschädigungen gelte, dagegen auf die chronisch, subakut und schleichend verlaufenden häufig nicht zutreffe. Er schlug vor, die Lehre BONHOEFFERs zur Lehre von den „organischen Reaktionstypen des Gehirns" zu erweitern.

Die Bedeutung des Faktors „psychoorganischer Kompensation" und „Dekompensation" (psycho-spino-cerebrale Dekompensation) wird sodann von LLAVERO (1949) in seiner Wichtigkeit betont. Bei Schädigung des Zentralnervensystems treten nach LLAVERO „Selbstheilungstendenz" (Klaesi) und „Selbstwiederherstellungsinstinkt" (v. MONAKOW) in Funktion. LLAVERO wählt als Beispiel zunächst die Paralyse, bei der es SPIELMEYER besonders überrascht habe, daß sich paralytische Hirnveränderungen bei psychisch und neurologisch nicht krank scheinenden Menschen fanden. Das alte Schema der Auslösung, Aktivierung, Beschleunigung eines Prozesses durch unmittelbare Umwelteinflüsse sei sehr häufig unrichtig. Das Symptom sei häufig Ergebnis eines Dekompensationsvorganges, welcher in großem Maße durch das Tempo des pathologischen Prozesses, aber auch durch die psychische Struktur und Persönlichkeit (Erlebnisfähigkeit) bedingt sei. Statistiken und eine überzeugende Zahl konkreter Fälle, die man bei den spekulativen Ausführungen v. MONAKOWs und MOURGUEs sowie LLAVEROs vermißt, findet man erstmals bei WALTHER-BÜEL (1951).

Bei der Untersuchung von 600 Fällen mit Hirntumoren kam er zu dem Schluß, daß es weniger von der Natur der Noxe abhänge, ob es zum Lähmungssyndrom (Bewußtseinstrübung) oder zum amnestisch-organischen Psychosyndrom komme, als vielmehr von den Faktoren: *Intensität, Zeit* und *individuelles Terrain.* Er sah die wesentliche Bedeutung des *Lebensalters* für die psychische Symptomatik bei Hirntumoren. Bei Hirntumoren, die im Alter unter 20 Jahren auftraten, fand er in 45% der Fälle eine psychische Symptomatik, dagegen im Alter von 40—60 Jahren in 77% der Fälle. WALTHER-BÜEL kam darüber hinaus zu dem Schluß, daß bei gleicher Schädigung ein junges Individuum eher mit einem Trübungssyndrom (Bewußtseinstrübung), ein älteres eher mit dem stabileren amnestischen Psychosyndrom reagiert. In Analogie hierzu nimmt M. BLEULER an, daß es bei Gehirnschädigungen mit epileptischen Anfällen in der Jugend zum Stillstand der geistigen Entwicklung mit Schwachsinn kommen kann, im Alter dagegen zur Demenz mit amnestischem Psychosyndrom.

Einen weiteren wichtigen Gesichtspunkt brachten Untersuchungen zur Heredität des Alters und der Konstitution bei „seniler Demenz", die zunächst MEGGENDORFER durchführte und die z. Z. besonders KALLMANN im Staate New York mit Hilfe von Zwillingsuntersuchungen fortsetzt. Es ist hierzu allerdings der Hinweis von Gruhle zu beachten, daß Zwillingsuntersuchungen in erster Linie etwas über die Bedeutung der Anlage aussagen. Veranlagt ist aber nicht einfach gleich ererbt. Die Anlage ist eine neue Ganzheit und damit mehr und anders als die Summe der ererbten Teile. Wir berichteten kürzlich zusammenfassend über diese Ergebnisse von Meggendorfer, Kallmann, ferner von Koller und Diehm, Schulz und Weinberger, Lange und Luxenburger, Scheele u. a.

Danach wurde eine familiäre Häufung von „seniler Demenz“ wiederholt beschrieben, doch ist die Frage des Erbganges in keiner Weise ausreichend beantwortet. Meggendorfer nahm einen dominanten Erbgang an, der nach Kallmann u. a. nicht gesichert ist. Trotz der anerkannt familiären Häufung kann man nach Luxenburger nicht *eine* besondere Veranlagung zur „senilen Demenz“ nachweisen, wenn „man eine solche nicht einerseits in der Anlage zur Langlebigkeit suchen will, andererseits in einer erblichen Schwäche des Zentralnervensystems, die zu jenem allgemeinen Schwund der Nervenelemente des Gehirns führt, welche die anatomische Grundlage des Altersblödsinns darstellt.“

Diese „Schwäche“ des Zentralnervensystems stellt wiederum eine komplizierte Größe dar, denn sie muß sowohl erklären, daß Schwachsinnige leicht mit zunehmendem Alter auch noch ein amnestisches Psychosyndrom bekommen (nach Luxenburger werden sie auch „dement“, wenn der Schwachsinn nicht erblich ist), als auch, daß ebenfalls ein Teil der Rauschgiftsüchtigen und Alkoholiker mit zunehmendem Alter zu einem amnestischen Psychosyndrom disponiert ist, während dies bei anderen trotz u. U. stärkeren Mißbrauchs nicht der Fall ist. Nimmt man hinzu, daß ein in Zusammenhang mit Alkoholmißbrauch im mittleren Lebensalter entstandenes amnestisches Psychosyndrom selbst dann mit zunehmendem Alter einen höheren Schweregrad erreichen kann, wenn der Alkoholmißbrauch seit Jahren eingestellt wurde, so sieht man wiederum die Bedeutung der psycho-organischen Reaktionslage des „Terrains“ (Walther-Büel). Sie wird unterstrichen, wenn Meggendorfer feststellte, daß seine „senil Dementen“ häufig eine prämorbide nervöse, reizbare, haltlose, vielleicht „schizoide“ Veranlagung und ganz allgemein eine schwache und anfällige Konstitution des Zentralnervensystems zeigten. (Meggendorfer beobachtete gehäufte Anomalien im Bereich des äußeren Keimblattes.)

Leider haben wir bei unseren Kranken zu wenig Material gewonnen, um einen eigenen Beitrag zu den Fragen der Heredität und der Konstitution bei amnestischen Psychosyndromen bringen zu können.

Die Bedeutung des Lebensalters zeigte sich auch bei unseren Kranken, indem sich im hohen Lebensalter die schwersten Fälle befanden, wie folgende Übersicht zeigt (s. u.). Selbst nach schwersten Hirnschädigungen durch chronischen Alkoholmißbrauch erreichten unsere Fälle im mittleren Lebensalter nicht diese Schweregrade.

Wir haben unsere 45 Fälle in drei Gruppen eingeteilt. Leichte bis mittelschwere Syndrome: Fälle 1—15, mittelschwere bis schwere Syndrome: Fälle 16—29, schwere bis sehr schwere Syndrome: Fälle 30—45. Die Fälle wurden nach ihrem Schweregrad ansteigend numeriert, so daß die Nummer 1 den leichtesten und die Nummer 45 den schwersten Fall bezeichnet. Die verschiedenen Schweregrade der Syndrome wurden im wesentlichen durch folgende Merkmale gekennzeichnet:

Leicht bis mittelschwer = zeitlich richtig oder nur etwas unsicher orientiert, örtlich richtig orientiert, leichte Merkschwäche, besonders für Einzelbenennungen (Namen), verminderte geistige Initiative.

Mittelschwer bis schwer = zeitlich ungenau orientiert, örtlich meist nur in der näheren Umgebung orientiert, meist kein Interesse für neue geistige Eindrücke, deutliche Merkschwäche, verrichten nur noch mechanische Arbeiten.

Schwer bis sehr schwer = zeitlich gänzlich desorientiert, örtlich meist unzureichend orientiert, hochgradige Merkschwäche, völlig untätig, häufig bettlägerig, nur noch egozentrische und triebhafte Interessen (Nahrung, Besitz).

Diese Kennzeichen gehen überwiegend auch mit den von M. Bleuler aufgestellten Merkmalen Hand in Hand. Er versteht unter leichten amnestischen Psychosyndromen diejenigen, die sich beim gewöhnlichen Gespräch objektiv nicht deutlich zu erkennen geben und bei denen eine besondere Befragung nötig ist, um es festzustellen.

Die mittelschweren Syndrome sind nach M. Bleuler noch orientiert. (Anm. Hierbei möchten wir allerdings die zeitliche Orientierung ausklammern s. u.) Eine geordnete Unterhaltung sei nicht möglich. Es bestehe Gedanken- und Erinnerungsarmut, Schwerbesinnlichkeit, mangelnde Umsicht und Kritiklosigkeit schon im gewöhnlichen Gespräch.

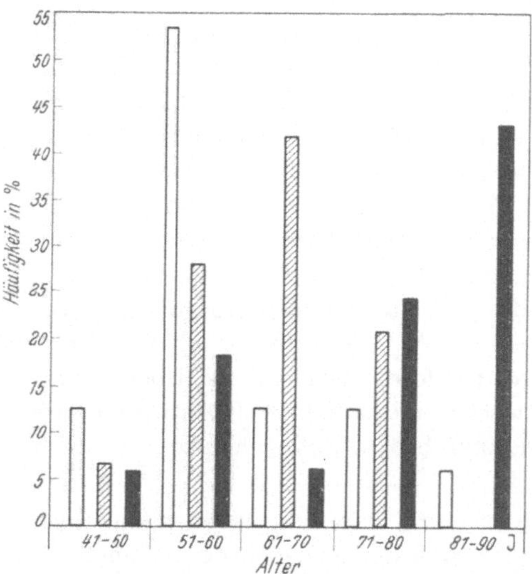

Abb. 1. Altersverteilung der leichten = ▭, mittleren = ▨, schweren = ■ Syndrome

Bei den schweren Formen mit organischer Verblödung besteht nach M. Bleuler Desorientierung und Unfähigkeit, noch geordnete Gespräche zu führen.

Um eine statistische Bearbeitung zu ermöglichen, war es wesentlich, daß der Schweregrad der Syndrome unabhängig von den Testergebnissen auf Grund der erwähnten klinischen Merkmale festgelegt wurde (s. o.).

Aus den Tabellen ist u. a. ersichtlich, daß keiner unserer Kranken unter 40 Jahren alt ist. Das Durchschnittsalter der Kranken mit leichten bis mittelschweren Syndromen liegt eindeutig unter dem Durchschnitt der schweren bis sehr schweren Syndrome, wie aus folgender Übersicht über die prozentuale Häufigkeitsverteilung hinsichtlich Alter und Schweregrad der 45 amnestischen Psychosyndrome hervorgeht. Die statistische Bearbeitung der wahrscheinlichen Altersabhängigkeit einzelner Testergebnisse ist noch erforderlich.

Wenn es sich auch bei diesen 45 Fällen um eine willkürliche Auswahl der Kranken von 10 verschiedenen Anstalten handelt, so dürfte doch die darin zum Ausdruck kommende Bedeutung des Lebensalters für den Schweregrad der Syndrome in gewissem Sinne repräsentativ sein. Dies wird auch dadurch unterstrichen, daß bei Alkoholikern im hohen Lebensalter eine grundsätzliche Tren-

Tabelle 1. *Leichte bis mittelschwere Syndrome*

Fall	Alter/Jahre	Geschlecht	besondere Ursachen
1	54	m	Alkoholismus
2	41	m	Alkoholismus
3	44	m	Alkoholismus
4	55	m	Alkoholismus
5	59	m	Schädeltrauma, leichter Alkoholismus
6	59	m	Alkoholismus
7	59	m	Alkoholismus
8	68	m	Cerebrale Durchblutungsstörungen, Insult (kompliziert durch leichte motorische Aphasie)
9	52	m	Alkoholismus
10	81	m	Cerebrale Durchblutungsstörungen mit Insult
11	51	m	Alkoholismus
12	76	m	Pathologisches Senium
13	53	m	Alkoholismus
14	77	m	Pathologisches Senium, Alkoholismus, Schädeltrauma
15	62	m	Alkoholismus

Tabelle 2. *Mittelschwere bis schwere Syndrome*

Fall	Alter/Jahre	Geschlecht	besondere Ursachen
16	66	m	Alkoholismus
17	57	m	Cerebrale Durchblutungsstörungen, Insult
18	57	m	Cerebrale Durchblutungsstörungen (kompliziert durch Trübungssyndrom, leichte motorische Aphasie)
19	74	f	Alkoholismus und cerebrale Durchblutungsstörungen
20	65	f	Alkoholismus (kompliziert durch leichte Minderbegabung)
21	72	f	Alkoholismus
22	61	m	Alkoholismus
23	60	m	Alkoholismus
24	67	m	Alkoholismus
25	65	m	Encephalitis
26	45	m	Alkoholismus und Schädeltrauma
27	54	m	Alkoholismus
28	64	f	Pathologisches Senium
29	80	f	Pathologisches Senium

Tabelle 3. *Schwere bis sehr schwere Syndrome*

Fall	Alter/Jahre	Geschlecht	besondere Ursachen
30	82	m	Pathologisches Senium
31	79	m	Pathologisches Senium (kompliziert durch leichtes Trübungssyndrom)
32	65	m	Cerebrale Durchblutungsstörungen
33	58	f	Encephalitis
34	52	m	Alkoholismus und Schädeltrauma
35	87	f	Cerebrale Durchblutungsstörungen
36	51	m	Alkoholismus und Schädeltrauma (kompliziert durch Debilität)
37	49	f	Alkoholismus
38	86	m	Pathologisches Senium
39	81	m	Cerebrale Durchblutungsstörungen und Alkoholismus
40	89	m	Patholog. Senium, cerebrale Durchblutungsstörungen (kompliziert durch leichte sensorische und motorische Aphasie)
41	77	m	Alkoholismus, pathologisches Senium?
42	74	f	Pathologisches Senium, Alzheimer?
43	82	f	Alkoholismus und pathologisches Senium
44	77	m	Pathologisches Senium (kompliziert durch leichtes Trübungssyndrom)
45	84	f	Cerebrale Durchblutungsstörungen, Insult.

nung z. B. in alkoholische oder senile Genese des amnestischen Psychosyndroms wenigstens psychopathologisch nicht mehr möglich ist. Aus der Tatsache, daß sich in 5 Fällen Alkoholismus mit einem Schädeltrauma kombinierte, während in den 10 Anstalten sich kein Kranker befand, der ausschließlich nach einem Schädeltrauma an einem amnestischen Psychosyndrom litt, wie auch aus den wiederholten Kombinationen von cerebralen Durchblutungsstörungen mit Alkoholismus, Alkoholismus mit hohem Lebensalter usw., wird man entnehmen können, daß eine Kombination von den verschiedensten diffusen Hirnschädigungen *kumulierend* die Entstehung amnestischer Psychosyndrome fördert.

Weitere Gesichtspunkte zur Bedeutung der Reaktionslage des Organismus brachte M. Bleuler. Zunächst ist wesentlich, daß M. Bleuler in seiner endokrinologischen Psychiatrie zu der Feststellung kommt, daß bei den meisten schweren endokrinen Erkrankungen ein leichtes amnestisches Psychosyndrom hinzutritt. Im einzelnen führt M. Bleuler auf Grund eigener Erfahrungen und der Durchsicht von 2700 Arbeiten der Weltliteratur folgende Ergebnisse an: Beim Cushing-Syndrom komme es „nicht selten" zu einem leichten amnestischen Psychosyndrom, ebenfalls bei der Akromegalie. Bei Hypothyreotikern wurde vorzeitige senile Demenz „vielfach" beobachtet. Beim Panhypopituiturismus (Simmondssche Kachexie u. a.) trete ganz langsam zum Daniederliegen der intellektuellen Antriebe auch ein amnestisches Psychosyndrom. Längerdauernde und schwere Formen der Tetanie führen bei Erwachsenen zum amnestischen Psychosyndrom. Häufige schwere hypoglykämische Komazustände können zu amnestischen Psychosyndromen führen.

Die Beziehungen der Genitalhormone zum Entstehen von amnestischen Psychosyndromen sind noch unklar. M. Bleuler führt an, daß bei Unterfunktion der Genitalhormone oft subjektiv über Gedächtnisstörungen geklagt wird. Es sei noch nicht sicher, ob es sich dabei um echte amnestische Erscheinungen und vorzeitige Vergreisung handelte, zumal auch psychische Jugendlichkeit bei Kastraten vorkomme.

Andererseits sei es nicht ausgeschlossen, daß bei vorzeitigen amnestischen Störungen durch das Klimakterium der Frau eine Verschlimmerung eintrete und daß ferner Verabreichung von Androgenen und Oestrogenen bei Greisen das Fortschreiten amnestischer Psychosyndrome bremse.

Abgesehen von der beachtenswerten Tatsache, daß endokrine Störungen nicht selten zu amnestischen Psychosyndromen und sogar zu entsprechenden nachweisbaren Hirnschädigungen führen, ist der Zusammenhang zwischen Nebennieren und amnestischem Psychosyndrom von besonderem Interesse. Nach M. Bleuler entspricht der Morbus Addison einer leichten senilen Demenz. Beim Morbus Addison bestehe erheblich häufiger als bei der Akromegalie und beim Cushing-Syndrom ein amnestisches Psychosyndrom.

Da nun die Nebennierenrinde im Mittelpunkt des Adaptationssyndroms im Sinne von Selye steht, stellt M. Bleuler die Frage, ob die senile Demenz mit einer Erschöpfung des Adaptationssyndroms in Zusammenhang zu bringen sei. Er gibt die Antwort auf diese Frage entsprechend unseren jetzigen geringen Kenntnissen zu diesem Problem schon selbst und weist darauf hin, daß auch die Nebennierenrindenüberfunktion mit einem Cushing-Syndrom zu amnestischen Psychosyndromen führen könne. M. Bleuler kommt zu folgender Feststellung:

„Die vorzeitige Altersdemenz hat — wie die moderne endokrinologische Psychiatrie lehrt — mit den meisten endokrinen Funktionen etwas zu tun, und zwar sowohl mit einem Zuviel als auch mit einem Zuwenig, wahrscheinlich aber auch mit vielen anderen physiologischen und psychologischen Vorgängen.“

Diese neuen Gesichtspunkte zeigen eindrucksvoll die schon mehrfach betonte Abkehr von einer eingleisig kausalen Betrachtungsweise, die DE BOOR eine sich „immer deutlicher abzeichnende Abkehr von einem positivistischen Kausalismus“ nannte.

III. Merkleistungen

a) Allgemeines

Es ist für die Entwicklung der Auffassungen von den amnestischen Psychosyndromen in der Psychopathologie von besonderer Bedeutung, daß man um die Jahrhundertwende gerade beim Gedächtnis und seinen Störungen Assoziationsgesetze oder wenigstens Assoziationsregeln nachweisen wollte. Hand in Hand ging damit, daß man die Gedächtnisinhalte, d. h. die Assoziationsinhalte, weitgehend aus der Persönlichkeit herauslöste und gleichsam neben die Persönlichkeit einen Gedächtnisapparat stellte. Die Bedeutung der Affektivität, der Triebkräfte und Interessen der Persönlichkeit für die Gedächtnisleistungen wurde zu wenig beachtet und die treibenden Kräfte des Gedächtnisses wurden fälschlich in die Vorstellungen, die Assoziationen selbst gelegt. Dementsprechend sprach G. E. MÜLLER 1900 von „Assoziationsstärke, Tendenzen der Vorstellungen wie rückwirkende Hemmung, reproduzierende Kräfte usw.“ Die Vorstellungen wurden zu kleinen Teilchen, die sich — in Anlehnung an Gesetze der Physik — berührten und dann verknüpften, d. h. assoziierten oder behinderten (rückwirkende Hemmung, vorwirkende Hemmung). EBBINGHAUS hat diese Gesichtspunkte der assoziationspsychologischen Gedächtnisforschung mit großer Gründlichkeit untersucht, indem er jahrelang sinnlose Silben lernte und seine Leistungen auf diesem Gebiet in Zahlen festhielt. Er erwähnt zwar die Bedeutung des Sinnes für das Gedächtnis, wählte aber doch bewußt „sinnlose“ Silben.

Da gerade um diese Zeit (1900) WERNICKE den Begriff der Merkfähigkeit prägte und dieser Begriff bis heute wesentlich die Auffassungen vom amnestischen Psychosyndrom beeinflußte, sei noch auf die Direktiven, die von der Assoziationspsychologie auf die Gedächtnisforschung ausgingen, kurz eingegangen. Nachdem erstmals ARISTOTELES die Assoziationsgesetze aufstellte, wurde ihre Berücksichtigung in der Psychologie wesentlich durch den englischen Empirismus mit LOCKE, BERKELEY und HUME angeregt. Für LOCKE ist die Seele ursprünglich ein unbeschriebenes Blatt, eine tabula rasa, auf welche die Erfahrung erst die Ideen prägt. In der Kritik gegen die „angeborenen Ideen“ ist die Seele bei HUME nur noch ein Bündel von Vorstellungen. Bei HUME besteht der gesamte Bewußtseinsinhalt aus impressions und ideas. Impressions sind die Wahrnehmungen äußerer und innerer Art, ideas sind die davon zurückbleibenden Vorstellungen. Es kommt hinzu die Psychologie HERBARTs, wonach sich die Vorstellungen nach streng mechanischen und mathematisch berechenbaren Gesetzen verknüpfen. Etwa 100 Jahre später, also um 1900, wurden diese Prinzipien bei FREUD für das Zustandekommen einer Triebmechanik angewendet, sowie in der Gedächtnispsychologie bei der wirklichkeitsfremden Konstruktion eines Gedächtnisapparates. Diese Psychologie veranschaulichte man durch bildliche Vergleiche, die der Mechanik entlehnt wurden. So sprach man bei HERBART, und noch am Beginn dieses Jahrhunderts, z. B. nicht nur von assoziativen Kräften und Energien, sondern auch von „Assoziationslockerungen". Der Volksmund (z. B. in Berlin), der beim psychisch Abnormen davon spricht, daß bei diesem eine „Schraube locker" sei, entfernt sich kaum mehr als diese mechanische Assoziationspsychologie von der befriedigenden Deutung psychologischer und psychopathologischer Zusammenhänge.

Will man die Einstellung der Gedächtnispsychologie am Beginn dieses Jahrhunderts zum Vorgang des Einprägens sich in einem Modell veranschaulichen, so würde dazu am ehesten der Ablauf einer fotografischen Aufnahme geeignet sein. Ein lebloser Film nimmt passiv auf, sobald der Auslöser gedrückt wird. Auf die Gedächtnisleistungen der Lebewesen und damit auch des Menschen übertragen, schien es manchmal, als wirke der Mensch, um sich etwas zu merken, während er sich doch im täglichen Leben etwas merkt, um zu wirken. v. UEXKÜLL zeigte, daß in der Tierwelt noch übersichtlicher als beim Menschen, aber u. E. im Prinzip nicht anders, Wirkwelt und Merkwelt aufeinander abgestimmt sind. Will man beim Vorgang des Einprägens schon auf ein physikalisches Modell zurückgreifen, so könnte es noch am ehesten der Magnet sein, dessen Kräfte quantitativ und qualitativ das angezogene Material bestimmen. Auch die eindrucksvollen, von der Ebbinghausschen Vergessenskurve ausgehenden, mathematisch-physikalischen Interpretationen mnestischer Leistungen durch H. FÖRSTER beziehen sich mehr auf ein passives Modell, auf rein quantitative physiologische Vorgänge mit sinnlosem Material, als auf eine aktiv merkende und wirkende Persönlichkeit. H. FÖRSTER unterstreicht dies selbst am Schluß seiner Arbeit mit folgenden Worten: „Warum gerade dieses Mem memoriert wird und ein anderes nicht, warum man sich gerade das merkt und was anderes vergißt, dieses Phänomen wird durch die hier entwickelten Gedanken nicht erfaßt."

Für die Auffassung von den amnestischen Psychosyndromen in der Psychopathologie ist neben den assoziationspsychologischen Leitgedanken in den ersten Jahrzehnten dieses Jahrhunderts das Bemühen um eine Rückführung der Störungen auf ausgefallene oder behinderte psychische *Einzelfunktionen* von besonderer Bedeutung.

Die *Merkschwäche*, d. h. die gestörte oder verminderte Aufnahme neuer Eindrücke, stellt das Achsensyndrom diffuser Schädigungen des Hirns dar. Definitionen und Ergebnisse, die sich um dieses Achsensyndrom gruppieren, kennzeichnen die verschiedenen Auffassungen und Betrachtungsweisen von den amamnestischen Psychosyndromen, über die wir daher nunmehr eingehend berichten wollen.

b) Merken und Assoziationen

Das Kontinuitätsprinzip der Assoziationspsychologie ließ sich nirgends so gut einer experimentellen Kontrolle unterwerfen wie bei der Aufnahme neuer Eindrücke. Man nahm an, daß die einprägenden Kräfte, wie erwähnt, in den Vorstellungen selbst enthalten waren und nicht aus der Gesamtpersönlichkeit hervorgingen. Da der sinnvolle Bezug eines Lebewesens zu seiner Umwelt z. T. bewußt außer acht gelassen wurde, diente als Einprägungsobjekt die sinnlose Silbe. Der Hauptvertreter dieser Richtung war der oben erwähnte EBBINGHAUS. 1885 formulierte er: „Aufnehmen und Behalten, Assoziationen und Reproduktionen werden einer messenden Behandlung unterworfen." Man kann messen: „1. die Zeit zwischen Erzeugung und erster Reproduktion, 2. Wiederholungen, die nötig zur Reproduzierbarkeit sind." Es wurde zwar schon festgestellt, daß sich sinnvolle Wörter wesentlich leichter einprägten, aber die Hypothese von der assoziierenden Kraft der Vorstellungen selbst wurde davon nicht berührt, wie es seit mehr als 100 Jahren mit HERBART u. a. gültige Lehrmeinung war. Bemühungen, vom Assoziationsbegriff aus den komplexen Vorgang des Einprägens verständlicher zu machen, finden sich bei GOLDSTEIN (1906), der den Merkvorgang in zwei Teile zerlegte: 1. die reine Einprägung, 2. die assoziative Merkfähigkeit. Das Einprägen von assoziationslosen Zahlen führe zu anderen Ergebnissen als bei assoziationsreichen Bildern. Die Anknüpfung von Assoziationen wirke störend auf die Merkfähigkeit für kürzere Zeiten, daher komme es bei Prüfungen mit (assoziationsarmen) Zahlen nach 24 Std. zu besseren Leistungen als mit (assoziationsreichen) Bildern. Auch für die Merkstörungen bei der senilen Demenz, der sogenannten Korsakowschen Psychose, der Paralyse u. a. dienten Assoziationsgesetze als Erklärung. Nach PRAGER (1911) ist mit jeder Merkstörung eine Störung der Assoziationstätigkeit notwendig verbunden. *„Assoziationen werden durch den Krankheitsprozeß gelockert. Schon* KORSAKOW *sprach davon, daß eine mehr oder weniger tiefe Störung der Ideenverknüpfung und des Gedächtnisses das hervorstechende Symptom seien."*

Hinter diesen Untersuchungen standen also einerseits unmittelbar den Gesetzen der Mechanik entlehnte Erklärungen und Hypothesen (Verknüpfung, Lockerung u. a.) und andererseits die Suche nach Gesetzmäßigkeiten psychischer, von der Persönlichkeit weitgehend unabhängiger Funktionen. Beide Leitlinien konnten naturgemäß trotz aller Mühe nur zu lebensfernen, spärlichen Ergebnissen führen. Dementsprechend konnten auch Ergebnisse wie: „Die Anzahl der behaltenen Glieder ist proportional der Differenz von Einprägungswert und Auslöschwert", oder: „Der Einprägungswert hängt nicht allein vom Einzelglied und seiner Stelle, sondern von der Gesamtreihenlänge ab" bei der Diagnostik und Interpretation organisch bedingter Merkstörungen nur wenig nützen. So finden sich zwar wiederholt assoziationspsychologische Erklärungen, aber keine anerkannte Anwendung der Assoziationsgesetze für die Merkstörungen.

Wie wenig Verbindung Psychologen und Psychopathologen in ihrem Bemühen um Gesetzmäßigkeiten normalen und abnormen Einprägens hatten, zeigt ihre unterschiedliche Terminologie. Die ersteren sprachen von „Vergessenskurven", während letztere (ab 1900) die „Merkfähigkeit" prüften. Beide meinten die gleichen psychischen Leistungen, wenn der eine beim Ergebnis von einem gesteigerten Vergessen, der andere von einer verminderten Merkfähigkeit sprach. Dies wurde darin deutlich, daß sowohl Psychologen als auch Psychopathologen s. Z. die Leistungen der sogenannten Merkfähigkeit nicht nur unmittelbar, sondern noch nach Stunden und Tagen prüften (s. u.).

Man prüfte s. Z. die Assoziationen, indem man sie unverändert ließ und nach drei Methoden die Festigkeit der Assoziationen untersuchte: 1. Methode der behaltenen Glieder = nach der Darbietung wurde geprüft, wieviel Glieder reproduziert werden konnten, 2. Methode der Treffer = Prüfung wie häufig bei Nennung eines Gliedes einer Zweierkette das zweite Glied der Kette reproduziert werden konnte, und 3. Methode der Hilfen = es wurden die Hilfen gezählt, die bei der Reproduktion erforderlich waren. EBBINGHAUS „kräftigte" die Assoziationen, indem er mit der Erlernungsmethode eine Reihe so oft einprägte, bis sie reproduziert werden konnte. Geprüft wurde auch die Ersparnis, mit der einmal Gelerntes wiedergelernt wurde. Nur von der Methode der behaltenen Glieder, sofern sie unmittelbar anschließend an die Einprägung reproduziert werden mußten (EBBINGHAUS = unmittelbares Gedächtnis), wurde etwas in die Psychiatrie übernommen. Wir meinen die unmittelbare Wiedergabe von Einzelziffern (s. U.) oder von Sätzen und kleinen Erzählungen. Interessant ist, daß EBBINGHAUS gerade diese Methode der behaltenen Glieder als unzureichend bezeichnete, denn man könne von einer Strophe nur einzelne Teile reproduzieren und doch mehr davon wissen.

c) Merken als „Sonderfunktion"

Ist man in der jetzigen Ganzheitspsychologie der Auffassung, daß die gesonderte Untersuchung psychischen Geschehens jeweils nur eine Gesichtspunktanalyse und keine Realanalyse darstellt, so war dies anders, als WERNICKE 1900 den Begriff der Merkfähigkeit prägte. WERNICKE selbst wollte allerdings nur einen klinisch-praktischen Begriff schaffen und damit noch keine psychische Sonderfunktion abgrenzen, wenn er sagte: „*Die Fähigkeit zu normaler Aufmerksamkeit bildet auch die Voraussetzung für die Erwerbung* n e u e r (Anm.: Von Verf. gesperrt) *Erinnerungsbilder und Vorstellungen. Wir wollen diese Eigenschaft des Bewußtseinsorgans künftighin als Merkfähigkeit bezeichnen und verstehen darunter etwas, was in dem Gedächtnis des gewöhnlichen Sprachgebrauchs mit enthalten ist.*"

GREGOR brachte Unklarheit in die Begriffsbildung, wenn er definierte (1909): 1. Lernfähigkeit ist die Fähigkeit, neue Vorstellungen einzuprägen, 2. Erinnerung an Bewußtseinsinhalt nach mehr oder weniger langer Zeit = Merkfähigkeit.

Im allgemeinen wurde es üblich, die Merkfähigkeit im Sinne einer besonderen Funktion rein quantitativ zu bestimmen, und zwar nach der Zeit zwischen Einprägen und Reproduzieren. Bemerkenswert ist dabei, daß zunächst die Reproduktion nach Minuten, Stunden und Tagen geprüft wurde, z. B. von GREGOR, der sich mit an erster Stelle für die Leistungen der Merkfähigkeit interessierte: „Zur Orientierung über die Merkfähigkeit von S. mögen folgende Angaben dienen: von 12 einfachen, je einen Gegenstand vorstellenden Figuren wurden 10 nach 10 min spontan genannt. Farbige Bilder wurden nach 24 Std. richtig beschrieben . . ." usw. (Zit. GREGOR). Ähnlich DIEHL, BOLDT u. a.

Andererseits untersuchte im Laboratorium KRAEPELINs FINZI die sogenannte Merkfähigkeit, indem er mit einem Apparat 9 Buchstaben einige tausendstel sec lang bot und nach 2 und 30 sec prüfte, wie viele Buchstaben wiedergegeben werden konnten. MALJAREWSKY (Zitat KRAEPELIN) beeinflußte die Merkfähigkeit durch Alkoholgaben und prüfte bis zu 60 sec nach den Darbietungen. Wenn auch BONHOEFFER kritisierte, daß die Untersuchungen in KRAEPELINs Laboratorium durch FINZI u. a. Auffassungsfähigkeit, nicht aber Merkfähigkeit prüften, setzte es sich doch bis heute vorwiegend durch, die *unmittelbare* Wiedergabe als Prüfung der sogenannten Merkfähigkeit zu bezeichnen. Abgesehen von der schnellen und praktischen Durchführbarkeit dieser Methoden war auch der Gedanke maßgebend, daß eine Prüfung nach längerem Zeitabstand eher eine Gedächtnisprüfung als eine Merkfähigkeitsprüfung sei. Übersehen wurde meist, daß es sich in jedem Fall bei den sogenannten Merkfähigkeitsprüfungen um Reproduktionsprüfungen handelte. Fragte man dann in Konsequenz dieser Überlegung präzise, wie lange man denn noch von einer Merkfähigkeitsprüfung sprechen könne, so konnte es natürlich nie zu einer allgemein anerkannten Formel kommen. In den Mittelpunkt seiner Untersuchung stellte diese Frage z. B. WEISSFELD (1932) und kam zu der Ansicht, daß man bei Reproduktionsprüfungen bis zu spätestens 1 min nach der Darbietung noch von einer Merkfähigkeitsprüfung sprechen könne, während es sich bei längerem Zwischenraum um eine Prüfung des Gedächtnisses handle.

Auf der einen Seite gelang es also nicht, die „Merkfähigkeit“ als gesonderte Funktion mit gesetzmäßigem Verhalten in bezug auf ihre Dauer zu kennzeichnen, andererseits gelang es aber auch nicht, brauchbare Gesetzmäßigkeiten für das Merken bestimmter *Inhalte* zu ermitteln. Auch diese Prüfungen gingen von der Annahme aus, daß es eine Merkfähigkeit schlechthin, also als Sonderfunktion, gäbe. Es wurden schon in den ersten Mitteilungen von RANSCHBURG (1901), BOLDT, DIEHL, BERNSTEIN u. a. die verschiedensten Inhalte zum Einprägen geboten. BOLDT empfahl 1905 eine umfassende Prüfung der Merkfähigkeit mit Wortpaaren, Personenporträts, bunten Wollfäden, sinnlosen Worten, Namensgedächtnis, Zahlen in Verbindung mit Begriffen, z. B. Monaten. BONHOEFFER empfahl mehrstellige Zahlen, Silbenzusammenstellungen, Bilder wiedererkennen. VIEREGGE schlug 1908 das Wiederholen von akustisch gebotenen Einzelziffern vor. Von RANSCHBURG wurden besondere Wortpaare bevorzugt.

Lassen wir außer acht, von welchen Hypothesen die Prüfungen ausgegangen waren, und untersuchen, welche Leistungen wir bei 15 leichten bis mittelschweren, 14 mittelschweren bis schweren und 16 schweren bis sehr schweren amnestischen Psychosyndromen beim Nachsprechen von: 1. Einzelziffern, 2. sinnvollen Sätzen und 3. der unmittelbaren Wiedergabe von einer ganz kleinen Erzählung und 3a einer etwas längeren Erzählung beobachteten. Es zeigten sich folgende Ergebnisse: (Wir beginnen jeweils mit Fall 1 und enden mit Fall 45)

1. *Einzelziffern nachsprechen (Test Nr. 6)*

6, 8, 8, 7, 5, 6, 8, —, 6, 4, 6, 5, 6, 9, 6 (= 14 Fälle — leicht bis mittelschwer)

Mittelwert M = 6,4, Streuung s = 1,62

5, 5, 6, 5, 6, —, 6, 5, 4, 5, 4, 4, 4, 6 (= 13 Fälle — mittelschwer bis schwer)

Mittelwert M = 5,0, Streuung s = 0,77

6, 6, 5, 6, 4, 6, 4, 5, 4, 5, 3, 4, 3, 4, 3, 5 (= 16 Fälle — schwer bis sehr schwer)

Mittelwert M =4,6, Streuung s = 0,88

2. *Sätze nachsprechen (Test Nr. 5)*

fehlerlose Silbenzahl:

16, 26, 16, 26, 26, 26, 16, 16, 16, 16, 16, 16, 26, 16, 16 (= 15 Fälle — leicht bis mittelschwer)

26, 16, 10, 16, 16, 16, 16, 16, 16, 26, 16, 16, 10, 10 (= 14 Fälle — mittelschwer bis schwer)

16, 16, 8, 16, 10, 16, 10, 10, 16, 10, 10, 8, 10, 10, 10, —, (= 15 Fälle— schwer bis sehr schwer)

3. *Geschichten nacherzählen (Test Nr. 13)*

Bedeutung der folgenden Zeichen:

+++ = normale Wiedergabe des Inhaltes der Geschichten
++ = zwar sinngemäße Wiedergabe, aber unter Auslassung von Details
+ = nur annähernd sinngemäß
— = unzureichend

Geschichte von Hanneli: 4 Fälle = +++
1 Fall = abgelehnt
5 Fälle = ++
3 Fälle = +
2 Fälle = — (= 14 Fälle — leichte bis mittelschwere Gruppe)

2 Fälle = ++
5 Fälle = +
7 Fälle = — (= 14 Fälle — mittelschwere bis schwere Gruppe)

2 Fälle = ++
4 Fälle = +
10 Fälle = — (= 16 Fälle — schwere bis sehr schwere Gruppe)

3a. Geschichte von Max: 2 Fälle = +++
1 Fall = abgelehnt
8 Fälle = ++
3 Fälle = +
1 Fall = — (= 14 Fälle — leichte bis mittelschwere Gruppe)

1 Fall = ++
6 Fälle = +
7 Fälle = — (= 14 Fälle — mittelschwere bis schwere Gruppe)

1 Fall = ++
2 Fälle = +
13 Fälle = — (= 16 Fälle — schwere bis sehr schwere Gruppe)

Ergebnisse — Erläuterungen:

Aus den Tabellen ist ersichtlich, daß im Durchschnitt deutliche Korrelationen bestehen zwischen der Zahl nachsprechbarer Einzelziffern, sinnvoller Silben, der Wiedergabe von Geschichten und dem Schweregrad amnestischer Psychosyndrome.

So findet sich bei den leichten bis mittelschweren amnestischen Psychosyndromen kein Fall, der nur 3 Einzelziffern nachsprechen kann und mehrere, die es bis auf 8 Einzelziffern bringen, während aus der Gruppe der mittelschweren bis schweren Fälle kein Fall bis auf 7 Ziffern kommt. Bei den schweren bis sehr schweren Fällen werden dreimal nur 3 Ziffern nachgesprochen. Darüber hinaus gibt es aber eine Reihe von Ausnahmen, und es ist z. B. bemerkenswert, daß der leichteste Fall 1 nur 6 Ziffern nachsprechen kann und der schwerste Fall 45 es immerhin bis auf 5 Ziffern bringt.

Die statistische Auswertung[1] zeigte folgende Ergebnisse:

1. Bei dem Test 1 = Einzelziffern nachsprechen war der errechnete Mittelwert für die 14 leichten bis mittelschweren Fälle
$M = 6{,}4$ (Einzelziffern) bei einer Streuung $s = 1{,}62$.

Bei den 13 mittelschweren bis schweren Fällen betrug $M = 5{,}0$ bei einer Streuung $s = 0{,}77$.

Für die 16 schweren bis sehr schweren Syndrome betrug $M = 4{,}6$ bei einer Streuung $s = 0{,}88$.

[1] Herrn Dr. phil. G. Grünewald sei vielmals für die statistische Auswertung und die Bearbeitung der prozentualen Altersverteilung der Syndrome gedankt.

Der Mittelwert ist zwischen den Gruppen 1. leicht bis mittelschwer und 2. mittelschwer bis schwer auf dem 5%-Niveau gesichert, zwischen den Gruppen 1. leicht bis mittelschwer und 3. schwer bis sehr schwer ist er sogar auf dem 1%-Niveau gesichert. Dagegen besteht keine statistische Sicherung des Mittelwertunterschiedes zwischen den 2. mittelschweren bis schweren und 3. schweren bis sehr schweren Syndromen.

Die Prüfung der Vierfelderverteilung mit dem Test nach FISHER ergab für die Aufgaben 2, 3 und 3a folgende Werte:

2. *Sätze nachsprechen* (fehlerlose Silbenzahl)

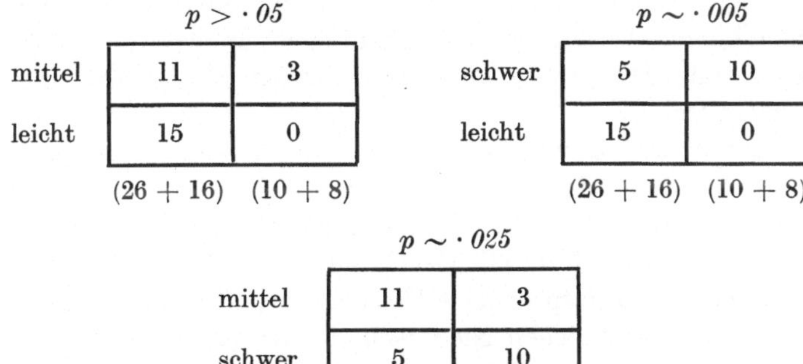

p > · 05

mittel	11	3
leicht	15	0
	(26 + 16)	(10 + 8)

p ∼ · 005

schwer	5	10
leicht	15	0
	(26 + 16)	(10 + 8)

p ∼ · 025

mittel	11	3
schwer	5	10

3. *Geschichte von Hanneli nacherzählen*

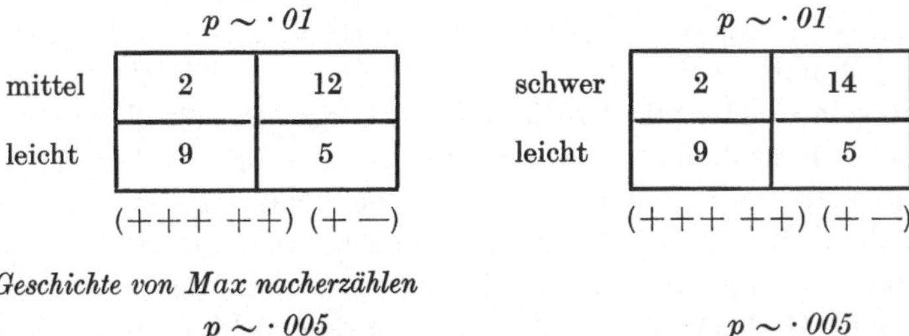

p ∼ · 01

mittel	2	12
leicht	9	5
	(+++ ++)	(+ —)

p ∼ · 01

schwer	2	14
leicht	9	5
	(+++ ++)	(+ —)

3*a*. *Geschichte von Max nacherzählen*

p ∼ · 005

mittel	1	13
leicht	10	4
	(+++ ++)	(+ —)

p ∼ · 005

schwer	1	15
leicht	10	4
	(+++ ++)	(+ —)

Die in kursiv gesetzten (∼) Ergebnisse sind statistisch gesichert. Beim „Sätze nachsprechen" ist die Differenz[1] der nachgesprochenen Silbenzahlen zwischen den Gruppen 2. mittelschwer bis schwer und 1. leicht bis mittelschwer nicht gesichert, dagegen die Differenz der Gruppen 1. und 3. sowie 2. und 3.

Beim Nachsprechen der beiden Geschichten von Hanneli und Max ist jeweils die Differenz der Ergebnisse zwischen den Gruppen 1. und 2. sowie 1. und 3. statistisch gesichert, dagegen nicht die Differenz der Gruppen 2. mittelschwer bis schwer und 3. schwer bis sehr schwer. — *Im ganzen zeigen diese Prüfungen, wie problematisch es ist, von hier aus den Schweregrad amnestischer Psychosyndrome und die Merkleistungen festzulegen.* Man bedenke z. B., daß der Mittelwert

[1] Unter Differenz verstehen wir hier den Unterschied der jeweils verglichenen Verteilungen.

nachgesprochener Einzelziffern leichter bis mittelschwerer Syndrome mit 6,4 kaum zwei Ziffern über dem Mittelwert der schweren bis sehr schweren Syndrome lag ($M = 4{,}6$). Letztere aber vergaßen z. T. innerhalb weniger Minuten und Stunden den größten Teil der Testuntersuchung, während diese z. B. in der Gruppe der leichten bis mittelschweren Syndrome z. T. noch nach Wochen besser reproduziert werden konnten.

Beim Nachsprechen der Sätze mit verschiedenen Silbenzahlen ist es z. B. bemerkenswert, daß, abgesehen von den Differenzen der Durchschnittswerte, es 5 der schweren bis sehr schweren Syndrome wie auch 9 der leichten bis mittelschweren Syndrome bis auf 16 Silben bringen. — Es ist auch zu beachten, daß bei dem Nacherzählen kurzer Geschichten die Unfähigkeit zur eigenen, „gestaltenden" Wiedergabe (s. Kapitel IV) neben den mnestischen Minderleistungen sicher deutlich ins Gewicht fiel.

Die bisher angeführten Autoren setzten zwar alle eine Merkfähigkeit voraus, prüften diese aber mit Hilfe der Reproduktion. Es fand sich nur ein Fall, bei dem man meinte, den isolierten Ausfall der „Merkfähigkeit" direkt und ohne Tests in seinem vollen Umfang feststellen zu können. Damit erhielt die wiederholt nur zwischen den Zeilen ausgesprochene Einschätzung der „Merkfähigkeit" als Sonderfunktion einen anschaulichen Niederschlag. Es handelt sich um den von Störring und Grünthal mehrmals beschriebenen „*reinen Fall eines Menschen mit völligem isoliertem Verlust der Merkfähigkeit*". Es war dies ein Mann, der 1926 eine einstündige Co-Intoxikation erlitt (24 Jahre alt). In den darauffolgenden Tagen fiel er nicht sonderlich auf. Er wurde aber unsicher und ratlos, und bei einer 2 Monate später durchgeführten ärztlichen Untersuchung wurde festgestellt, daß sein Gedächtnis für die jüngste Vergangenheit gleich „Null" sei. Die Dauer seiner „Merkfähigkeit" betrage nur 3—5 sec, hieß es dann 1930.

Scheller u. a. faßten den Fall als hysterische Reaktion auf und unterzogen ihn einer eingehenden Kritik. Nachdem Völkel und Stolze den Fall Br. neuerdings zunächst unbemerkt beobachteten und dann direkt untersuchten, kamen sie wie auch Grünthal und Störring zu dem Schluß, daß „die jetzt zu beobachtende Merkstörung zumindest teilweise grob simuliert wird und wahrscheinlich schon seit Jahren simuliert wurde." (Zit. Grünthal und Störring, 1957.) Grünthal und Störring halten es aber „noch für das Wahrscheinlichste, daß die Störung bei Br. in den ersten Jahren unserer Beobachtung organischer Natur war und als Folge der erlittenen CO-Gasvergiftung aufgefaßt werden muß." (Zit. Grünthal und Störring, 1957.)

Beachten wir nun das Verhalten des Br. in diesen ersten Jahren der Beobachtung, so zeigt sich, daß seine Interpretation durch Grünthal und Störring alle Leitlinien einer mechanistischen Assoziationspsychologie anschaulich verkörperte. Und zwar 1. die Aufnahme neuer Eindrücke weitgehend unabhängig vom Wirken der Persönlichkeit. Der Fall Br. sieht z. B. mit Interesse einen Film an, weiß aber am Ende des Filmes nichts mehr davon, — liest in Zeitungen, geht spazieren — stochert dabei, wie Störring es einmal beschreibt, mit seinem Stock einige Zeit mit Interesse in einem Ameisenhaufen herum — und benimmt sich also handelnd unauffällig, nur, daß er alles sofort vergißt. Zum Beispiel bleibt er beim Nachsprechen mitten im Wort stecken und sagt statt Haß nur Ha. Merkwelt und Wirkwelt klaffen bei ihm beziehungslos auseinander. 2. Damit verkörpert er auch den von den Assoziationspsychologen benutzten Vergleich des rein passiven Einprägens mit der Belichtung einer fotografischen Platte oder dem Einritzen in eine Wachsplatte, wie STÖRRING und GRÜNTHAL es formulieren. Also das Modell der inaktiven Wachsplatte, statt des aktiven Magneten. 3. Wird mit diesem Fall eine ganzheitspsychologische Betrachtung außer acht gelassen, die Denken und Wahrnehmen in erster Linie von sinnvollen Gestalten und nicht raumzeitlichen und damit sinnlosen Assoziationen bestimmt sieht (s. u.). Schließlich zeigt der Fall den auch für die wechselnde Auffassung von den amnestischen Psychosyndromen typischen Sachverhalt, daß vor den Phänomenen der Zeitgeist mit seinen Begriffen und Denkrichtungen steht und die Phänomene ihm nicht selten auch ihre Entstehung verdanken. Man denke z. B. an die Häufigkeit hysterischer Symptome in der Klinik CHARCOTs usw.

Nicht mit einem hirnpathologischen Befund oder durch unbemerkte Beobachtung wird daher der Fall Br. entschieden, sondern mit seiner begrifflich-sprachlichen Erfassung und damit der Auffassung von den amnestischen Psychosyndromen überhaupt.

d) Merken und Gedächtnis

WERNICKE rechnete die „Merkfähigkeit“ in seiner Definition (s. o.) zum Gedächtnis. Es fanden sich jedoch bald einige Autoren, die ausdrücklich die Leistungen der Merkfähigkeit vom Gedächtnis abgrenzen wollten. GREGOR kam z. B. bei der Untersuchung von zwei sogenannten Korsakowpsychosen zu dem Ergebnis, daß die Vp. mit der schlechteren „Merkfähigkeit“ Silben besser wiedererkannte als die andere Vp. — WEISSFELD betont (1932) ausdrücklich: „Der Gegensatz zwischen Merkfähigkeit und Gedächtnis macht sich auch darin geltend, daß diese beiden Funktionen selten ein gleiches Niveau haben. Die Merkfähigkeit ist gewöhnlich höher als die Erinnerungsfähigkeit. Merkfähigkeit ist keine bloße Unterform des Gedächtnisses, wenn auch Gedächtnis ohne Merkfähigkeit unmöglich wäre.“ Mit dieser Fassung hatte sich also der von WERNICKE für den klinischen Gebrauch aufgestellte Begriff in zweifacher Richtung verselbständigt. Zur Benennung einer isolierten Funktion, die darüber hinaus noch von einigen Autoren den Funktionen des Gedächtnisses gegenübergestellt wurde.

In die Lehrbücher der Psychologen fand erwartungsgemäß nie der Begriff der Merkfähigkeit im Sinne einer Sonderfunktion Eingang, und zwar nicht einmal in der assoziationspsychologischen Ära. Man würde auch vergeblich nach Ergebnissen suchen, die es gestatteten, die „Merkfähigkeit“ als gesetzmäßige Leistung den Leistungen des Gedächtnisses gegenüberzustellen.

Im Volksmund heißt es z. B.: „Wer schnell lernt, vergißt auch schnell.“ In den assoziationspsychologischen Untersuchungen von MÜLLER, EBBINGHAUS u. a. fand sich sowohl die Kombination von schnellem Lernen bzw. Einprägen und raschem Vergessen wie auch gutem Behalten.

RANSCHBURG vertrat (1912) die Ansicht, daß bei der „Mnemasthenie“ (Gedächtnisschwäche) sich die Leistungen des unmittelbaren Gedächtnisses umgekehrt proportional zum Behalten für längere Zeit verhalten. Danach fasse der mnemisch Sensible in der Kindheit oft sehr rasch auf, d. h.: „Er hat ein sehr gutes unmittelbares Gedächtnis, kann jedoch Wort für Wort schwer lernen ...

Das Behalten für längere Zeit ist zumeist unverhältnismäßig schwächer als das unmittelbare Gedächtnis."

Die Frage, ob das Tempo des Einprägens z. B. eine Wirkung auf die Dauer des Behaltens habe, wurde von Elkin (1928) nach Tempoänderungen bei der Vorführung von Ziffern oder sinnlosen Silben vor 200 Vpn. verneint. Bei den von G. E. Müller beschriebenen Zahlenkünstlern war rasches Einprägen von Zahlen verknüpft mit gutem Behalten. Zum Beispiel lernte Rückle 72 Ziffern in 166,5 sec und hatte noch nach 3 Tagen beim Wiederlernen eine Ersparnis von 80%. Auch im Rahmen der unmittelbaren Wiedergabe, also außerhalb des Lernens, fanden sich z. B. bei dem Rechenkünstler Inaudi die gleichen Beziehungen zwischen raschem Einprägen und Dauer des Behaltens.

Man stellte also bei den experimentellen Untersuchungen weder der Psychopathologen noch der Psychologen eine überindividuelle Gesetzmäßigkeit zwischen dem Einprägen bzw. Merken einerseits und den Reproduktionsleistungen andererseits fest. Das heißt, es ist auch hier kein Anhalt zu finden, die Leistungen des Einprägens bzw. Merkens im Sinne einer Funktion mit eigenem Leistungsniveau von den Gedächtnisleistungen überhaupt abzuheben. Die Abgrenzung des Merkens bleibt somit rein „logisch", sie ist als Voraussetzung zu jeder Gedächtnisleistung logisch zu fordern. Eine „psychologische" Abgrenzung berücksichtigt nur eine Seite im Geschehen jeder Gedächtnisleistung, ist wie immer Gesichtspunktanalyse und nicht Realanalyse.

e) Merken, Lernen, Wahrnehmen und andere psychische Leistungen

Es bedarf keiner weiteren Erläuterungen, daß ein Merken psychischer Inhalte voraussetzt, daß sie aufgefaßt bzw. apperzipiert wurden. Es ist ferner jedem geläufig, daß es neben einem spontanen Merken des täglichen Lebens willkürliches Lernen gibt. Es ist daher bemerkenswert, daß Kohnstamm 1917 betont, es sei „auffallend, daß die Sonderstellung des *spontanen Merkens* vor dem *lernenden Merken* nicht hervorgehoben wird". Kohnstamm beschreibt einen Fall, bei dem nach einer Verschüttung mit mehrtägiger Bewußtlosigkeit das spontane Merken wesentlich mehr gestört sei als das lernende Merken. Er betont, daß H. Bergson der einzige sei, der auf die Leistungen des spontanen Gedächtnisses aufmerksam machte, und unterteilt das Merken in spontanes Merken, affektbetontes Merken, interessiertes und beobachtendes Merken, lernendes Merken.

Die mangelnde Berücksichtigung des spontanen Merkens erklärt sich zweifellos daraus, daß es einer experimentell-psychologischen Messung kaum zugänglich ist, zumal es sich auch naturgemäß nicht auf sinnloses Material bezieht. Außerdem steht das spontane Merken in engstem Zusammenhang mit der Gesamtpersönlichkeit, deren Bedeutung s. Z. kaum berücksichtigt wurde. So dominieren z. B. bei Gregor u. a. bei Untersuchungen der „Merkfähigkeit" die Lernversuche.

Eine weitere Gliederung des *Merkens* und *Lernens* stellt z. B. Fröbes auf. Er unterteilt das Lernen in 1. beobachtendes Merken, 2. assoziierendes Auswendiglernen, 3. Lernen zum Zweck sinngemäßer Wiedergabe. Beim Merken unterscheidet Fröbes 1. Merken durch unwillkürliche Beobachtung und ohne Vorbereitung, 2. Merken durch abwartende Beobachtung, 3. aufmerksames Merken nach Gesichtspunkten.

Auffassen und *Merken* setzen sich im Bereich psychischen Einprägens gegenseitig voraus. Es ist nicht üblich, auch außerhalb des Bewußtseins von einem Merken zu sprechen, doch muß man sich die fließenden Grenzen zum Einprägen ohne Bewußtsein, das schon in der Pflanzenwelt (Semon-Mneme) beginnt, stets vor Augen halten, um nicht den biologischen Sinn des Einprägens zu vernachlässigen. E. BLEULER gründete hierauf seine Lehre von den Psychoiden, wonach das organische Leben durch die Fähigkeit zum Einprägen neuer Eindrücke und deren Berücksichtigung zum Zwecke der Selbsterhaltung durchgehend gegenüber der anorganischen Welt gekennzeichnet sei. Die Entwicklung vom Mechanismus zum Vitalismus in der Biologie wollte er mit dem Begriff Mnemismus weiterführen. Zwar hat sich der Begriff der Psychoide nicht durchgesetzt, weil er mißverständlich ist und nach R. BRUN damit organische Vorgänge psychologisiert werden. Aber es kann gegenüber einer isolierten Funktionsbetrachtung des Merkens nicht genügend hingewiesen werden auf den ontologischen Sachverhalt, daß organisches Leben nicht ohne die Fähigkeit zum Einprägen und damit zum Sammeln von Erfahrungen und im Bereich des Bewußtseins nicht ohne die Fähigkeit zum Merken existieren kann. Organisches Leben ohne die Fähigkeit zum Einprägen wäre, wie auch Bewußtsein mit völligem Verlust des Merkvermögens, eine contradictio in adjecto. Wie wäre Anpassung, das Wechselspiel zwischen Anlage und Milieu, von „Innen und Außen“ (KAHN), denkbar ohne diese elementare Voraussetzung der Speicherungsfähigkeit neuer Eindrücke und damit ohne die Fähigkeit zum Einprägen bzw. Merken.

Kehren wir zu dem mißverständlichen Wort „Merkfähigkeit“ zurück. Bis heute veranlaßte es wiederholt zu dem Irrtum, es gäbe innerhalb des Psychischen im Gegensatz zum sonstigen organischen Leben ein Sondervermögen des Gedächtnisses im Sinne der alten Vermögenspsychologie, das isoliert ausfallen könne. So wird es verständlich, daß mit zunehmender Differenzierung psychischen und psychopathologischen Geschehens entsprechend einer Empfehlung von SCHEID oft nur von „*Merkleistungen*“ gesprochen wurde oder man wenigstens zunehmend die Merkfähigkeit in diesem Sinne verstand.

Neben die Untersuchungen über psychische Strukturen, in die diese *Merkleistungen* eingebettet sind (s. u.), treten die Bemühungen um diese Beziehungen der Merkleistungen zu den verschiedenen Formen der psychischen Aufnahme und Verarbeitung neuer Eindrücke, d. h. zum Perzipieren und Apperzipieren, also zum Auffassen, zum Aufmerken, Konzentrieren und schließlich zu allen Wahrnehmungsvorgängen überhaupt.

Den „*Einprägungswert verschiedener Wahrnehmungsgebiete*“ untersuchte u. a. PORT. Durch Änderung der Einprägungsart kam es zu folgender Rangordnung der Einprägungswerte: 1. Abschreiben, 2. Zuhören, 3. Nachsprechen, 4. Lesen, 5. Lautlesen, 6. Zuhörendes Lesen. Daneben wurden vielfach die typenmäßig verschiedenen Merkleistungen betont, die sich besonders an den akustischen und visuellen Vorstellungstypen orientieren. Für eine vom Vorstellungstyp unabhängige Wirksamkeit der Aufmerksamkeitskomponente beim Einprägen sprach sich E. MEYER aus. Bei „totaler“ Aufmerksamkeit wurden durchschnittlich mehr Silben behalten als bei „diskreter“ Aufmerksamkeit. Bei totaler Aufmerksamkeit fanden sich gute quantitative, aber qualitativ schlechtere Leistungen, bei der diskreten Aufmerksamkeit war es umgekehrt.

A. und H. HEIMANN sprachen vom impressionalen Bewußtsein, das ständig fließend in immer neues retentionales Bewußtsein übergehe. Dieser Retention sollen aktive, dynamische, psychische Vorgänge zugrunde liegen, die sich der Wahrnehmung und der Vergegenwärtigung anschließen und dem Abklingen der Bewußtseinsinhalte entgegenstellen.

STERN analysierte die Beziehungen des *Merkens* zum *Rezeptionsvorgang*. Er unterscheidet die Persistenz der Wahrnehmung von der Energie, die dieser Wahrnehmung zugewendet werde. Sodann erhalte der Wahrnehmungsreiz durch die „mnestische Reifung" die Beziehung zur Ich-Sphäre. Diese Berücksichtigung der persönlichen Bedeutsamkeitssphäre beim Merken durch STERN war identisch mit einer Umkehr früherer assoziationspsychologischer Auffassungen. Nicht die vorwiegend passive Aufnahme sinnlosen Materials durch einen leblosen Gedächtnismechanismus, sondern die Beachtung psychischer Aktivität beim Merken und vor allem der Persönlichkeit fanden damit von psychologischer Seite aus Eingang bei der Analyse des Einprägens. KERSCHBAUM übertrug diese Gesichtspunkte bei der Analyse eines Falles auf die Psychopathologie.

Die Zusammenhänge zwischen *Merken* und *Wahrnehmen* erfuhren durch die Gestaltpsychologie neue und fruchtbare Interpretationen. BRENGELMANN (1953) ließ bei 100 normalen Vpn. täglich einmal 8 komplexe Vorlagefiguren nacheinander exponieren und unmittelbar anschließend zeichnerisch reproduzieren. In der ersten Stufe der Reproduktionen wiesen die Gedächtnisrückstände keine direkte Verbindung mit der Vorlage auf. Auf Stufe 2 beobachtete man Anmutungsqualitäten, auf Stufe 3 die ersten phänomenalen Prägungen, die Stufe 4 bringt Reproduktionen, die sich direkt auf die einzelnen Figuren beziehen. Danach kann man eine anfängliche Phase der „vorzüglich subjektiven Variationen" von einer späteren Phase der „vorzüglich objektiven Steuerung" unterscheiden. Die subjektiven Tendenzen erscheinen als primitivere, genetisch frühere und individuell variable Funktionen, während die Gestaltfaktoren höher entwickelte und relativ konstante Phänomene ergeben.

Mit der Übertragung der *Gestaltpsychologie* in die Psychopathologie durch CONRAD erfuhr der Begriff der Merkfähigkeit eine ganz neue Interpretation. CONRAD vergleicht das Einprägen bzw. Merken mit einem „Verdauungsvorgang, oder allgemeiner: einem Organisationsprozeß". „Die Reproduktion besteht nun darin, diesen nun integrierten Inhalt wieder aus dem Gesamtfeld herauslösen zu können. Jede Reproduktionsstörung besteht in einer Störung dieses Vorganges, also einer momentanen oder dauernden Unfähigkeit, den gesuchten Inhalt als Figur aus dem Hintergrund des Spurenfeldes herauszudifferenzieren. Während es sich also bei der Einprägung des Inhalts um eine Integrierungsleistung handelt, stellt sich uns die Wiedergabe als Differenzierungsleistung dar. Beide sind Anteile dessen, was wir Merkleistung nennen, zu der ebenso die Einprägung wie auch die Wiedergabe gehört." (Zitat CONRAD.) CONRAD bezieht zwar diese Analyse auf den amnestischen Symptomenkomplex, aber der von ihm angeführte Fall zeigt, daß es sich dabei um einen vorwiegend „paramnestischen Typ retrograder Situationsumdeutungen" handelt, den wir u. a. im Hinblick auf seine guten Merkleistungen als besondere psychoorganische Reaktionsform kürzlich abgrenzten (s. u.). Beachtet man die Merkleistungen der Fälle von CONRAD z. B. bei der Reproduktion von Bildern, so heißt es da, daß die „Reproduktion der Bilder nach 4 min, nach 1 Std., nach 6 Std., nach 24 Std., ja selbst nach 96 Std. noch durchaus befriedigend gelingen". Demgegenüber zeigen unsere Fälle mit amnestischem Psychosyndrom, daß sie für neue Eindrücke, besonders sofern sie außerhalb ihrer Interessen liegen und abstrakt sind, doch mehr oder weniger amnestisch sind. So wenig es möglich ist, die Merkleistungen als psychische Sonderfunktion bzw. Grundfunktion, als eigene psychische Realität anderen psychischen Funktionen gegenüberzustellen, so wenig kann man das Merken nur im impressionalen Bewußtsein, im Auffassen, Aufmerken, Konzentrieren und schließlich Warnehmen mit seinen Gestaltfunktionen aufgehen lassen. Die Merkschwäche bei amnestischen Psychosyndromen bleibt eine Tatsache, die sich auch nicht durch eine noch so subtile Analyse hinwegdiskutieren läßt. Diese psychologischen Analysen des impressionalen Bewußtseins zeigen zwar die untrennbare Verknüpfung des Merkens mit der psychischen Ganzheit und führen atomistische Betrachtungsweisen des Einprägens und Merkens ad absurdum, doch erklären sie weder das Merken noch seine Ausfälle. So wenig sich Leistungen des Psychischen unmittelbar aus Organischem erklären lassen, so wenig läßt sich auch ein psychischer Leistungsbegriff durch andere psychische Leistungsbegriffe erklären. Ist man übereingekommen, das Merken als Voraussetzung bewußten psychischen Geschehens anzuerkennen und die Merkstörungen als klinische Tatsache nicht zu leugnen, so bleibt nur übrig, dieses Merken und seine Störungen unter möglichst vielen Gesichtspunkten zu beleuchten, um damit der Ganzheit psychischen Seins gerecht zu werden; nie kann dabei der eine Gesichtspunkt den anderen ersetzen.

f) Merken — Intendieren — Wirken

1. Allgemeines

Nachdem der englische Empirismus mit Locke, Berkeley und Hume im 18. Jahrhundert gegen die Lehre von den eingeborenen Ideen des Rationalismus Sturm gelaufen war, wird auch noch heute nicht selten dem impressionalen Bewußtsein ein Vorrang eingeräumt. So interessierte sich die Assoziations- und auch die Gestaltpsychologie, abgesehen von Freud, in erster Linie für die Wahrnehmungspsychologie. Hormische Psychologien im Sinne von McDougall, die Antriebe, Strebungen, Triebkräfte, kurz den Motor des Psychischen in den Mittelpunkt ihrer Untersuchungen rücken, kommen oft zu kurz. Hatten wir bisher die Ergebnisse besprochen, die sich vorwiegend aus den Beziehungen des Merkens zum impressionalen Bewußtsein ableiteten, so soll es nunmehr unsere besondere Aufgabe sein, gleichsam eine Kehrtwendung zu machen und die Beziehungen des Merkens und damit amnestischer Psychosyndrome zur psychischen Aktivität zu untersuchen.

Die Merkprüfungen mit sinnlosem Material vernachlässigten bewußt das Goethewort: „Gedächtnis ist eine Herzenssache." Dementsprechend erfaßten ihre Ergebnisse auch nur einen winzigen Bruchteil mnestischer Leistungen.

Mit dem Mnemismus E. Bleulers wird dagegen in den Vordergrund gerückt, daß Einprägen zielgerichtet ist und im außerbewußten organischen Leben eng mit biologisch sinnvollem Verhalten verknüpft ist. Greift man aus der Tierpsychologie einige Beispiele heraus, so gilt als niederste Gedächtnisleistung nach W. Fischel, daß ein Fisch behält, wenn unter bunten Gefäßen nur in einem roten Gefäß Futter ist. Säugetiere behalten, welche besondere Tätigkeit zu einem bestimmten Erfolg führt. Das erstrebte Ziel muß allerdings gewöhnlich im Wahrnehmungsbereich liegen. Prüft man nach FISCHEL Hunde, indem man hinter Gittertüren, die entweder hochgeschoben oder vorgestoßen werden müssen, Futter auslegt, so lernen sie wie Reptilien die dazu nötigen Bewegungen und behalten darüber hinaus, wenn die eine Verhaltensweise mit Fleisch und die andere mit Brot belohnt wird. „Der Hund tut immer das zuerst, was ihm das beliebtere Fleisch bringt." Es kommt nach FISCHEL darauf an, wie sich Ziel und Handeln eines Lebewesens zueinander verhalten. Man muß sich diese Verknüpfung von Merken und Wirken (Merkwelt und Wirkwelt, v. UEXKÜLL) beim Tier vergegenwärtigen, um beim Menschen weitere Ansätze zu finden. Das Tier lebt noch ohne Distanz zu den Dingen, die die Sprache schafft. Es ist noch in einen anschaulich gegebenen Merk-Wirkkreis eingeschlossen, die Leistungen bedingen sich gegenseitig. Scheint es auch, als sei der Mensch durch die Distanz zur Umwelt, die ihm die sprachlich-begriffliche Erfassung der Welt schafft, heraus aus diesem engen Merk-Wirkkreis, so zeigt sich doch, daß dieser Kreis sich nur erweitert hat. In seiner Peripherie wird er allerdings nicht mehr nur vom biologischen her bestimmt. Beim amnestischen Psychosyndrom verengt sich dieser Kreis und wird damit wieder übersehbar.

Die fließenden Grenzen vom bewußten Merken zum Einprägen überhaupt und die Bindungen an Bewegungen, Handlungen, Wirkungen beachteten besonders v. MONAKOW und MOURGUE. Zitat 1930: „Was wir als Engramme (R. SEMON) bezeichnen, hat dank der ununterbrochenen Registrierung der Reize und der exteroproprioceptiven Reizphasen in allen Etappen des nervösen Systems und besonders im Gebiet des Kortex (chronogene Lokalisation), in der Zusammenarbeit der Sinnesorgane mit dem Muskelapparat seinen Ursprung. Die Welt der Empfindung und Bewegung (chronogen-neurodynamisch), für die die Horme sich das entsprechende Instrument, das Zentralnervensystem, geschaffen hat, das sich fortwährend der äußeren Welt anpaßt und dank der Kausalität die Gefühle unendlich differenziert und sie um neue Formen bereichert, tritt in die Phase feinster Differenzierung ein . . . Die Entwicklung des nervösen Zentralnervensystems zeigt einen einer sich entladenden Lawine vergleichbaren Vorgang, der durch die Etappe eine Bereicherung erfährt. Nach dem Drang der Befriedigung der für das unmittelbare Leben notwendigen Bedürfnisse, folgt die Berücksichtigung der auf die Zukunft gerichteten Funktionen. Daher sind die für die Interoceptivität bestimmten Apparate (Welt der Instinkte und der Orientierung in bezug auf den eigenen Körper), d. h. die für das Leben wichtigsten Funktionen gewissermaßen im Vorsprung, während die Apparate, die der Orientierung in der Zeit und im Raum dienen, in einer genetisch späteren Etappe erscheinen . . ." v. MONAKOW und MOURGUE wollten in der Neurologie und auch Psychopathologie dem „Entweder-Oder einer materialistischen oder psychologischen Auffassung eine universale, biologische Betrachtungsweise" gegenüberstellen. Gerade bei der Beziehung des Merkens zum Wirken und bei der Interpretation amnestischer Psychosyndrome finden sich von hier aus fruchtbare Ansätze, wenn diese bei v. MONAKOW und MOURGUE auch noch den Charakter einer schwerverständlichen Naturphilosophie haben.

Als Reaktion auf die alten Gedächtnispsychologien mit ihrem vornehmlichen Ausgerichtetsein auf das Wahrnehmen und Speichern von Vorstellungen sind auch

H. BERGSONs Ausführungen über „Materie und Gedächtnis“ zu verstehen. „*Unser Körper ist ein Werkzeug des Handelns. Unter keiner Form dient er dazu, eine Vorstellung vorzubereiten . . . . . . Das Gehirn speichert nicht Erinnerungen oder Bilder auf. Wahrnehmung und Gedächtnis sind auf die Tat gerichtet.*“ (Zitat BERGSON.)

In der deutschen Psychiatrie waren es BÜRGER-PRINZ und KAILA, die 1930 (s. auch BÜRGER, 1927) den wesentlichen Standortwechsel vollzogen und den amnestischen Symptomenkomplex unter dem Gesichtspunkt des Handelns und Wirkens des Betroffenen untersuchten. Die früheren Ansätze hierzu waren spärlich und erschöpften sich weitgehend in einer Berücksichtigung der Bedeutung von Lust und Unlust beim Lernen und in der Beachtung des Wollens beim Merken bzw. Lernen. So ermittelte z. B. SELZ bei Schülern experimentell eine positive Entsprechung zwischen Beliebtheitsgrad der Lernstoffe und dem Lernerfolg. Nach ROENAU hängen die verschiedenen Grade des Behaltens vom „Merkwillen“ ab.

Auch die sogenannten Gedächtniskünstler zeigen, wie eng bei ihnen mnestische Leistungen und aktives Ausgerichtetsein auf diese Leistungen verflochten sind. Es ist kein Gedächtniskünstler bekannt, bei dem nicht mnestische Leistungsfähigkeit z. B. für Zahlen und überdurchschnittliches Interesse für diese Inhalte gleichzeitig beschrieben worden wären. Selbst also beim sogenannten Zahlenkünstler muß der Merk-Wirkkreis beachtet werden, denn eine noch so beachtliche organische Disposition zum Einprägen von Zahlen schafft nur die eine von zwei Voraussetzungen. G. E. MÜLLER untersuchte dementsprechend verschiedene Rechenkünstler und betont, es gebe kein angeborenes Spezialgedächtnis für Zahlen. Das hohe Interesse für Zahlen sei die Hauptgrundlage der Leistungen der Rechenkünstler. Für das sogenannte Spezialgedächtnis sei das Spezialinteresse und die Spezialübung von wesentlicher Bedeutung. Wenn wiederholt Schwachsinnige mit derartigen Leistungen beschrieben werden, wie z. B. der von WIZEL beschriebene Imbezille, so überrascht dies nicht, denn gerade der Schwachsinnige wird am ehesten eine entsprechende Begabung nutzen, indem er sich z. B. Kalenderdaten einiger Jahrhunderte einprägt. Ein derartiger Schwachsinniger entfaltet dann gewöhnlich seine ganze Energie weitgehend, indem er sinnlose Silben lernt. Finden sich solche mnestische Dispositionen bei Gebildeten, so wird ihnen entweder weniger nachgegangen oder sie werden möglichst in sinnvolle Bezüge, etwa Daten historischer Zusammenhänge, eingeordnet, wie z. B. aus den Selbstschilderungen des Prof. HENNIG hervorgeht.

Lebensnähere Ergebnisse zeigen die Untersuchungen der Psychologie des Handelns im Arbeitskreis LEWIN. Hier fanden sich experimentell eindrucksvolle Hinweise für Verhältnisse zwischen Merken und Handeln, d. h. Wirken. BIRNBAUM untersuchte hier Merkleistungen innerhalb von Handlungsabläufen. Die Vpn. erhielten Aufgaben, die sie auf Papier lösen sollten. Dazu wurde nebenbei gesagt, daß sie jedes Blatt mit ihrem Namen versehen sollten. Gegenüber den zahlreichen Tests (s. o.), die Merkleistungen isoliert prüften und damit auch keinen Bezug zu den Leistungen des täglichen Lebens fanden, wurde durch BIRNBAUM das in ein Handlungsgefüge eingebaute Merken untersucht. Es zeigte sich, daß nach Pausen oder der Übernahme neuer Aufgaben die Vornahme, das Blatt mit dem Namen zu versehen, oft vergessen wurde. Affektiv Erregte vergaßen die „Vornahme", jedes Blatt mit dem Namen zu versehen gegenüber ruhig Besonnenen am häufigsten. Im Anschluß an ZEIGARNIK kam man zu der Interpretation, daß den Vornahmen bedürfnisartige Spannungssysteme entsprechen. Es kommt auf die Einbettungsverhältnisse der Vornahmen an. Sie werden am ehesten vergessen, wenn sie isoliert zu anderen Spannungssystemen stehen. Wenn die Spannung nicht sehr differiert, wie z. B. bei den ruhig Besonnenen BIRNBAUMs, schließen sich die Systeme leicht zusammen.

Im Anschluß an die Ergebnisse von ZEIGARNIK, wonach bei gesunden Kindern unerledigte Handlungen eher behalten werden als die erledigten, untersuchten GOLANT-RATNER und IRAKLIUS MENTESCHASCHWILI Paralytiker im Prozeß-Stadium und nach erfolgreich durchgeführter Malariakur. Sie erhielten verschiedene Aufgaben, z. B. Perlen auf eine Schnur aufzureihen, Multiplikationen durchzuführen u. a. Während der Lösung dieser Aufgaben wurden sie unterbrochen, und es zeigte sich, daß vor der Behandlung das Behalten erledigter und unerledigter Aufgaben gleich war. Bei guten Remissionen dagegen erhöhte sich die Spannung zwischen Auftrag und Lösung, und es wurden ähnlich wie bei Normalen wesentlich mehr unerledigte Aufgaben behalten als erledigte.

Es ist bekannt, daß die höhere Intelligenz (GRUHLE), insbesondere die höchste Form menschlicher Initiative, die geistige Initiative, erwartungsgemäß bei der diffusen Hirnschädigung und damit also auch bei den amnestischen Psychosyndromen am ehesten betroffen wird. Es schien uns daher wesentlich, das Verhältnis von Merken und Wirken gerade innerhalb dieser geistigen Neuleistungen zu untersuchen. Neuleistung ist dabei natürlich nur relativ zu verstehen, denn auch das Bilden von Analogien, die Definitionen von Unterschieden, das Erkennen von begrifflichen Wesensmerkmalen u. a. wird immer wieder auf frühere Erfahrungen und Kenntnisse zurückgreifen, doch werden die Aufgaben zeigen, daß hier im einzelnen doch überwiegend Neues geleistet werden mußte.

2. Spezielles eigenes Material

In der Gegenüberstellung von klinisch zu beobachtenden Merkleistungen, z. B. bei der Arbeit oder innerhalb von Interessengebieten und oft gebräuchlichen sogenannten Merkleistungsprüfungen (unmittelbare Wiedergabe von Ziffern, Sätzen usw.) sowie besonders Merkleistungen innerhalb von Prüfungen, die Denkinitiative voraussetzen, ergaben sich eine Reihe von Ergebnissen bei unseren 45 Fällen. Wir gehen bei unseren Beispielen jeweils von den leichten zu den schweren und sehr schweren Fällen über. Wie erwähnt, gestattet die Numerierung einen Einblick in den Schweregrad der Syndrome, indem Fall 1 das leichteste Syndrom darstellt, die Syndrome mit laufender Numerierung schwerer werden und Fall 45 das schwerste ist.

Wir verwandten Aufgaben aus dem Binet-Simon-Kramer-Test, die bisher zur Untersuchung der Intelligenz Jugendlicher bis zum 14. Lebensjahr verwandt wurden.

Wie sich zeigen wird, lassen die Minderleistungen sich nicht als Fehlleistungen einer sogenannten Merkfähigkeit schlechthin untersuchen, sondern werden erst unter dem Gesichtspunkt verschiedener Merk-Wirkkreise dem Verständnis nähergebracht.

Als erstes Beispiel nehmen wir das fortlaufende Erkennen von

Begriffsgegensätzen (Test Nr. 24)

Fall 4 — leichtes amnestisches Psychosyndrom

55jähriger Gastwirt, überdurchschnittlich intelligent. Alkoholmißbrauch, besonders Wein. Rasche Auffassung, spricht 7 und einmal auch 8 Einzelziffern richtig nach, zeigt nur eine kleine Minderleistung, indem bei 3 Sätzen mit je 26 Silben einmal die Wiedergabe nicht ganz zutrifft, und zwar sagt er: „In dem Auto, das eben vorbeifuhr, befanden sich auch zahlreiche Schüler und *Lehrerinnen*" statt: In dem Auto, das soeben vorbeifuhr, befanden sich auch zahlreiche Schüler und *Schülerinnen*.

Der Patient ist zeitlich ganz genau orientiert, nennt Namen von Pflegern und Mitpatienten und merkt sich den Namen des Referenten in normaler Weise. Er kann über aktuelle politische Ereignisse recht gut Bescheid geben.

Er wiederholt folgende kleine Geschichten, die wir von jetzt ab die Hanneli- bzw. Maxgeschichte nennen wollen, nach einmaligem Anhören, wie folgt: „Hanneli sprang über die Straße, verletzte seine Beine, hernach sprang sie zu ihrer Mutter und die verband sie, nachher schmerzten sie nicht mehr."

Originaltext: Hanneli sprang über die Straße und stürzte. Dabei verletzte es sich am Knie, so daß es starke Schmerzen empfand. Weinend eilte es zur Mutter und ließ sich die Wunde verbinden. Hernach schmerzte sie nicht mehr.

Maxgeschichte: „An einem schönen Nachmittag gingen 5 Knaben baden, nachher gingen sie in den Wald und spielten. Auf einmal merkten sie, daß einer fehlte, sie erschraken und gingen, es ihren Eltern zu erzählen. Die Eltern waren bestürzt und gingen den Knaben suchen, auf einmal war schon Mitternacht. Sie hörten ein Geräusch. Sie meinten, es wäre ein Tier, zu ihrer Freude war es der fünfte Knabe Max, der ermüdet war und voller Ermüdung eingeschlafen war."

Originaltext: An einem heißen Nachmittag gingen fünf Knaben miteinander baden. Hernach spielten sie im Walde. Plötzlich waren es nur noch vier. Max fehlte. Seine Kameraden suchten ihn, fanden ihn aber nicht. Gegen Abend berichteten sie es seinen Eltern. Diese erschraken. Voller Sorge gingen sie Max suchen. Schon war es Mitternacht, und noch immer hatten sie ihn nicht gefunden. Auf einmal hörten sie von ferne ein Geräusch. Sie glaubten, es wäre ein Tier. Wie sie näher kamen, erkannten sie aber, daß es Max war. Mit Freuden nahmen sie ihn auf. Er hatte sich im Walde verirrt und war vor Müdigkeit eingeschlafen.

Nachdem die bisherigen Ergebnisse nicht eindeutig für ein amnestisches Psychosyndrom gesprochen hatten, zeigten sich im Rahmen des Merk-Wirkkreises der Denkinitiative vereinzelt deutliche Minderleistungen:

Aufgabe: „*Begriffsgegensätze erkennen*".

(Der Patient soll nach drei Vorübungen mit den Wortpaaren kalt-warm, dick-fett, gut-schlecht bei den folgenden Wortpaaren jeweils feststellen, ob es sich um Begriffsgegensätze handelt. „r" bedeutet jeweils = richtige Lösung, „*f*" = falsche Lösung. Besondere Antworten werden vermerkt.)

1. arm — reich . . . . r
2. fröhlich — gemütlich . . . . r
3. klar — durchsichtig . . . . r
4. furchtsam — ängstlich . . . . r
5. breit — schmal . . . . r
6. naß — feucht . . . . r
7. traurig — zufrieden . . . . *f*
8. schädlich — nützlich . . . . r
9. spitzig — eckig . . . . r
10. kurz — groß . . . . r

11. gleich — verschieden . . . . r
12. kräftig — mager . . . . r
13. flüssig — hart . . . . r
14. hell — dunkel . . . . r
15. mutig — tapfer . . . . r
16. schwarz — farbig . . . . r
17. weich — fest . . . . r
18. neu — alt . . . . r
19. tief — hoch . . . . r
20. hungrig — durstig . . . . *f*
21. geizig — neidisch . . . . r
22. arbeitsam — arbeitslos . . . . *f*
23. gescheit — ungeschickt . . . . r
24. sehen — hören = „nicht dasselbe, das sind Sinne, kein Gegensatz“
25. fleißig — faul . . . . r
26. eckig — oval . . . . r
27. lang — breit . . . . r
28. lesen — schreiben . . . . *f*
29. lieben — verachten . . . . *f*
30. warnen — reklamieren . . . . *f*
31. interessiert — gleichgültig . . . . . . r
32. treu — unzuverlässig . . . . *f*
33. wahrhaft — unehrlich . . . . *f*
34. wesentlich — nebensächlich . . . . . r

Die Leistung des Patienten zeigt bei diesem Test ein Nachlassen, indem er bei den letzten Aufgaben sich wiederholt fälschlich für Gegensätze ausspricht, obwohl er die Aufgabestellung richtig behalten hat. Er versagt wenige Minuten später bei der Aufgabe Wesensmerkmale erkennen (s. u.), indem er hier bei der neunten Aufgabe fragt: „Was soll man da eigentlich rausbringen?“, nachdem er schon vorher mehrmals von der Aufgabe abgewichen war, wie es sich bei den Begriffsgegensätzen schon anbahnte.

Fall 15 zeigte dagegen schon bei den Begriffsgegensätzen das gleichzeitige Nachlassen und Vergessen der Aufgabe.

Fall 15 — mittelschweres amnestisches Psychosyndrom

62jähriger ehemaliger Milchhändler, der sich seit mehreren Jahren in einer Anstalt befindet. Alkoholmißbrauch.

Zeitlich ist er um mehrere Monate desorientiert, nennt aber das Jahr richtig. Den Namen des Referenten kann er sich nach einmaligem Nennen für 2 Stunden merken, behält auch eine 4stellige Zahl recht gut, einen Satz mit 26 Silben spricht er einmal ohne Fehler nach und wiederholt gewöhnlich 6 Einzelziffern richtig.

Schon bei der Wiederholung der Geschichten von Hanneli und Max zeigt sich deutliches Versagen. Er erzählt zwar die Hanneli-Geschichte nach einmaligem Anhören annähernd richtig nach, perseveriert diese dann aber in die Wiedergabe der Max-Geschichte hinein: „Ist mit Kameraden in den Wald gegangen, und dann hat er sich das Knie verletzt, dann ist er abgelegen und hat verschlafen. Daheim hat man nach dem Max gefragt, und da hat man gesagt, er sei nicht heimgekommen.“

Noch eindeutiger zeigte sich das Versagen bei den *Begriffsgegensätzen.*

1.—5. richtig.

6. naß — feucht: „Naß ist naß“, urteilt dann aber richtig.

7. traurig — zufrieden: Hier kommt er ins Faseln: „Kann einer zufrieden sein und doch nicht traurig.“

8.—11. übergangen.

12. kräftig — mager: „Magerer kann auch kräftig sein.“ Er begnügt sich trotz Ermahnung nicht mit einfacher Beantwortung.

13.—17. richtig.

Es sind jetzt 5 Minuten vergangen, er weicht von der Aufgabe ab und sagt:

18. neu — alt: „Neu ist nicht alt."
19. tief — hoch: „Tief ist nicht hoch." — Wird ermahnt: Nicht richtig!
20.—23. übergeht er dann wieder.
24. sehen — hören: „Weiß man ja nicht, ob er gut oder schlecht hört."
25. fleißig — faul: „Das weiß man ja nicht, er kann fleißig sein."
Weicht also wiederholt von der Aufgabe ab in einfache Definitionen.
26.—34. Patient wendet sich endgültig von der Aufgabe ab.

Nachdem die Aufgabe rasch aufgefaßt wurde und auch die ersten fünf Lösungen richtig waren, verliert er diese — wie auch die weiteren entsprechenden Aufgaben — zunehmend aus den Augen (s. Übersichtstabelle).

Bedenkt man, daß der Patient innerhalb von wenigen Minuten jeweils neue Denkaufgaben vergaß, so ist es bemerkenswert, daß er innerhalb *gewohnter* Handlungen Aufforderungen bzw. Aufgaben durchaus behielt und z. B. die Tische säuberte, Geschirr hinaustrug, die Böden wischte und fegte. Er beteiligte sich auch beim Kartenspiel, vergaß hierbei jedoch bald, wer gewonnen hatte.

Fall 41 — schweres amnestisches Psychosyndrom

77jähriger Trinker, der schon seit mindestens 10 Jahren ein amnestisches Psychosyndrom hat, das sich im letzten Jahr (Alter) weiterhin verschlechterte. Sein Wirken äußert sich nur noch in einem triebhaften Sammeleifer, indem er alles in die Tasche steckt, sogleich nach seiner Zahnprothese fragt, wenn er sie verlegt hat.

Während er zeitlich völlig desorientiert ist und die Situation so wenig erfaßt, daß er wahllos ins Zimmer uriniert, behält er aber doch als Folge seines Besitzstrebens für mehr als 2 Std., daß er eine Brille, die ihm von Ref. gegeben wurde, behalten dürfe. Er kann nur bis 4 Einzelziffern nachsprechen und weicht bei der Wiederholung der Hanneli- und Max-Geschichten sogleich in Eigenberichte ab: „Ein Bub auf der Straße, ist gefallen, ist er wieder aufgestanden, hat Schmerzen gehabt. Ich habe auch so einen Buben gehabt, der ist immer umeinand gesprungen. Herrschaft es gibt Sachen mit den Buben!"

Im übrigen vergißt er innerhalb von wenigen Minuten, daß er Ref. gesehen hat und kennt keinen Namen aus seiner Umgebung. Seiner auf nur noch unmittelbares Besitzstreben eingeengten Merk-Wirkwelt entspricht es, daß er neue geistige Aufgaben nicht einmal mehr auffaßt, sondern jeweils sofort dazu übergeht, einfach vorzulesen.

Tabelle zum Test „Begriffsgegensätze erkennen"

nicht aufgefaßt	aufgefaßt, dann vergessen	aufgefaßt, dann nachgelassen	nicht durchgeführt	durchgehend mäßig	normal
Fall	Fall	Fall	Fall	Fall	Fall
20	5	4	9	2	1
28	6	10	18	3	
29	7		19	12	
30	8		40	16	
31	11			17	
32	13			34	
33	14				
35	15				
37	21				
38	22				
39	23				
41	24				
42	25				
43	26				
44	27				
45	36				
16 F.	16 F.	2 F.	4 F.	6 F.	1 F. = 45 Fälle

Beispiel: *Begriffsgegensätze.*

Trotz mehrmaliger Erklärung nimmt er die Karte mit den Wortpaaren in die Hand und liest nur mechanisch den Inhalt der Karte vor.

Aus der Tabelle ist ersichtlich, daß 16 Fälle den Test nicht mehr auffaßten, wobei es sich ausschließlich um schwere und sehr schwere Syndrome handelt.

Eine gleich große Zahl von Kranken, die sich mit einer Ausnahme aus den Gruppen „leichte bis mittelschwere“ und „mittelschwere bis schwere Syndrome“ zusammensetzt, faßten den Test zwar noch auf, hatten ihn aber innerhalb weniger Minuten vergessen. Nur der leichteste Fall 1 zeigte eine normale Leistung, 2 Fälle ließen deutlich nach, blieben aber bei der Aufgabe und 6 Fälle zeigten bis zum Schluß mäßige und unpräzise Leistungen. Bei 4 Fällen wurde der Test nicht durchgeführt.

Ein ähnliches Leistungsbild zeigte sich auch bei den anderen Tests, die eine anhaltende Denkinitiative erforderten.

Beispiel: *Analogien bilden* (Test Nr. 25)

Fall 3 — leichtes amnestisches Psychosyndrom

44jähriger intelligenter Kaufmann, der seit Jahren trinkt und von uns 10 Tage nach einem verlängerten Delirium tremens (2 Wochen Dauer) untersucht wurde. Das leichte amnestische Psychosyndrom hat wahrscheinlich auch schon vor dem Delirium tremens bestanden.

Der Patient ist zeitlich und örtlich genau orientiert und liest interessiert in Zeitungen. Er gibt zu, daß er sich Personennamen schlechter merken könne (dies schon vor dem Delir).

Er wiederholt nach einmaligem Vorsprechen 8 Einzelziffern. Sätze mit 16 Silben werden stets richtig nachgesprochen. Bei Sätzen mit 26 Silben läßt er bei drei Proben einmal ein Wort aus.

Die Geschichten von Hanneli und Max wiederholt er ohne deutliche Auffälligkeiten.

Der Patient erhielt den Auftrag, nach drei Vorübungen *Analogien zu bilden*, wie folgt:

1.	Winter — kalt	Sommer — ?	r
2.	Haus — Häuser	Baum — ?	r
3.	Nadel — sticht	Messer — ?	r
4.	teuer — billig	viel — ?	r
5.	Lampe — Licht	Ofen — ?	r
6.	Fuß — Zehen	Hände — ?	r
7.	Vater — Sohn	Mutter — ?	r
8.	Sonne — trocknet	Regen — ?	r
9.	reich — arm	gesund — ?	r
10.	kalt — warm	schwarz — ?	r
11.	Tag — Nacht	hell — ?	r
12.	krumm — gerade	offen — ?	r
13.	Hunger — Durst	essen — ?	r
14.	Löffel — essen	Brille — ?	r
15.	Rosen — Blumen	Spinat — ?	r
16.	Bein — Fuß	Arm — ?	r
17.	gut — schlecht	schön — ?	r
18.	Salz — schwer	Federn — ?	r
19.	Rot — Farbe	eckig — ?	r
20.	morgen — übermorgen	gestern — ?	r
21.	Regen — Sonnenschein	Traurigkeit — ?	r
22.	hassen — gehaßt	lieben — ?	r
23.	Apfel — Obst	Wasser — ? . . . . „Most“ =	*f*
24.	schwierig — leicht	kompliziert — ?	r
25.	Hammer — Werkzeug	Violine — ?	r
26.	Fieber — Thermometer	Wetter — ?	r
27.	Kilo — Gewicht	Zentimeter — ?	r
28.	2 — Zahl	A — ?	r
29.	Treue — Untreue	Gerechtigkeit — ?	r
30.	Lüge — Laster	Ehrlichkeit — ?	r

Infolge des nur leichten Syndroms kommt es bei den Analogiebildungen noch nicht zum typischen Leistungsnachlaß, dagegen läßt der Patient z. B. beim

„Zahlenreihen fortsetzen“ nach. Bezeichnend für einen Trinker ist, daß die einzige Fehlantwort „Most“ (in der Schweiz wird viel alkoholhaltiger Most getrunken) statt Flüssigkeit lautet.

Fall 5 — leichtes bis mittelschweres amnestisches Psychosyndrom

59jähriger Arbeiter, dessen amnestisches Psychosyndrom als Folge eines Hirntraumas (Commotionspsychose) aufgetreten war. Er trank bisher regelmäßig etwas Alkohol.

Folgender Befund wurde 2 Monate nach dem Trauma erhoben: Der Patient drängt unruhig auf Entlassung, ist zeitlich etwas unsicher orientiert, indem er an manchen Tagen den Monat falsch angibt. Örtlich und situativ ist er normal orientiert. Mehrere Namen von Ärzten, Pflegern und Patienten kann er nennen. Er kann nur bis zu 5 Einzelziffern richtig nachsprechen. Dagegen wiederholt er regelmäßig nach einmaligem Anhören Sätze mit 26 Silben fehlerfrei.

Die Hanneli-Geschichte wiederholt er nach einmaligem Anhören völlig normal, dagegen kann er die Max-Geschichte nach einmaligem Anhören nur entstellt wiedergeben: „Sind ein paar Buben zum Baden, haben Dummheiten gemacht, einer ist dahin und einer dorthin, vielleicht versteckt. Einer ist verirrt, und hat den Weg nicht mehr gefunden. Sie sind suchen gegangen und haben ihn gefunden.“

Er blättert nur wenig in Zeitungen und seine Interessen sind auch sonst vermindert. Bei Aufgaben, die anhaltende Denkinitiative erfordern, zeigt sich durchgehend typisches Nachlassen innerhalb dieses Merk-Wirkkreises, während er jedoch beim Kraepelin-Rechentest zwar eine deutlich verlangsamte Leistung zeigt, aber doch eine Stunde gleichbleibend bei der Aufgabe bleibt (s. Abb.).

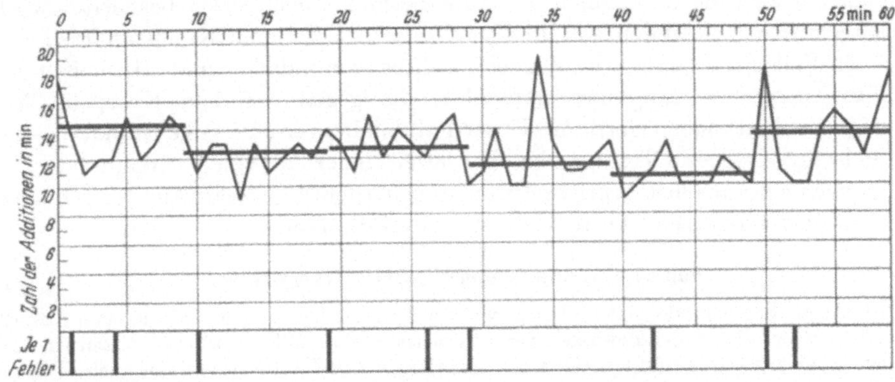

Abb. 2. Kraepelin-Rechentest. Gesamtleistung 844 Additionen, Leistungsminderung 33,3%, Fehler 9 = 1,08%, Minutendurchschnitt 14 Additionen

Analogien:

3 Vorübungen richtig

1.—3. richtig

4. teuer — billig   viel — ? . . . . f
Er sagt: „Viel zu teuer“ statt: wenig.

5. und 6. richtig

7. Vater — Sohn   Mutter — ? . . . . f
„Mutter — Kind“ statt: Tochter.

8.—11. . . . . f

12. krumm — gerade   offen — ? . . . . f
„bunt“ statt: geschlossen.

13. und 14. . . . . f

15. Rosen — Blumen   Spinat — ? . . . . f
„essen“ statt: Gemüse.

16.—18. . . . . f

19. Rot — Farbe eckig — ? . . . . f
„rund“ statt Würfel.
20. und 21. . . . . f
22. nicht geantwortet.
23. Apfel — Obst Wasser — ? . . . . f
„Most“ statt: Flüssigkeit
24.—26. . . . . f
27. Kilo — Gewicht Zentimeter — ? . . . . f
„Meter“ statt: Maß.
28.—30. Patient gab auf und wandte sich von der Aufgabe ab.

Der Patient hatte die Aufgabe rasch aufgefaßt und löste sie auch in den ersten Aufgaben richtig. Dann wurden die Antworten zunehmend oberflächlich, indem er auch freie Assoziationen brachte oder — z. B. bei „eckig — rund“ das Gegenteil nannte, statt eine Analogie. Bemerkenswert ist für den Patienten, der auch regelmäßig, wenn auch in geringen Mengen, getrunken hatte, die Antwort „Most“ statt Flüssigkeit. Als er 6 min nach der Erklärung der Aufgabe gefragt wurde, wie die Aufgabe laute, konnte er dies nicht wiederholen, sondern sagte, er solle ein Stichwort geben. Trotzdem gab er bei der daraufhin durchgeführten Wiederholung bei den Aufgaben 1.—3. wieder richtige Antworten.

Das jeweils rasche Nachlassen der Leistung in Verbindung mit dem Vergessen der Aufgabe bei den entsprechenden Tests (s. Übersichtstabelle), zeigt im Vergleich zum Kraepelin-Test wesentliche Unterschiede, die sich damit erklären dürften, daß beim Kraepelin-Test die Denkinitiative wenig beansprucht wird und unter anschaulicher Leitung der Zahlen die Aufgabe mehr mechanisch bearbeitet wird. Aus technischen Gründen war die Durchführung weiterer Kraepelin-Tests bei anderen Fällen nicht möglich. Jedoch leuchtet es ein, daß sich als Hirnleistungsprüfung besonders Aufgaben empfehlen, die gegenüber dem Kraepelin-Test geistige Neuleistungen erfordern. Unser Fall blieb zwar eine volle Stunde bei der Aufgabe des Kraepelin-Tests, verlor aber jeweils innerhalb von 5—10 min folgende Aufgaben nach zunächst richtiger Auffassung aus dem Blickfeld: Analogien bilden, Zahlenreihen fortsetzen, Wörter ordnen, Labyrinth-Test.

Fall 24 — schweres amnestisches Psychosyndrom

67jähriger Schmied, der seit 15 Jahren viel trank und sich seit einem Jahr in einer Anstalt befindet. Es ist ein vitaler Pykniker, der sich meist in einer Wirtschaft wähnt, zeitlich und örtlich gänzlich desorientiert ist. Er zeigt keinerlei geistige Interessen und ist auch nicht zu einfachen Arbeiten heranzuziehen. Den Namen des Referenten kann er trotz mehrmaligen Nennens nicht wiedergeben. Er kann nur bis 4 Einzelziffern wiederholen, behält jedoch für eine volle Stunde, daß ihm ein Glas Bier in Aussicht gestellt worden war.

Sätze kann er bis 16 Silben regelmäßig wiederholen, jedoch Sätze mit 26 Silben werden entstellt wiedergegeben. Die Wiedergabe der Geschichten von Hanneli und Max ist völlig unzureichend: „Hanneli stürzte auf der Straße und verletzte sich an der linken Hand, dann ging sie zur Mutter. Weiß nicht mehr.“

Zur Wiedergabe der Max-Geschichte aufgefordert, sagt er: „Das ist zu viel, das ist für einen Gelehrten.“ Jedoch zeigte eine Zwischenfrage, die stets beim Vorlesen kurz vor dem Schluß dieser Geschichte gestellt wurde, daß sie richtig aufgefaßt worden war: „. . . wie sie näherkamen, erkannten sie“ (Zwischenfrage): „Was erkannten sie ? —“ Antwort: „Den Bub.“

Analogien:

Obwohl ihm die Aufgabe mehrmals erklärt wird, wobei er nur wenig interessiert zuhört, kommt es nur 3mal zu einer richtigen Analogiebildung.

1. und 2. . . . . r
3. Nadel — sticht Messer — ? . . . . f
„sticht“ statt schneidet.

4. teuer — billig	viel — ? . . . . *f* „Was billig ist, kann ich doch nicht sagen" statt wenig.
5.	. . . . r
6. Fuß — Zehen	Hände — ? . . . . *f* „Wo der Mensch braucht" statt Finger.
7. Vater — Sohn	Mutter — ? . . . . *f* „Die kann man alle brauchen" statt Tochter.
8. Sonne — trocknet	Regen — ? . . . . *f* „Das sind Naturereignisse" statt näßt.

Zwischenfrage: „Wie heißt die Aufgabe?" Antwort: „Weiß ich nicht, — was haben Sie gesagt?" Innerhalb von wenigen Minuten wurde also die Aufgabe vergessen. Damit ging Hand in Hand ein Abschweifen von der Aufgabe, indem er oberflächliche Definitionen gab, statt Analogien.

Aus nebenstehender Tabelle ist ersichtlich, daß dieser Test etwas schwieriger war als ‚Begriffsgegensätze erkennen', denn er wurde von 19 Patienten nicht mehr aufgefaßt, von denen 5 Fälle zur mittelschweren Gruppe gehören. 7 Fälle zeigten das typische Auffassen und Vergessen, während 4 Fälle zwar nachließen, aber bei der Aufgabe blieben. 8 Kranke brachten durchgehend unpräzise Lösungen, während nur die beiden leichtesten Fälle 1 und 2 die Aufgabe normal lösten. In 5 Fällen wurde der Test nicht durchgeführt.

Tabelle zum Test „Analogien bilden"

nicht aufgefaßt	aufgefaßt, dann vergessen	aufgefaßt, dann nachgelassen	nicht durchgeführt	durchgehend mäßig	normal
Fall	Fall	Fall	Fall	Fall	Fall
14	5	4	9	3	1
20	6	10	18	7	2
24	11	17	27	8	
28	13	23	36	12	
29	15		40	16	
30	21			19	
31	25			22	
32				26	
33					
34					
35					
37					
38					
39					
41					
42					
43					
44					
45					
19 F.	7 F.	4 F.	5 F.	8 F.	2 F.
				= 45 Fälle	

Beispiel *Wörter ordnen* (Test Nr. 26)

Selbst bei der Aufgabe, in drei Sätzen die Wörter zu ordnen, zeigte sich wiederholt das typisch psychoorganische Versagen, indem leichtere Fälle schon beim 2. oder 3. Satz in der Leistung nachließen, während mittelschwere Fälle wiederholt von der Aufgabe abwichen und auf Befragen dann auch nicht mehr angeben konnten, wie die Aufgabe lautete. Schwere Fälle gingen dazu über, die Worte einfach vorzulesen, ohne jeglichen Ansatz zur adäquaten Bearbeitung oder sie wendeten sich von vornherein gänzlich ab.

Fall 11 — leichtes bis mittelschweres Psychosyndrom

51 jähriger Arbeiter, Trinker (Bier), der sich zu einer Entziehungskur seit einigen Monaten in einer Anstalt befindet. Vorher ging er noch mit Unterbrechungen seiner Arbeit nach. Er hatte eine fragliche, leichte Schwefel-Kohlenstoffintoxikation um 1940. Zeitlich ist er etwas unsicher orientiert, indem er zunächst einen Monat zurückdatiert, dann aber das Datum bis

auf einige Tage richtig angibt. Örtlich und situativ ist er normal orientiert. Er liest etwas in den Zeitungen, hört Sportberichte, ist aber sonst über aktuelles Geschehen nur wenig unterrichtet.

Er kann einige Namen aus seiner jetzigen Umgebung nennen, jedoch weniger, als man erwarten sollte. Er hilft bei den Hausarbeiten.

6 Einzelziffern kann er nach einmaligem Anhören nachsprechen, Sätze mit 16 Silben wiederholt er fehlerfrei, bei 26 Silben kommt es zu kleinen Fehlern. Den Namen des Referenten behält er nach einmaligem Anhören für einige Stunden. — Die Geschichten von Hanneli und Max kann er nur sehr unzureichend wiedergeben: „Hanneli sprang über die Straße, stürzte dabei. Verwundete sich und sprang zu seiner Mutter und weinte, — hat sich verletzt."

Max-Geschichte: „Da sind 5 miteinand gegangen und da hat sich der andere verlaufen. Den haben sie gesucht. Dann haben sie ihn am Abend gefunden."

Beispiel *Wörter ordnen* (Test Nr. 26)

Der Patient erhielt den Auftrag nach folgender Vorübung: „Zimmer Sonne jeden die mein scheint Mittag in", aus weiteren drei Wortzusammenstellungen jeweils den richtigen Satz zu bilden.

1. ein verteidigt Herrn mutig Hund guter seinen . . . . r
2. wir Ferien auf gereist das sind in Land den . . . . r
3. ich habe Lehrer meine verbessern gebeten zu Arbeit meinen . . . . (r)

Der Patient war um die Lösungen sehr bemüht, indem er langsam und bedächtig die Aufgaben löste. Der Leistungsnachlaß zeigte sich insofern, als er für die ersten beiden Sätze insgesamt drei Minuten benötigte, dagegen für den letzten Satz fünf Minuten und ihn auch nicht geschickt zusammenstellte: „Ich habe meinen Lehrer gebeten zu verbessern meine Arbeit."

Der Patient gehörte zu derjenigen Gruppe, die durch sehr langsames Vorgehen ihre reduzierte Leistungsfähigkeit zu kompensieren versuchte. Auch bei den anderen Aufgaben, die anhaltende Denkinitiative erfordern, wird er zunehmend langsamer und löst sich allmählich von der Aufgabe. Er kann z. B. beim „Zahlenreihen fortsetzen" bei der 8. Aufgabe, d. h. nach 5 min, nicht mehr rekapitulieren, wie die Aufgabe hieß. Bei leichteren, anschaulich geleiteten Handlungsaufgaben zeigt sich dagegen noch keine Minderleistung, indem er z. B. nach einmaligem Anhören folgende drei Aufträge richtig ausführt: „Stellen Sie den Kerzenleuchter hierher, verschieben Sie die Glasschale nach dort, schalten Sie das Licht aus."

Fall 14 — mittelschweres amnestisches Psychosyndrom

77jähriger ehemaliger kaufmännischer Angestelllter, der im Ruhestand Reisender für eine Zigarrenfabrik war, kam zunehmend ins Trinken. 1946 Schädelbruch. Er befindet sich seit einem Monat in einer Anstalt.

Der Patient nennt erstaunlicherweise das genaue Datum. Es zeigt sich aber, daß es sich dabei um eine zeitliche Scheinorientierung handelt, indem er über aktuelles Geschehen in keiner Weise berichten kann und meint, in Rußland sei immer noch Stalin an der Regierung. Er war vermutlich kurz vorher auf das richtige Datum aufmerksam gemacht worden und somit nur zum Schein zeitlich normal orientiert. Örtlich und situativ ist er normal orientiert.

Namen aus seiner Umgebung kann er nicht nennen und kann auch den Namen des Referenten nach einer halben Stunde nicht wiedergeben.

Zu Zahlen hat er sichtlich einen guten Bezug, wie auch das Wissen um das Datum zeigte, denn er kann 9 Einzelziffern nach einmaligem Vorsprechen wiederholen. Bei Sätzen kommt es mit 26 Silben einmal zu einer Auslassung, einen anderen 26silbigen Satz spricht er richtig nach.

Die Wiedergabe der Geschichten von Hanneli und Max ist dagegen sehr unzureichend: „Das Kind Hanneli ist auf der Straße gesprungen und gefallen und ist auf das Knie gefallen, hat sich das Bein verletzt. Es war jedenfalls nicht so schlimm."

„Der Max ist baden gegangen, ist aus dem Wasser in den Wald. Dort ist er eingeschlafen; als es gegen Nacht ging ist er wach geworden und auf die Straße gefunden." (Er ist affektiv in typisch seniler Weise beim Anhören der Geschichten lebhaft beteiligt.)

Wörterordnen: Vorübung richtig

1. ein verteidigt Herrn mutig Hund guter seinen . . . . *f*

„Ich habe auch einen Hund gehabt. Der hat mich sehr gut verteidigt. Der Hund, den ich hatte, war sehr gut"

statt: Ein guter Hund verteidigt mutig seinen Herrn.

2. wir Ferien auf gereist das sind in Land den . . . . *f*

„Wir haben auch Ferien gehabt. In meinen Ferien bin ich gereist"

statt: In den Ferien sind wir auf das Land gereist.

3. ich habe Lehrer meine verbessern gebeten zu Arbeit meinen . . . . *f*

„Die Lehrer habe ich nicht gebeten, daß sie mir etwas machen sollen, wo ich in Ferien war"

statt: Ich habe meinen Lehrer gebeten, meine Arbeit zu verbessern.

Es zeigt sich also, daß der Patient nur die Vorübung richtig löst, während er sodann von der Aufgabe abweicht, indem er egozentrisch reproduziert, statt Neuleistungen gibt. Diese liegen außerhalb seiner Merk-Wirk-Intentionen, so daß er wiederholt, innerhalb von Minuten nicht nur von den Aufgaben abweicht, sondern diese auch vergißt.

So erkennt er z. B. einige Begriffsgegensätze, dann geht er dazu über festzustellen, ob die Wortpaare die gleiche Bedeutung hätten. Sodann flüchtet er sich in sogenannte Verlegenheitskonfabulationen und sagt z. B. zu: lieben — verachten: „Man kann jemanden lieben und man kann jemanden verachten". Die Frage, wie die Aufgabe lautete, kann er 8 min nach Beginn der Aufgabe nicht mehr beantworten.

Andererseits erkennt er Bilder, die ihm vorgezeigt wurden, am nächsten Tag wieder.

Fall 34 — schweres amnestisches Psychosyndrom

52jähriger Sohn eines Fabrikbesitzers, erhielt eine kaufmännische Lehre, betätigte sich mehrere Jahre als Motorradrennfahrer. Er soll dabei mehrere Schädelunfälle erlitten haben. Starker Alkoholmißbrauch, besonders Wein. Hat sich ferner eine Zeitlang Morphium selbst injiziert. Befindet sich jetzt in einer Anstalt. Er ist geistig gänzlich stumpf und uninteressiert, beteiligt sich nur noch gelegentlich beim Kartenspiel, raucht viel Zigaretten und vernachlässigt sein Äußeres. Obwohl man ihm die Wäsche hinlegt, wechselt er sie nicht, wenn man nicht darauf achtet.

Er ist zeitlich desorientiert, indem er ein Jahr zurückdatiert und Monat und Jahreszeit nicht angeben kann. Örtlich ist er unsicher orientiert, situativ nur annähernd, indem er meint, er sei in einem Heim für Alkoholiker. Namen aus seiner Umgebung kann er nicht nennen.

Er kann nur bis zu 4, mehrmals sogar nur 3 Einzelziffern nachsprechen. Ebenfalls kommt es bereits bei Sätzen mit 16 Silben mehrmals zu Auslassungen. Aber es ist dabei zu berücksichtigen, daß er als Tessiner mehr italienisch als deutsch gesprochen hat.

Die Wiederholung der Geschichten von Hanneli und Max ist völlig unzureichend: „Eine Mutter schlägt das Kind, weil es nicht gefolgt hat."

Max-Geschichte: „Das Kind ging in den Wald, ist im Wald eingeschlafen."

Wörterordnen:

Trotz mehrmaliger Erklärung liest der Patient jeweils nur die Wörter vor und zeigt nicht den geringsten Ansatz zur Lösung der Aufgabe.

Es entspricht dem schweren amnestischen Psychosyndrom des Patienten, daß er Aufgaben, die Denkinitiative erfordern, entweder gar nicht erst auffaßt oder von ihnen bald abgleitet. Bei den Begriffsgegensätzen zeigt er noch die beste Lösung, indem er innerhalb von 4 min den Test durchgeht, wenn auch mit einer Reihe von unzureichenden Antworten. Wesensmerkmale ordnet er nur 1mal zu und weicht dann ab, ohne die Fragestellung wiederholen zu können. Im allgemeinen geht er wie beim Wörterordnen dazu über, nur noch stumpf vorzulesen. Die

Schwere des Syndroms zeigt sich auch darin, daß er Referent am Nachmittag bereits nicht mehr erkennt, und sich an die Tests trotz Einstellungshilfen nicht erinnern kann.

Dieser Test fiel den Patienten besonders schwer, denn 21 Fälle, zu denen diesmal 7 Fälle der Gruppe mittelschwer bis schwer gehörten, faßten ihn nicht auf, sondern lasen weitgehend nur vor und folgten so dem Weg des geringsten Energieaufwandes. In nur 4 Fällen zeigte sich das rasche Nachlassen der Leistungen bis zum vollständigen Vergessen der Aufgabe. In 3 weiteren Fällen kam es nur zu einem Nachlassen. — Die geringe Zahl von 4 Fällen mit einem raschen Nachlassen im Bereich des Merk-Wirkgefüges der Denkinitiative gegenüber einer neuen Aufgabe erklärt sich weitgehend dadurch, daß 21 Fälle die Aufgabe nicht mehr auffaßten. Ein schneller Abfall der erwähnten Merk-Wirkleistungen setzt natürlich voraus, daß am Beginn zumindest die Aufgabe aufgefaßt wurde. — 4 Fälle führten den Test nicht durch und nur 2 Fälle lösten ihn normal.

Tabelle zum Test „Wörter ordnen“

nicht aufgefaßt	aufgefaßt, dann vergessen	aufgefaßt, dann nachgelassen	nicht durchgeführt	durchgehend mäßig	normal
Fall	Fall	Fall	Fall	Fall	Fall
15	5	2	9	1	4
18	14	11	26	3	10
19	20	13	27	6	
23	25		40	7	
24				8	
28				12	
29				16	
30				17	
31				21	
33				22	
34				32	
35					
36					
37					
38					
39					
41					
42					
43					
44					
45					
21 F.	4 F.	3 F.	4 F.	11 F.	2 F.
				= 45 Fälle	

Beispiel *Wesensmerkmale zuordnen* (Test Nr. 23)

Bei diesem Test zeigten sich ebenfalls teilweise gestaffelt nach dem Grade des amnestischen Psychosyndroms typische Leistungsbilder.

Fall 6 — leichtes amnestisches Psychosyndrom

Der 59jährige Patient ist Gastwirt und seit etwa 1925 Trinker (besonders Most, auch Schnaps) und wurde bereits 1946 in eine Anstalt aufgenommen. Arbeitete nach Besserung dort als Nachtwächter und ist jetzt wegen erneuten Trinkens wieder Patient.

Er ist zeitlich etwas unsicher orientiert, indem er zwar den Tag richtig angibt, aber den Monat wiederholt um einen Monat zurückdatiert. Er weiß auch, daß z. Z. eine Außenministerkonferenz in Genf läuft, zeigt aber sonst keine besonderen Interessen. Örtlich und situativ ist er normal orientiert.

Er nennt 8 Namen von Pflegern im Hause. Patientennamen kann er nicht angeben. Nach einmaligem Vorsprechen wiederholt er 6 Ziffern und kann Sätze bis zu 26 Silben richtig nachsprechen. Bei dem Nacherzählen der Hanneli- und Max-Geschichten kommt es zu deutlichem Versagen:

Hanneli: „Ist über die Straße und stürzte, ist zur Mutter. Weinte, verbunden, nachher stürzte sie nicht mehr.“

Max-Geschichte: „5 Kinder sind miteinand baden und da sind nur noch 4 vorgekommen und die sind aus dem Weiher (denkt nach) — es ist mir entfallen.“

Wesensmerkmale zuordnen: Der Patient soll zu einem bestimmten Wort aus 4—5 in Klammern angefügten Wörtern diejenigen 2 Wörter heraussuchen, die für das erste angegebene Wort am wesentlichsten sind.

Vorübung: Mensch (*Körper* — Mantel — *Kopf* — Schuhe — Zähne) . . . . r
Haus (*Dach* — Bilder — *Wände* — Teppich — Küche) . . . . r
Hund (Kette — *Pfoten* — Decke — *Nase* — Halsband) . . . . r

Aufgabe:

1. Baum (Blätter — *Holz* — Nest — *Stamm* — Vögel) . . . . r
2. Fluß (Fische — *Ufer* — Schiff — Welle — *Wasser*) . . . . r
3. Stadt (Auto — *Häuser* — Straßen — Wagen — Leute) „Leute" statt: Straßen . *f*
4. Regen (*Wolken* — Blitz — *Wasser* — Donner — Wind) . . . . r
5. Garten (*Erde* — Gemüse — Blumen — Pflanzen — Hecke) „Blumen" statt: Pflanzen *f*
6. Eis (See — *Wasser* — Schnee — Kälte — Winter) „Winter" statt: Kälte . . . . *f*
7. Felsen (Felswand — Schnee — *Stein* — kalt — *hart*) . . . . r
8. Blume (Garten — *Farbe* — Blumenvase — Form — Geruch) „Blumenvase" statt: Form . . . . *f*
9. Feuer (Holz — Wärme — Benzin — brennen — Haus) „Benzin und Holz" statt: Brennen und Wärme . . . . *f*
10. Eisen (Kälte — *Gewicht* — Rost — Glanz — *Härte*) . . . . r
11. Essig (Salat — *sauer* — Flasche — gelb — *flüssig*) . . . . r
12. Würfel (Stein — *Ecken* — schwarz — Seiten — Holz) „Holz" statt: Seiten . . . *f*
13. Buch (Worte — *Seiten* — Schrift — Umfang — Bilder) „Schrift" statt: Umfang . *f*
14. Geld (Papier — Wert — Silber — kaufen — Gold) „Gold und Silber" statt: Wert und kaufen . . . . *f*
15. Fahrzeug (Auto — Bewegung — Wagen — Räder — Geschwindigkeit) „Wagen und Räder" statt: Bewegung und Geschwindigkeit . . . . *f*
16. Reichtum (Geld — Besitz — Ansehen — viel — Glück) . . . . übergangen
17. Gesang (Worte — Stimme — Mensch — *Töne* — Akkord) „Mensch" statt: Stimme *f*
18. Loch (Kleid — *Umriß* — *Hohlraum* — groß — klein) . . . . r
19. Freude (Geld — Gefühl — Ehre — *glücklich* — lachen) „Ehre" statt: Gefühl . . *f*
20. Gerechtigkeit (Richter — *Wahrheit* — Liebe — Urteil — Unrecht) „Liebe" statt: Urteil . . . . *f*

Beachtet man auch die Vorübung, so sind zunächst fünf Aufgaben völlig richtig gelöst worden, während er dann wiederholt vom Anschaulichen her fehlgeleitet wird. Er versucht durch sehr langsames Arbeiten seine verminderte Leistungsfähigkeit zu kompensieren und benötigt für jede Aufgabe etwa eine halbe Minute. Als am Schluß nochmals die ersten Aufgaben vorgesprochen werden, kann er sich nicht daran erinnern, sie schon einmal gelöst zu haben. Noch deutlicher zeigte sich sein Leistungsnachlaß beim Erkennen von Begriffsgegensätzen. Hier blieb er nur 10 min bei der Aufgabe, wich dann (schneller werdend) von der Aufgabe ab und sagte nur noch, ob die Begriffe gleich seien oder nicht. Als er daraufhin gefragt wurde, wie die Aufgabe gelautet habe, sagte er verlegen lächend: „Das habe ich vergessen". Demgegenüber ist es bemerkenswert, daß er folgende drei Aufträge sogleich ausführt: „Legen Sie dieses Futteral nach dort, versetzen Sie den Kerzenständer und knipsen Sie dann das Licht an." Als er 1 Std. später gefragt wurde, wie die Aufträge gelautet hätten, konnte er sie sogar wiederholen. Es ist dagegen zu betonen, daß er zwar bei dem Zuordnen der Wesensmerkmale nicht von der Aufgabe abwich, aber sich zum Schluß an die ersten Fragen nicht mehr erinnern konnte. Kurze Zeit später hatte er auch die Fragestellung vergessen. Bei den Aufgaben „Begriffsgegensätze erkennen" und „Analogien bilden" vergaß er die Fragestellung während der Arbeit innerhalb von 10—15 min.

Fall 16 — mittelschweres amnestisches Psychosyndrom

66jähriger Arbeiter, der schon einmal wegen Alkoholismus in einer Anstalt war, dann wieder als Bauarbeiter arbeitete, dann mit einem subakuten Verwirrtheitszustand in eine chirurgische Klinik eingeliefert wurde und sich seit $^3/_4$ Jahr wieder in einer Anstalt befindet.

Zeitlich ist er desorientiert, indem er zwar den Monat nennen kann, jedoch um ein Jahr und mehrere Tage zurückdatiert. Darüber hinaus meint er, daß in den USA noch TRUMAN (1955) an der Regierung sei und daß man sich noch im 2. Weltkrieg befinde. Er kann keine Namen aus der Anstalt nennen, behält jedoch auf Anregung den Namen des Referenten und kann ihn auch nach mehrmaligem Vorsagen 2 Tage später wiederholen. Örtlich und situativ ist er grob orientiert.

Er blättert nur gelegentlich in Zeitungen und interessiert sich sonst nicht für Neuigkeiten. Zu Reinigungsarbeiten auf der Abteilung läßt er sich heranziehen. Bis zu 5 Einzelziffern kann er regelmäßig nachsprechen. Auffallenderweise wiederholt er 26silbige Sätze nach einmaligem Vorsprechen manchmal richtig. Drei kleine Aufträge werden von ihm sogleich richtig ausgeführt.

Die Wiedergabe der Geschichten von Hanneli und Max ist unzureichend: „Hanneli sprang über die Straße und fiel, es verletzte sich und ging zur Mutter. Die Mutter verband die Sache und das Kind war wieder zufrieden. — Ich weiß nicht genau."

Maxgeschichte: „Glaube, 5 Knaben gingen in den Wald und Max fehlte, zeigt sich bald. Sie fanden ihn nicht, später kamen sie auf diesen Knaben. Jetzt weiß ich nimmer weiter. Es ist noch etwas von der Mutter (Perseveration). Sie teilten das der Mutter mit, spät abends kam der Knabe zum Vorschein."

Wesensmerkmale zuordnen:

Vorübung richtig

Aufgabe:

1. Baum (Blätter — Holz — Nest — *Stamm* — Vögel) „Blätter" statt: Holz . . . . *f*
2. Fluß (Fische — *Ufer* — Schiff — Welle — *Wasser*) . . . . r
3. Stadt (Auto — *Häuser* — *Straßen* — Wagen — Leute) . . . . r
4. Regen (*Wolken* — Blitz — *Wasser* — Donner — Wind) . . . . r
5. Garten (*Erde* — Gemüse — Blumen — Pflanzen — Hecke)
„Gemüse" statt: Pflanzen . . . . *f*
6. Eis (See — *Wasser* — Schnee — *Kälte* — Winter) . . . . r
7. Felsen (Felswand — Schnee — Stein — kalt — hart)
„Schnee ist steinhart" statt: Stein und hart . . . . *f*
8. Blume (Garten — Farbe — Blumenvase — Form — Geruch)
Wird langsamer — „Das weiß ich nicht" — geht zum nächsten über. . . . . . . *f*
9. Feuer (Holz — Wärme — Benzin — brennen — Haus)
„Ja, — also nur 2 Wörter? — Benzin, brennen gibt Wärme." . . . . *f*

Von der Aufgabe abgewichen nach 5 Minuten.
Wird zum Fortfahren ermahnt.

10. Eisen (Kälte — Gewicht — Rost — Glanz — *Härte*)
„Ist das Wichtigste Härte und Glanz oder Gewicht." statt: Härte und Gewicht . . *f*
11. Essig (Salat — *sauer* — Flasche — gelb — *flüssig*)
„Ist sauer in gelber Flasche und flüssig" . . . . (r)
12. Würfel (Stein — Ecken — schwarz — Seiten — Holz)
„Ist das so zu verstehen, daß das etwas darstellen muß?" (ratlos) „Da kommt mir nichts Gescheites in den Sinn" . . . . *f*
13. Buch (Worte — Seiten — Schrift — Umfang — Bilder)
„Auf den Seiten stehen Worte mit Bildern." . . . . *f*
14. Geld (Papier — Wert — Silber — kaufen — Gold)
„Mit dem Silberwert auch Papiergeld kann man Gold kaufen" (innerhalb von 6 bis 8 min von der Aufgabe abgewichen. . . . . *f*
15. Fahrzeug (Auto — Bewegung — Wagen — Räder — Geschwindigkeit)
„Wenn der Wagen in Bewegung ist, diktiert Schnelligkeit vom Wagen die Rädergeschwindigkeit." . . . . *f*

16. Reichtum (Geld — Besitz — Ansehen — viel — Glück)
„Wenn man Geld besitzt, bringt das schließlich Ansehen mit sich und bringt viel Glück.“ . . . . f

Der Test wurde von Referent abgebrochen, da nur noch Definitionen gebracht wurden. Es wird dem Patienten nochmals die Aufgabe 1 gezeigt. Er antwortet: „Stamm hat auf alle Fälle Holz, im Sommer Blätter, wo Vögel sich können tummeln.“

Es zeigte sich typisches Absinken der Leistung, indem mit dem Abweichen von der Aufgabe das Vergessen der Fragestellung Hand in Hand ging. Dieses Nachlassen war nicht bei allen Tests ausgeprägt, denn bei dem zuerst durchgeführten Analogie-Test hielt er noch bis zum Schluß durch, dagegen vergaß er z. B. die Aufgabe „Zahlenreihen fortsetzen“ innerhalb von 4 min.

Fall 35 — schweres amnestisches Psychosyndrom

87jährige Frau mit Zustand nach Halbseitenlähmung. In den letzten drei Jahren zunehmend schweres Syndrom. Sie kann die Jahreszeit angeben, sonst ist sie zeitlich desorientiert. Örtlich und situativ ist sie nur grob orientiert, indem sie sagt, sie sei in einem Spital ihres Heimatorts, statt in einer entfernter gelegenen Heilanstalt.

Sie kann gewöhnlich nur 4 Einzelziffern nachsprechen, nur einmal 6 Einzelziffern. Beim Nachsprechen von Sätzen bringt sie es fast bis auf 26 Silben mit nur einem kleinen Fehler.

An Neuigkeiten ist sie uninteressiert. Sie verbringt ihre Tage apathisch ohne besondere Betätigung. Namen aus ihrer Umgebung kann die Patientin nicht nennen.

Die Geschichten von Hanneli und Max, die sie sich in typisch seniler Weise interessiert anhört, kann sie nur sehr entstellt wiedergeben:

Hanneli: „Bubeli ist umgefallen und hat sich am Bein verletzt. Ist heimgegangen zur Mutter. Die hat es verbunden, da ist es besser gewesen.“

Max-Geschichte: „Bub ist go spazieren, da ist er go baden, nachher ist er in den Wald innegangen. Hat dann den Weg nicht mehr gefunden. Erst später hatten sie ihn wieder gefunden. Sind heimgegangen mit ihm. Hat natürlich eine Freud gehabt. Weiß nicht mehr.“ Auf die Zwischenfrage kurz vor dem Schluß der Maxgeschichte antwortet sie: „da erkannten sie ihren Sohn.“ Hat also die Geschichte sinngemäß aufgefaßt.

Tabelle zum Test „Wesensmerkmale zuordnen“

nicht aufgefaßt Fall	aufgefaßt, dann vergessen Fall	aufgefaßt, dann nachgelassen Fall	nicht durchgeführt Fall	durchgehend mäßig Fall	normal Fall
7	13	4	9	2	1
28	15	10	27	3	
29	16	17	40	5	
30	19			6	
31	20			8	
32	21			11	
35	22			12	
36	23			14	
37	24			18	
38	26			25	
39	33				
41	34				
42					
43					
44					
45					
16 F.	12 F.	3 F.	3 F.	10 F.	1 F.
				= 45 Fälle	

Wesensmerkmale zuordnen:

Trotz mehrmaliger Erklärung sagt sie zu der Vorübung 1 nur:
[Mensch — (Körper — Mantel — Kopf — Schuhe — Zähne)]
„Kopf und Schuhe, weiß nicht“ statt: Kopf und Körper . . . . f
Weitere Antworten sind von ihr nicht zu erhalten.

In gleicher Weise faßt sie auch die anderen entsprechenden Aufgaben, wie z. B. „Analogien bilden“, „Wörterordnen“ und „Begriffsgegensätze erkennen“ nicht mehr auf und liest bestenfalls etwas vor.

Die Tabelle zeigt, daß der Test „Wesensmerkmale zuordnen“ einem Teil der Kranken leichter fiel, so daß ihn diesmal 12 Fälle richtig auffaßten, dann nach einigen richtigen Lösungen aber in typischer Weise die Aufgabe aus den Augen verloren und schließlich vergaßen. Es handelte sich dabei weitgehend um die Fälle der Gruppe mittelschwer bis schwer. 3 weitere Fälle, davon 2 leichtere, zeigten ein Nachlassen, blieben aber bei der Aufgabe. Es ist bemerkenswert, daß in der Zahl derjenigen (12) Fälle, die den Test „Wesensmerkmale zuordnen“ noch auffaßten, aber rasch vergaßen, 4 der Patienten enthalten sind, die den Test „Wörterordnen“ nicht mehr aufgefaßt hatten. Man kann daraus ersehen, daß hinter dem raschen Vergessen einer Testaufgabe mehr steht als nur eine mnestische Minderleistung. Diese Aufgabe entspricht nicht mehr oder nur noch in Ansätzen dem Merk-Wirkkreis des Betreffenden und daher ist es nur ein kleiner Schritt bis zu dem Stand, bei dem die Aufgaben überhaupt nicht mehr aufgefaßt werden. Diese Störungen hängen zusammen mit einem Abbau des kategorialen Verhaltens, auf das wir noch zu sprechen kommen (s. Kapitel „Die sogenannte amnestische Aphasie“). 10 Fälle führten den Test bis zum Schluß mäßig durch. Sie gehörten mit 2 Ausnahmen zur Gruppe der leichten bis mittelschweren amnestischen Psychosyndrome. Der leichteste Fall 1 zeigte eine normale Leistung. 3 Fälle führten den Test nicht durch.

Es folgt der Test *Zahlenreihen fortsetzen* (Test Nr. 22)

Fall 25 — mittelschweres bis schweres amnestisches Psychosyndrom

65jähriger ehemaliger Briefträger, der vor einem Jahr an einer akuten Meningo-Encephalitis erkrankte und seitdem an einem amnestischen Psychosyndrom leidet. Er wähnt sich meistens bei der Arbeit auf der Post.

Zeitlich ist er völlig desorientiert.

Er kennt keine Namen aus seiner Umgebung auf der Abteilung und ist in seinen Merkleistungen so reduziert, daß er Referenten 20 min nach der ersten Besprechung zunächst nicht wiedererkennt.

Er läuft rastlos auf der Abteilung umher, drängt auf Entlassung, zeigt sonst keinerlei Interessen. Wenn man ihn auffordert, wischt er den Korridor und hilft etwas auf der Station. Es dauerte Monate, bis er seinen Platz am Tisch und sein Bett in der Anstalt von selbst fand.

Er kann nur bis zu 5 Einzelziffern nachsprechen. Auffallend ist, daß er 26silbige Sätze nach einmaligem Vorsprechen mühelos richtig wiederholen kann.

Die Geschichten von Hanneli und Max faßt er richtig auf, wie die Beantwortung der Zwischenfrage zeigt, lehnt aber die Wiederholung mit der Begründung ab, daß er dies nicht könne.

Zahlenreihen fortsetzen: Der Patient erhält den Auftrag folgende 10 Zahlenreihen fortzusetzen:

1.	1	3	5	7	9	11	—	— . . . . r
2.	8	8	6	6	4	4	—	— . . . . r
3.	4	7	10	13	16	19	—	— . . . . r
4.	2	3	2	4	2	5	—	— . . . . r
5.	9	1	7	1	5	1	—	— . . . . r
6.	5	3	6	4	7	5	—	— . . . . r
7.	18	1	16	3	14	5	—	— Patient wendet sich ab und schiebt die Karte fort
8.	3	4	6	9	13	18	—	— wird auch abgelehnt
9.	16	12	15	11	14	10	—	— wird abgelehnt
10.	21	18	16	13	11	8	—	— Patient lehnt die Lösung dieser

letzten Aufgabe zunächst auch ab und wird daraufhin gefragt, welche Aufgabe hierbei gestellt worden sei. Darauf sagt er, er solle nach den Unterschieden suchen und in Reihe 10 seien die

Unterschiede jeweils 3, geht daraufhin auf Reihe 9 über und sucht dort die Unterschiede. Es zeigt sich also, daß er nur noch dem ersten Teil der Lösung nachgeht und die Gesamtaufgabe nicht mehr bereit hat.

Die Leistungen des Patienten bei den anderen Tests sind weitgehend ähnlich. Er bildet 10 Analogien richtig, weicht dann von der Aufgabe ab, indem er bei Beispiel 11 (Tag — Nacht hell — ?) sagt: „hell — heller" statt: dunkel. Dann wendet er sich gänzlich ab. — Die Aufgaben „Wesensmerkmale zuordnen" und „Begriffsgegensätze erkennen" lehnt er schon nach der ersten Lösung ab. Nach 2 Tagen erkennt er die Mehrzahl der vorgelegten Bilder wie auch den Referenten nicht wieder.

Fall 43 — sehr schweres amnestisches Psychosyndrom

82jährige Trinkerin, die sich seit 4 Jahren in einer Anstalt befindet. Liegt im Bett, ist zeitlich, örtlich und situativ gänzlich desorientiert. Sie kann nur bis zu 4 Einzelziffern richtig nachsprechen und versagt bereits bei Sätzen mit 16 Silben. Zeigt keinerlei Interesse für neue Ereignisse, lebt nur noch in der Vergangenheit. Namen ihrer Umgebung kennt sie nicht. Kann aber doch den Namen der Anstalt nennen, in der sie sich befindet.

Die Wiederholung der Geschichten von Hanneli und Max gelingt ihr nicht mehr. Die Beantwortung der Zwischenfrage am Ende der Maxgeschichte zeigt dabei, daß sie diese nur annähernd aufgefaßt hat, denn sie sagt: „Sie hörten plärren in der Nacht."

Zahlenreihen fortsetzen: Trotz mehrmaliger Erklärung wird die Aufgabe nicht aufgefaßt. Sie spricht nur die Ziffern der ersten Reihe nach.

Auch andere schwierige Tests, wie „Analogien bilden", „Begriffsgegensätze erkennen", „Wesensmerkmale zuordnen" u. a. faßt sie nicht mehr auf, und es ist bemerkenswert, daß die einzige schwierigere Aufgabe, die sie noch versteht, das „Würfelzählen" ist. 2 Würfelblöcke zählt sie nämlich richtig. Man könnte diese Zählbereitschaft evtl. damit in Zusammenhang bringen, daß sie für Zahlen, Geld und Sammeln noch am längsten Interesse zeigte, indem sie z. B. noch vor der letzten Aufnahme Geld in kleinen Kästchen versteckte.

Tabelle zum Test „Zahlenreihen fortsetzen"

nicht aufgefaßt Fall	aufgefaßt, dann vergessen Fall	aufgefaßt, dann nachgelassen Fall	nicht durchgeführt Fall	durchgehend mäßig Fall	normal Fall
14	3	7	9	2	1
19	5		12	8	4
20	6		27	22	10
23	11		40		25
24	13				26
28	15				
29	16				
30	17				
31	18				
32	21				
33	34				
35					
36					
37					
38					
39					
41					
42					
43					
44					
45					
21 F.	11 F.	1 F.	4 F.	3 F.	5 F.
				= 45 Fälle	

Die schwierige Aufgabe wurde von 21 Fällen nicht mehr aufgefaßt, die wie immer fast ausschließlich der Gruppe der schweren bis sehr schweren Syndrome angehören, außerdem sind diesmal 7 Fälle der mittelschweren bis schweren Gruppe dabei. Wieder faßten 10 leichte bis mittelschwere Syndrome (außer einem aus der schweren bis sehr schweren Gruppe) den Test auf, brachten zunächst einige Lösungen, wichen von der Aufgabe ab und vergaßen sie schließlich völlig. 1 Fall zeigte Nachlassen, blieb aber bei der Aufgabe, 3 Fälle blieben bei gleichbleibend mäßiger Leistung bis zum Schluß bei der Aufgabe und 4 Fälle führten den Test nicht durch. Bemerkenswert ist, daß 5 Fälle den Test normal lösten, so daß man hier auf eine besondere Übung (Beruf) und besonderes Interesse für Zahlen schließen kann.

Die bisher angeführten Tests zeigten gemeinsam ein etwa gleiches Leistungsbild in bezug auf die Merk-Wirkleistungen bei den verschiedenen amnestischen Psychosyndromen. Dies dürfte sich damit erklären, daß sie einerseits gemeinsam relativ neue Aufgaben darstellten und Denkinitiative erforderten, andererseits ließ sich aus den Vorlagen die Aufgabe schwerlich ableiten. Die Patienten mußten schon die Fragestellung behalten oder sie sich aus den einzelnen Aufgaben neu erarbeiten.

Demgegenüber zeigten sich bei der folgenden Gruppe von Tests übereinstimmend bessere Merk-Wirkleistungen, da sie 1. weniger Denkinitiative erforderten, 2. die Vorlage eher anschaulich zur Lösung aufforderte und 3. weniger begrifflich-sprachliche Leistungen als mehr handelnde Leistungen verlangten.

Eine Zwischenstellung nimmt der Test

Würfel zählen (Test Nr. 21)

ein, da psychomotorische Leistungen hier noch eine geringe Rolle spielen.

Fall 2 — leichtes amnestisches Psychosyndrom

41jähriger Arbeiter, der vorübergehend in Spirituosen reiste und 1955 wegen Trunksucht aus dieser Stellung entlassen wurde. In den letzten Jahren zunehmend amnestisches Psychosyndrom. Befindet sich seit 2 Jahren in Anstaltsbehandlung.

Zeitlich ist er nur grob orientiert, indem er etwas unsicher das Jahr nennt und den Monat nicht genau angeben kann. Das Tagesdatum nennt er jedoch richtig. Örtlich und situativ ist er gut orientiert.

Er arbeitet fleißig auf der Abteilung und zeigt auch einiges Interesse an neuen Ereignissen, indem er z. B. weiß, daß z. Z. ein schweres Autounglück in Frankreich passiert ist. Seine weiteren geistigen Interessen sind jedoch reduziert. — Er kann bis zu 8 Einzelziffern nach einmaligem Vorsprechen wiederholen. Wiederholt meist Sätze mit 26 Silben fehlerfrei. — Das Nacherzählen der Geschichten von Hanneli und Max lehnt er ab. Er könne es nicht.

Würfelzählen: Der Patient erhält den Auftrag, insgesamt 17 einzelne Würfelblöcke (s. Abb. 3, 4, 5) auszuzählen. Zunächst werden die Blöcke a, b, c als Vorübung vorgelegt, sodann die Blöcke 1—14.

Der Patient zählt nach einmaliger Aufforderung sämtliche 17 Blöcke fehlerfrei, nur bei dem letzten Block hatte er einige Schwierigkeiten, hielt aber doch durch.

Bei diesem Patienten zeigten sich erst typische Minderleistungen bei schwierigeren Aufgaben, wie „Wörter ordnen“ und „Begriffsgegensätze erkennen“. Dies jedoch erst, nachdem er ermüdet war.

Fall 19 — mittelschweres amnestisches Psychosyndrom

74jährige Trinkerin, die schon seit Jahrzehnten trank und allmählich verwahrloste. Außerdem Cerebralsklerose. Geistig stumpf. Kennt keine Namen ihrer Umgebung. Sie merkt sich jedoch den Namen des Referenten nach einmaligem Nennen für mehrere Stunden.

Ist nur noch für Strickarbeiten zu verwenden. Zeitlich ist sie nicht ausreichend orientiert. Sie datiert um 1 Jahr zurück. In bezug auf Monat und Tag ist sie meist unsicher. Örtlich und situativ ist sie orientiert. Sie kann nur bis zu 5 Einzelziffern und Sätze bis zu 16 Silben nachsprechen.

Die Wiedergabe der Hanneli- und Maxgeschichten ist sehr unzureichend: „Hanneli ist über die Straße gesprungen und gefallen. Und dann ist die Mutter dazugekommen und hat es aufgenommen. Damit ist das Hanneli zufrieden gewesen.“

Max-Geschichte: „Es sind fünf Buben zum Baden gegangen. Nach dem Baden haben sie den Max nicht mehr gefunden. Am Abend haben sie das Geräusch im Walde gehört. Da kam zum Vorschein der Max — eine große Freude.“

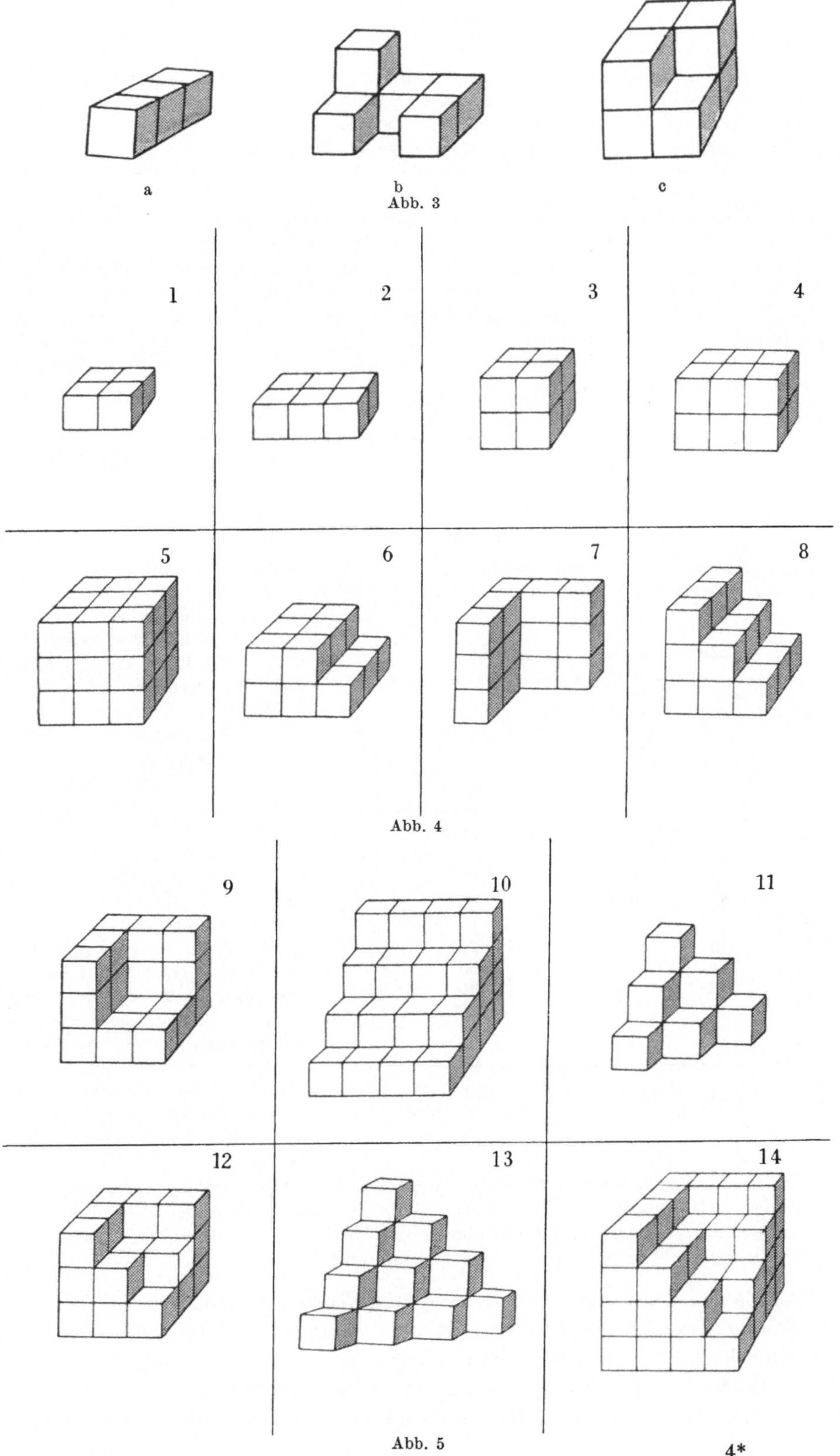

Abb. 3

Abb. 4

Abb. 5

Würfelzählen: Sie zählt nach den drei Vorübungen die ersten drei Blöcke richtig aus, wird jedoch bereits bei Block 4 ungenau, indem sie 8 statt 12 auszählt. Sodann fragt sie, ob sie weiterzählen müsse, zählt bei dem nächsten 18 statt 27. Indem sie sich uninteressiert abwendet, zählt sie bei weiteren Würfelgruppen nur ungenau die sichtbaren, dagegen nicht der Aufgabe entsprechend auch die unsichtbaren Würfel, obwohl dies in der Aufgabestellung jeweils ausdrücklich betont worden war.

Noch stärkeres Versagen zeigte sich beim „Zahlenreihen fortsetzen", wo sie die Aufgabe nicht mehr auffaßte, sondern die Zahlen nur fortlaufend zusammenzählte. „Wesensmerkmale zuordnen" faßte sie noch auf, wich aber nach den ersten beiden Aufgaben ab und gab nur noch einige Definitionen. Als sie daraufhin aufgefordert wurde, die Aufgabestellung zu wiederholen, bittet sie darum, daß Referent es tun soll, denn sie habe es vergessen. Während sie also innerhalb von Minuten die Aufgabestellung vergaß, wußte sie z. B., daß sie am Vortage mittags Salat gegessen hatte und konnte einen Tag nach der ersten Untersuchung einige Bilder ohne erneutes Vorlegen beschreiben.

Fall 29 — schweres amnestisches Psychosyndrom

80jährige ehemalige Hausfrau, die sich seit mehreren Jahren in einer Anstalt befindet. Sie ist zeitlich, örtlich und situativ desorientiert, kennt keinen Namen aus ihrer Umgebung, merkt sich jedoch den Namen des Referenten auf Anregung für mindestens einen Tag. Sie ist Referent bei der Untersuchung sehr freundlich zugewandt.

Sie drängt unruhig auf Entlassung, zeigt keine geistigen Interessen und ist auch auf der Abteilung wegen ihrer Unruhe nicht zur Arbeit anzuhalten.

Vierstellige Zahlen vergißt sie jeweils innerhalb von wenigen Minuten. Sie kann noch 6 Einzelziffern wiederholen und Sätze bis zu 26 Silben.

Die Wiedergabe der Geschichten von Hanneli und Max ist sehr unzureichend: „Hanneli hatte ein schmerzendes Knie, dann ging sie zu ihrer Mutter, und die Mutter sagte, du gehst ins Bett. Und die Frau ging nach Hause und ging ins Bett."

Max-Geschichte: „Ich kann nicht mehr .... Der Bub ist in den Wald gegangen und hat sich versteckt. Sie haben ihn nicht gefunden. — Doch, dann haben sie ihn gefunden. — Ich muß heim."

Würfelzählen: Zählt flüchtig über die Blöcke und nennt einfach die Zahl 20, legt dann die Karten weg und sagt, es sei schade um das Papier.

Tabelle zum Test „Würfel zählen"

nicht auf-gefaßt	aufge-faßt, dann ver-gessen	aufge-faßt, dann nachge-lassen	nicht durch-geführt	durch-gehend mäßig	normal
Fall	Fall	Fall	Fall	Fall	Fa
20	18	4	9	5	1
28	19	12		6	2
29	23	13		7	3
31	24	21		8	10
37	27			14	11
39	33			22	15
40	34			25	16
41	35			30	17
42	36			32	26
44	43			38	
45					
11 F.	10 F.	4 F.	1 F.	10 F.	9 F.
					= 45 Fälle

Erst recht bei den anderen schwierigen Tests, wie „Begriffsgegensätze erkennen", „Analogien bilden", „Wesensmerkmale zuordnen", „Wörterordnen" zeigt sie keinerlei Ansatz, sich der Aufgabe zuzuwenden, bzw. sie aufzufassen. Bei der Aufgabe Zahlenreihen fortsetzen liest sie nur flüchtig die oberste Zahlenreihe vor und legt die Karte fort.

Das Zählen von anschaulich dargestellten Würfeln interessierte die Mehrzahl der Kranken, wie alles Zählen und Sammeln mehr als die bisherigen Tests. Es fiel ihnen leichter, denn nur 11 Fälle faßten die Aufgabe nicht auf, 10 Fälle, zu denen diesmal auch 5 der Gruppe schwer bis sehr schwer gehörten, faßten den Test auf, ließen aber in typischer Weise nach und vergaßen schließlich die Aufgabe vollends, während 4 Fälle zwar nachließen, aber bei der Aufgabe blieben. Die Leichtigkeit der Aufgabe wurde auch bewiesen, indem 9 Fälle, von denen allerdings keiner zur Gruppe der schweren bis sehr schweren Fälle gehörte, die Aufgabe bis zum Schluß normal lösten und auch weniger Fälle den Test ablehnten, denn nur 1 Patient führte den Test nicht durch. 10 Fälle blieben bei einer durchgehend mäßigen Lösung.

Beispiel *Labyrinth-Test* (Test Nr. 31)

Beim Labyrinth-Test handelt es sich um 12 Tafeln von zunehmender Schwierigkeit. Bei den ersten sieben Tafeln liegen sich Eingang und Ausgang der Labyrinthe ungefähr gegenüber, bei Tafel 8 bis Tafel 12 beginnt man in der Mitte und muß den Weg nach außen finden (s. Abb. 6, 7, 8, 9, 10 = Tafeln 1, 2, 6, 8, 12 des Tests).

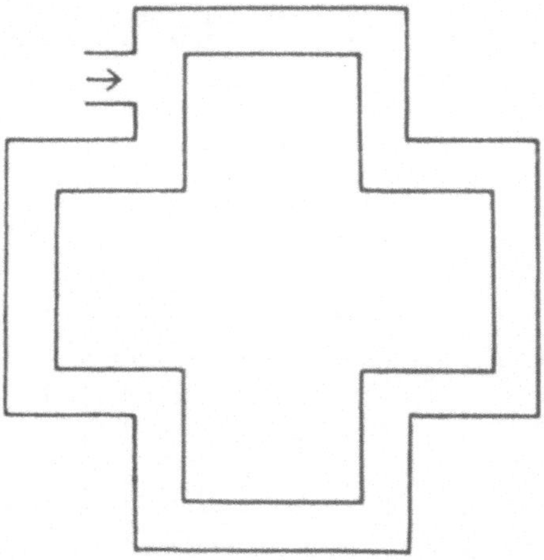

Abb. 6

Fall 23 — mittelschweres amnestisches Psychosyndrom

60jähriger ehemaliger Viehhändler und Arbeiter, der seit 10 Jahren Alkoholiker ist und vor 5 Jahren wegen einer deliranten Psychose in einer Anstalt aufgenommen worden war. Wurde nach Besserung ein halbes Jahr entlassen, dann aber als arbeitsunfähig wieder eingewiesen.

Örtlich und situativ ist er im wesentlichen orientiert, dagegen zeitlich völlig desorientiert. Er ist geistig stumpf, interessiert sich nicht mehr für neue Ereignisse, beteiligt sich lediglich unter Fremdanregung jeweils 1—2 Std. am Karten- und Mühle-Spiel, denen er auch recht geschickt nachgeht. Er vergißt aber jeweils, wer gewonnen hat, und beim Kartenspiel vergißt er manchmal, was Trumpf ist. Im übrigen interessiert er sich nur für das Essen und verlangt ständig nach Nahrung. Unterbricht man ihn nicht, so ißt er so viel, daß er sich übergeben muß. Wenige Minuten später behauptet er, er habe hier in der Anstalt noch nie etwas zu essen bekommen. Am liebsten liegt er untätig im Bett.

Er kennt keine Namen seiner Umgebung, kann jedoch den Namen der Anstalt nennen. Den Namen des Referenten behält er nach mehrmaligem Nennen für eine Stunde.

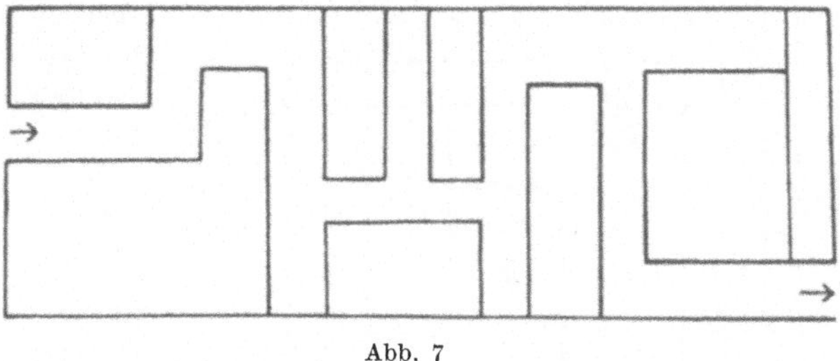

Abb. 7

Bis 5 Einzelziffern kann er nachsprechen und Sätze mit 16 Silben, während es bei 26 Silben zu kleinen Auslassungen kommt.

Seine Leistungen sind wechselnd und er wiederholt z. B. die Max-Geschichte besser als die kürzere Hanneli-Geschichte: „Hanneli ist auf dem Land gewesen und umgefallen und ist nachher heim und hat der Mutter erzählt, wie es gegangen ist. Da hat die Mutter gesagt, mußt es halt sagen, sei umgefallen."

Max-Geschichte: „An einem Sommer, an einem heißen Tag, ist ein Bub in den Wald go spazieren, hat sich verirrt. Hat nicht mehr gewußt, und die Eltern haben ihn gesucht und

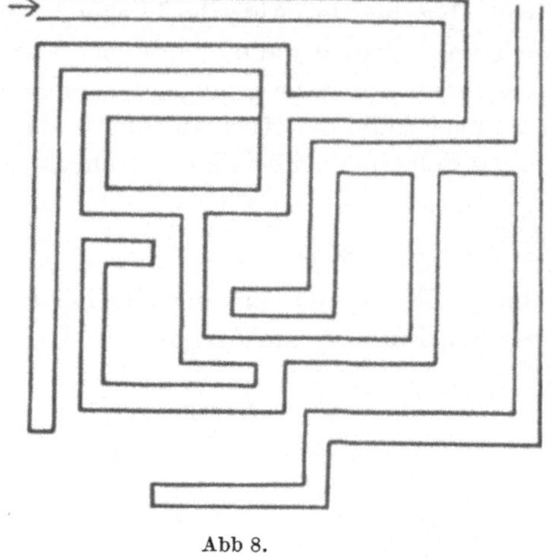

Abb 8.

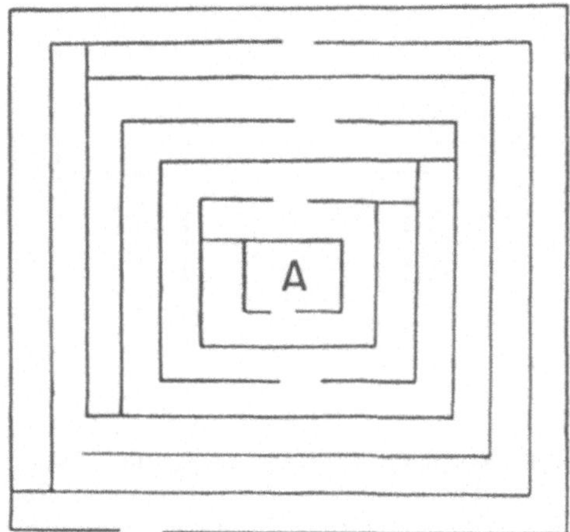

Abb. 9

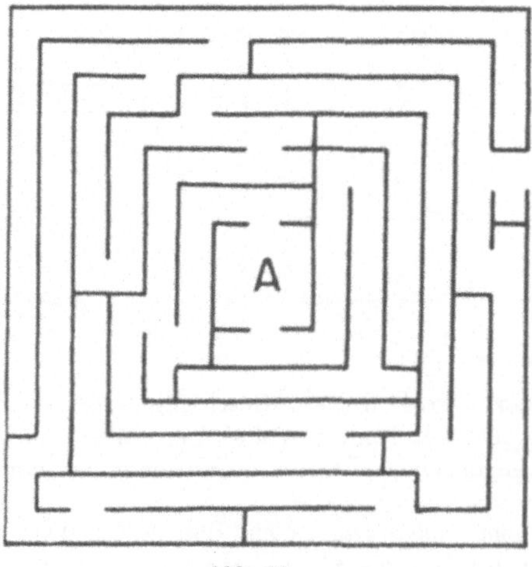

Abb. 10

haben ihn mitten in der Nacht gefunden im Wald." Er hatte mit Interesse zugehört und gemeint: „Donnenwetter, mit solchem Bub das ist eine Sache."

Labyrinth-Test: Der Patient begreift den Test sogleich und geht langsam an die Lösung der einzelnen Aufgaben. Wiederholt fährt er in die gleichen Sackgassen. Auf Tafel 5 in einem Falle 5 mal. Nach 20 min ist er bei der letzten Tafel 12 angelangt, verirrt sich in einigen Sackgassen und gibt ohne nachhaltiges Bemühen auf. Er schätzt die von ihm soeben bearbeiteten Tafeln auf 3 statt 12.

Der Patient muß zu allen Aufgaben angeregt werden, die er jedoch relativ rasch und richtig auffaßt. Er geht die 30 Analogien in 4 min, mit schlechteren Leistungen am Schluß, durch. Bei den Begriffsgegensätzen weicht er nach 3 min, d. h. nach dem 11. Paar, von der Aufgabe ab und sagt z. B. zu alt — neu: „alte Hosen". Er wird an die Aufgabe erinnert, bleibt wieder für drei Wortpaare dabei und schweift dann wieder ab. Die unmittelbar anschließend durchgeführte Aufgabe „Wesensmerkmale zuordnen" löst er 2—3 min lang richtig und weicht dann gänzlich von der Aufgabe ab. Demgegenüber spielt er mit Ref. eine Stunde 10 min Mühle (7 Spiele). Er vergißt nur einmal, daß er nicht am Ziehen ist, behält in dieser Zeit stets die Farbe seiner Steine, auch einmal, nachdem er 5 min unterbrochen hatte, weil er auf der Toilette war.

Fall 27 — schweres amnestisches Psychosyndrom

54jähriger ehemaliger Kürschner, der sich seit 5 Jahren nach schwerem Alkoholmißbrauch in einer Anstalt befindet.

Er ist örtlich und situativ nur grob orientiert, zeitlich desorientiert, kann jedoch den Namen der Anstalt, in der er sich befindet, nennen. Dagegen kennt er keinen Personennamen auf seiner Abteilung. Fühlt er sich unbeaufsichtigt, so uriniert er in die Stube.

Er kann nur bis 4 Einzelziffern nachsprechen, während er Sätze mit 16 Silben richtig wiederholt und bei 26 Silben erst einzelne Worte ausläßt. Die Wiederholung der Hanneli- und Max-Geschichten lehnt er ab, faßt jedoch auch die Max-Geschichte richtig auf, wie die Beantwortung der Zwischenfrage zeigt.

Labyrinth-Test:

Der Patient löst die ersten 4 Tafeln schnell und richtig, wird jedoch bei der folgenden Tafel unwillig und wendet sich auch bei weiteren Tafeln, die ihm vorgelegt werden, nach kurzen Fehlansätzen ab. Als ihm 10 min später wieder eine Labyrinth-Tafel vorgelegt wird, sagt er, er könne sich nicht daran erinnern, solche Tafeln schon einmal gesehen zu haben, geht jedoch ohne erneute Erklärung an die Lösung der Aufgabe.

Während er die ersten Labyrinthtafeln noch löste, gibt er bei den schwierigeren bisher geschilderten Aufgaben jeweils sogleich auf. Liest z. B. die erste Zahlenreihe nur vor, bemüht sich um die anderen Aufgaben erst gar nicht, lediglich bei dem „Würfel zählen" zählt er die ersten 3 Würfelblöcke oberflächlich zusammen.

Fall 37 — schweres bis sehr schweres amnestisches Psychosyndrom

49jährige Frau, die seit mindestens 10 Jahren schweren Alkoholmißbrauch trieb und wegen starker Verwahrlosung aufgenommen wurde. Sie ist örtlich und situativ annähernd orientiert, zeitlich dagegen gänzlich desorientiert. Namen ihrer Umgebung kann sie nicht nennen. Sie drängt auf Entlassung und merkt sich auch in diesem Zusammenhang nach einmaliger Erwähnung für 2 Tage, daß Ref. mit ihrer Schwester wegen ihrer Entlassung sprechen wolle. Dagegen vergißt sie eine 3stellige Zahl trotz Merkauftrag innerhalb von Minuten.

Sonst interessiert sie sich nur noch für Tanzfeste, an denen sie sich gern beteiligt und von denen sie auch noch einige Tage danach spricht. Andererseits muß sie gewaschen, angezogen und gekämmt werden.

Sie kann bis zu 5 Einzelziffern richtig nachsprechen und Sätze bis zu 10 Silben. Die Wiedergabe der Geschichten von Hanneli und Max ist sehr unvollständig und sie perseveriert z. B. die Max-Geschichte in die Hanneli-Geschichte hinein. „Hanneli hat Schmerzen, da geht sie zur Mutter brüllen. Max ist go schreien, zu der Mutter ist er go schreien. Kann es nimmer sagen." — Die Beantwortung der Zwischenfrage zeigte, daß sie die Max-Geschichte richtig aufgefaßt hatte.

Labyrinth-Test:

Die Patientin kann offensichtlich nicht den Weg heraussehen, sie fährt einfach auf den Strichen entlang. Sie zeigt damit, daß sie keinen ausreichenden Bezug zur Aufgabe hat. Dementsprechend versagt sie erst recht bei den bisher geschilderten schwierigeren Aufgaben. Sie liest beim „Wörter ordnen", beim „Wesensmerkmale zuordnen", beim „Begriffsgegensätze erkennen" und bei den Analogien nur alle Wörter auf den Karten vor, ohne den geringsten Ansatz zur sachgemäßen Bearbeitung zu zeigen. Beim „Würfelzählen" zählt sie nur bei einigen Blöcken die sichtbaren Würfel oberflächlich nach und wendet sich nach Block 4 ab.

Tabelle zum Test „Labyrinthe durchfahren"

nicht aufgefaßt Fall	aufgefaßt, dann nachgelassen (vergessen?) Fall	nicht durchgeführt Fall	durchgehend mäßig Fall	normal Fall
28	5	40	8	1 (außer Tafel 12)
29	13	42	11	2
31	14		12	3 (außer Tafel 12)
35	15		17	4
37	18		25	6
38	19		26	7 (außer Tafel 12)
39	20		30	9
41	21		32	10
44	22			16 (außer Tafel 12)
45	23			
	24			
	27			
	33			
	34			
	36			
	43			
10 F.	16 F.	2 F.	8 F.	9 F. = 45 Fälle

Entsprechend der Leichtigkeit der 1. Aufgabe faßten nur 10 Patienten den Test nicht auf (s. Kapitel IV). 16 Fälle (davon sogar 4 aus der schweren bis sehr schweren Gruppe) kamen mit den ersten Tafeln zurecht, ließen dann aber deutlich nach, wobei sich diesmal die Zahl derjenigen nicht sicher abgrenzen ließ, bei denen man auch von einem völligen Vergessen der Aufgabe sprechen könnte, denn die Labyrinthe wurden in besonderem Maße von Aufgabe zu Aufgabe schwieriger. 9 Fälle lösten die Aufgabe richtig, davon kamen 4 mit der letzten Tafel 12 allerdings nicht mehr zurecht. 8 Fälle zeigten durchgehend mäßige Leistungen, 2 führten den Test nicht durch.

Die folgende

Aufgabe *Figuren nachlegen* (Test Nr. 3)

setzt nach Binet-Simon-Kramer Konzentrationsfähigkeit, Beobachtungsfähigkeit, optische Auffassung, Kombinationsfähigkeit, Ausdauer, Exaktheit und manuelle Geschicklichkeit voraus. Zum Problem des hier beachteten Gesichtspunktes bei amnestischen Psychosyndromen ist darauf hinzuweisen, daß es sich bei dieser Aufgabe ähnlich wie beim Labyrinthtest um Leistungen innerhalb des Kreises optischer Eindruck — motorische Tätigkeit handelt. Es leuchtet von vornherein ein, daß eine Verkleinerung oder gar Auflösung dieses Funktionskreises sich noch nicht bei den leichten Formen zeigt, da es von größerer vitaler Bedeutung ist, vorwiegend anschaulich geleitet zu handeln, als vorwiegend begrifflich denkend und sprechend zu wirken. Die Minderleistungen unserer Patienten setzen — ähnlich wie beim Labyrinth-Test — daher hier gewöhnlich erst später ein als bei den oben angeführten, vorwiegend abstrakten Denkaufgaben.

Bei den leichten Fällen, die jedoch zeitlich genau orientiert waren und im wesentlichen nur eine leichte Merkschwäche in bezug auf Personennamen zeigten, wurde die Aufgabe erwartungsgemäß nach einmaliger Erklärung mühelos durchgeführt. Im Übergang zu den mittelschweren und bereits zeitlich unsicher orientierten Fällen zeigte sich im Zusammenhang mit der hier stets verminderten Initiative für Neuleistungen, um die es sich ja auch bei dieser Aufgabe mehr oder weniger handelt, eine oberflächliche Bearbeitung. Vor allem wurden die Figuren wiederholt nicht mit der genauen Plättchenzahl gelegt, so daß z. B. Figur 2 wie auch Figur 4 als Kreuz mit 2 Plättchen gelegt wurden, während die Figur 4 mit 4 Plättchen hätte gelegt werden müssen. Daneben wurden auch manche Figuren 2mal gelegt, oder es wurden Figuren übergangen (s. u.).

Fall 21 — mittelschweres amnestisches Psychosyndrom

72jährige Frau, die nach schwerem Alkoholmißbrauch erstmals vor 2 Jahren in eine Anstalt eingeliefert wurde, von dort in ein Altersheim kam und wegen erneuten Alkoholmißbrauchs sich jetzt wieder in einer Anstalt befindet. Die Patientin ist hypomanisch. Sie läuft viel auf der Abteilung umher, spricht viel. Arbeitet tüchtig auf der Abteilung. Sie macht dort mit Ausdauer Stanniolpapier-Arbeiten.

Örtlich und situativ ist sie genau orientiert, dagegen kann sie das Jahr nicht ganz sicher angeben (datiert mehrmals ein Jahr zurück), nennt aber Tag und Monat richtig. Es zeigt sich, daß es sich nicht nur um eine zeitliche Scheinorientierung (Zahlen) handelt, denn sie weiß, wenn auch vage, daß sich in Argentinien z. Z. besondere politische Ereignisse zutragen (Zeit des Peron-Sturzes). Sie kann die Namen zweier Krankenschwestern nennen, aber keinen von Patienten. Den Namen des Referenten merkt sie sich nach einmaligem Anhören für mehrere Stunden.

Sie kann bis zu 6 Einzelziffern nachsprechen und läßt bei Sätzen mit 26 Silben nur evtl. ein unwesentliches Wort aus, z. B. „auch“.

Bei der Wiedergabe der Hanneli- und Max-Geschichten jedoch versagt sie eindeutig: „Hanneli stürzte über die Straße und verletzte sich am Knie —, das ist zu viel, das kann ich nicht behalten.“

„Max ist go baden und da — komme nicht nach, kann nicht behalten. Sie verlangen etwas viel von mir.“ (Sie nimmt die Karte und liest schnell vor.) Wird erneut zur Wiederholung aufgefordert und sagt: „Das geht nicht.“ Die Beantwortung der Zwischenfrage in der längeren Max-Geschichte zeigt, daß sie diese sogleich richtig aufgefaßt hat.

Figuren nachlegen:

Die Patientin erhielt den Auftrag, mit 4 Plättchen folgende 12 Figuren nachzulegen (s. Abb. 11, die Karte liegt während der Lösung stets vor den Patienten, die erste Figur wird von Ref. vorgelegt.)

Die Patientin löste in Zusammenhang mit ihrer hypomanischen Verstimmung in der relativ kurzen Zeit von 2 min alle 12 Aufgaben richtig.

Folgende anschaulich geleitete Merk-Wirkleistung führt sie ebenfalls sogleich richtig aus: „Legen sie die Brille hierhin, schieben sie den Aschenbecher nach vorn und legen sie dann den Kugelschreiber nach dort.“

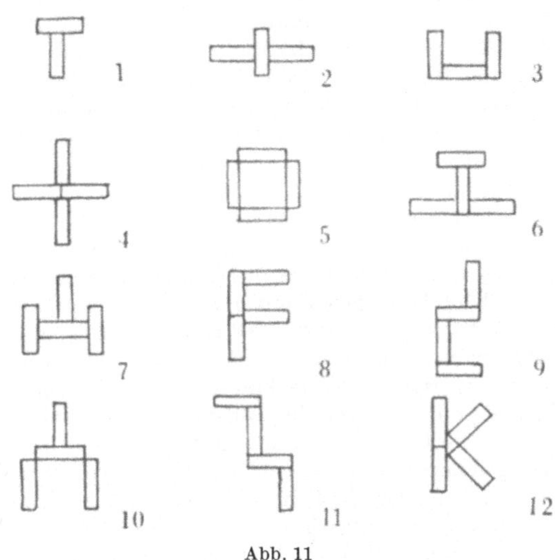

Abb. 11

Gegenüber diesen guten Leistungen im Rahmen eines anschaulich geleiteten motorischen Handelns versagt sie durchgehend in typischer Weise bei anhaltenden vorwiegend abstrakten Denkleistungen.

Beim Zuordnen von Wesensmerkmalen faßt sie, wie stets, rasch auf, zeigt dann neben richtigen Antworten einige der typischen, vom Anschaulichen geleiteten Minderleistungen, wie z. B.: Blumen — „Garten und Blumenvase“ statt: Form und Farbe, bis sie dann am Schluß mehr und mehr dazu übergeht, von der Aufgabe abzuweichen und, statt 2 Begriffe zuzuordnen, zu dem Wort Freude sagt: „Geld ist gut, Ehre ist auch gut, glücklich, kann man lachen, wenn man richtig glücklich ist.“ — Die Aufgabe, „Begriffsgegensätze erkennen“, faßt sie ebenfalls sofort auf und löst sie bis Beispiel 11 sehr schnell und richtig, dann kommt es trotz ihres raschen Arbeitstempos (sie geht den Text in 6 min durch) zu einer unkritischen Angleichung, indem sie oberflächliche und redselige Antworten gibt und außerdem zu egozentrischen Definitionen übergeht. Zum Beispiel: warnen — reklamieren: „Ich habe nie reklamiert.“ Treu — unzuverlässig: „Ich bin treu gewesen“. Beim Bilden von Analogien stellt sie sich nicht genügend auf die Aufgabe ein und wendet sich uninteressiert von ihr ab, wie überhaupt ihr schnelles Nachlassen des Interesses durch die hypomanische Stimmung gefördert wird.

Auch bei anschaulichen Aufgaben versagt sie, wenn diese ein zu hohes Maß von Denkinitiative und Ausdauer erfordern, wie z. B. beim Würfelzählen. Hier zählt sie rasch die ersten Blöcke richtig aus, berücksichtigt dann aber beim Zählen nicht mehr die unsichtbaren Würfel. Beim Labyrinth gibt sie bei Tafel 7 auf. Demgegenüber ist es bezeichnend, daß sie bei den mechanischen Stanniolarbeiten über Stunden bei ihrer Tätigkeit bleibt.

Fall 26 — schweres amnestisches Psychosyndrom

45jähriger ehemaliger Straßenarbeiter, der 1950 ein Schädeltrauma erlitten hatte, bei dem sich anschließend in Zusammenhang mit schwerem Alkoholmißbrauch ein zunehmend schweres amnestisches Psychosyndrom entwickelte.

Der Patient ist örtlich und situativ grob orientiert und kann auch den Namen der Anstalt nennen, in der er sich jetzt befindet. Dagegen ist er zeitlich völlig desorientiert. Seine Merkschwäche ist ungewöhnlich ausgeprägt, indem er sich z. B. schon wenige Minuten nach einer Autofahrt nicht mehr an diese erinnern kann. Er hilft mit Anregung bei kleinen Arbeiten auf der Station, spielt Karten, zeigt aber sonst keinerlei Interesse für neue Ereignisse. Er kennt keine Namen auf der Abteilung. Den Namen des Referenten kann er sich nach wiederholtem Nennen merken.

Er kann nur bis 4 Einzelziffern nachsprechen, während er es bei Sätzen einmal sogar bis zu 26 Silben bringt. Andererseits versagt er manchmal schon bei 16 Silben.

Bei der Wiedergabe der Hanneli- und Max-Geschichten versagt er weitgehend.

Max-Geschichte: „Da ist ein Kind in den Wald gegangen. Max hat gefehlt. Man hat ihn gesucht und nicht gefunden. Dann haben die Eltern ihn gesucht und haben ihn gefunden. Er war eingeschlafen."

Figuren nachlegen:

Der Patient legt innerhalb von 10 min nach einmaliger Anregung Figuren richtig nach. Dabei übergeht er Figur 6 und Figur 7. Die Figuren 11 und 12 legt er je zweimal. Als er gefragt wird, ob er alle Figuren nachgelegt habe, legt er ratlos und unsicher nochmals die Figuren 9 und 2, die er bereits bearbeitet hatte, und dann zum dritten Mal Figur 12. Er behält also zwar den Handlungsauftrag, jedoch nicht, welche Aufgaben er bereits gelöst hatte.

Dieses Mißverhältnis zwischen dem Behalten von Aufträgen und der sonstigen Merkschwäche ließ sich bei dem Patienten noch öfter beobachten. Er behielt z. B. den Auftrag, im Sessel sitzenzubleiben und zu warten. Denn als Ref. eine halbe Stunde später wieder in das Zimmer trat und den Patienten erstaunt fragte, was er hier tue, entgegnete er, daß man ihm doch gesagt habe, er solle hier warten. Er behielt sogar folgenden Auftrag für eine halbe Stunde: „Sagen sie zu mir, wenn ich wieder ins Zimmer komme: Guten Tag, Herr Doktor, ich war gestern — nicht heute — das letzte Mal in der Kirche." Als Referent dann nochmals eine Viertelstunde aus dem Zimmer gegangen war und wiederkam, stand der Patient auf und führte den Auftrag noch einmal aus. Er hatte also den Auftrag behalten, aber vergessen, daß er ihn schon einmal erledigt hatte. Auch sonst behielt der Patient am ehesten Aufträge, sofern sie nicht ausgesprochene Denkinitiative und Lösung neuer Aufgaben erforderten. Zum Beispiel behielt er 10 min lang den Auftrag, ein Buch zurückzugeben, das er geliehen hatte, und von dem er übrigens wußte, daß er es noch nicht zurückgegeben hatte. Eine dreistellige Zahl dagegen konnte er schon nach einer Minute nicht mehr wiederholen.

Bei Aufgaben, die Denkinitiative erfordern, versagt er meist in typischer Weise, indem er sie richtig auffaßt, einige Aufgaben richtig löst und dann von diesen nicht nur abschweift, sondern darüber hinaus auch die Fragestellung vergißt. So löst er 6 Beispiele aus der Aufgabe „Begriffsgegensätze erkennen". Inzwischen sind 5 min seit der Aufgabestellung vergangen und er geht dazu über, einige Verbindungsstriche zu ziehen, sieht sich dann ratlos um und weiß nicht mehr weiter. Beim Zuordnen der Wesensmerkmale löst er die ersten 5 Beispiele innerhalb von 4 min richtig und geht dann dazu über, nur noch Merkmale vorzulesen. Beim „Zahlenreihen fortsetzen" löst er in 10 min die ersten 4 Reihen und berechnet dann nur noch die Differenzen.

Ähnlich, wie beim Nachlegen der Figuren, bleibt er bei dem ebenfalls anschaulichen Labyrinthtest bis zum Schluß bei der Aufgabe und löst zwar langsam aber doch richtig alle 12 Aufgaben in 20 min. Er zeigt keinerlei affektive Beteiligung und wirkt am Anfang wie am Schluß der Lösungen stets ratlos und unsicher. Auf Befragen am Schluß meint er, es seien 3 statt 12 Aufgaben gewesen.

Fall 30 — schweres amnestisches Psychosyndrom

82jähriger Landwirt, der sich z. Z. in einer Anstalt befindet. Er ist örtlich, situativ und zeitlich desorientiert. Für neue Ereignisse interessiert er sich nicht mehr. Er blättert nur noch oberflächlich in Zeitungen, schläft am Tage öfter, näßt manchmal ein. Er lebt in der Vergangenheit und drängt manchmal heim mit der Begründung, er müsse schaffen.

Er kann bis zu 6 Einzelziffern nachsprechen und Sätze bis zu 26 Silben fast richtig, bis zu 16 ganz richtig wiedergeben.

Bei der Geschichte von Hanneli versagt er weitgehend. „Hanneli sprang über die Straße, verletzte sich am Knie — dann weiß ich nimmer."

Die Max-Geschichte kann er überhaupt nicht mehr reproduzieren.

Figuren nachlegen:

Der Patient legt nach Ermunterung Figur 2 richtig und lacht: „Wenn's nur richtig ist." Sodann will er nochmals Figur 2 legen, geht auf Anregung auf Figur 3 über, die er etwas ungenau nachlegt. Sodann legt er Figur 4 im Schema als Kreuz richtig, jedoch nur mit 2 statt mit 4 Plättchen. Statt die nächste Aufgabe vorzunehmen, perseveriert er das Nachlegen der Figur 3, dann legt er nochmals das Kreuz der Figur 4, geht dann aber nicht zu neuen Aufgaben über.

Noch stärker ist erwartungsgemäß sein Versagen bei den vorwiegend unanschaulichen Aufgaben. Bei dem Auftrag Wesensmerkmale zuzuordnen sagt er nur zum Stichwort 1 = Mensch: „Kopf und Zähne" statt: Kopf und Körper. Dann liest er nur noch beziehungslos einige Worte vor.

Die Aufgabe „Begriffsgegensätze erkennen" wird von ihm nicht mehr aufgefaßt. Bei den Zahlenreihen setzt er nur die Reihe 1 fort und wendet sich dann ab. Die Aufgabe, Wörter zu ordnen, wird ebenfalls nicht mehr aufgefaßt.

Bei den anschaulichen Tests, wie Würfel zählen, sind die Leistungen wie auch hier beim Plättchen zusammenfügen besser, jedoch auch völlig unzureichend. So zählt er von vornherein nur die sichtbaren Würfel. Er löst nur die ersten leichten Labyrinth-Aufgaben. Sodann wendet er sich ab.

Tabelle zum Test „Figuren nachlegen"

nicht aufgefaßt Fall	aufgefaßt, dann nachgelassen (vergessen?) Fall	nicht durchgeführt Fall	durchgehend mäßig Fall	normal Fall
25	27	9	2	1
29		40	3	4
31			7	5
35			11	6
37			12	8
38			14	10
39			16	13
41			17	15
42			18	20
43			19	21
44			22	
45			23	
			24	
			26	
			28	
			30	
			32	
			33	
			34	
			36	
12 F.	1 F.	2 F.	20 F.	10 F. =45Fälle

Die Andersartigkeit dieser anschaulichen Aufgabe zeigt sich schon, ähnlich wie beim Labyrinth-Test, indem hier die Fälle mit einem Abweichen bis zum Vergessen der Aufgabe fehlen. Nur 1 Fall läßt wesentlich nach. Nur 12 Fälle faßten die Aufgabe nicht auf, die ausnahmslos zu den schweren bis sehr schweren Syndromen gehören. 20 Fälle zeigten eine mäßige Lösung, blieben aber bis zum Schluß bei der Aufgabe, und 10 Fälle, die mit 2 Ausnahmen zur Gruppe der leichten bis mittelschweren Syndrome gehörten, zeigten sogar normale Leistungen. 2 Fälle führten den Test nicht durch.

Beispiel *Dreieck, Kreuz, Kreis zeichnen* (Test Nr. 11)

Das Nachzeichnen von den Figuren: Dreieck, Kreuz und Kreis in laufender Folge um den Rand eines Blattes setzt nach Binet-Simon-Kramer sachliche Einstellung, Konzentrationsfähigkeit, Ausdauer, Persönlichkeitsreife (bei Kindern und Jugendlichen), Arbeitsbereitschaft, Figurengedächtnis und Handgeschicklichkeit voraus. Wie sich schon bei den anderen Tests, die weniger sprachliche Leistung erforderten, beobachten ließ, setzt der Abbau der Handlungsfähigkeiten erst bei schweren Graden des amnestischen Psychosyndroms ein. Beim Zeichnen von Dreieck, Kreuz und Kreis kommt hinzu, daß es sich hier noch weniger um eine Neuleistung handelt als bei den letzten Aufgaben.

Fall 17 — mittelschweres amnestisches Psychosyndrom

57jähriger ehemaliger Magazinverwalter, der an einer Gefäßerkrankung leidet und bei dem nach einem apoplektischen Insult vor 6 Jahren ein amnestisches Psychosyndrom auftrat, das sich inzwischen etwas gebessert hat. Er befindet sich deshalb z. Z. in einer Anstalt.

Er ist örtlich und situativ im wesentlichen orientiert, dagegen zeitlich deutlich desorientiert.

Er blättert manchmal in Zeitungen, spielt gelegentlich Karten und arbeitet ausdauernd bei der Stanniolverlese und sammelt auch willig Laub ein, wenn man ihn dazu auffordert. Namen von seiner Abteilung kennt er nicht.

Er kann bis zu 5 Einzelziffern richtig nachsprechen, gelegentlich auch 6, ferner Sätze mit 16 Silben, während er bei Sätzen mit 26 Silben einzelne (unwesentliche) Wörter ausläßt.

Die Wiederholung der Geschichten von Hanneli und Max ist sehr unvollständig:

„Hanneli stand auf der Straße und schrie. Hatte sich verletzt. Dann weiß ich schon nimmer weiter."

Max-Geschichte: „Da verzichte ich, ich weiß überhaupt nicht mehr den Anfang."

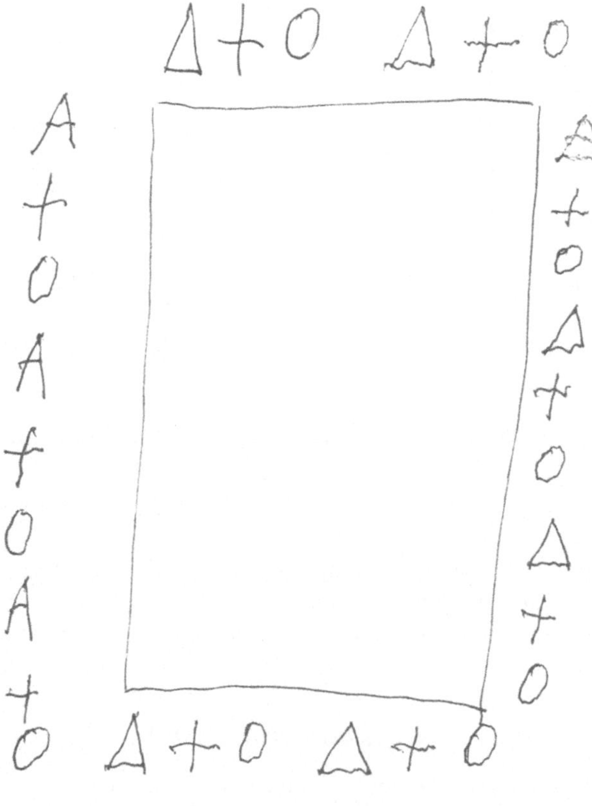

Abb. 12

Fortlaufend Dreieck, Kreuz, Kreis zeichnen:

Auf ein Blatt Papier wird ein Rechteck gezeichnet, so daß es nun mit einem Rand versehen ist. Um dies Rechteck soll der Patient fortlaufend Dreieck, Kreuz, Kreis, Dreieck, Kreuz, Kreis . . . nachzeichnen.

Der Patient setzt etwas zittrig, aber stets in gleicher Reihenfolge bis zum Schluß die Figuren fort, dabei wird aus dem Dreieck ein großes A (s. Abb. 12), an dem er bei drei Folgen festhält.

Bei diesen Tests und auch bei anderen leichten Handlungsaufträgen setzt der Patient die Aufgaben fort, ohne sie aus den Augen zu verlieren oder zu vergessen. So verhält er sich auch bei den oben erwähnten Stationsarbeiten.

Beim „Figuren nachlegen" kommt es zu typisch ungenauem Arbeiten. So werden einzelne Figuren ausgelassen, andere doppelt gelegt. Er bleibt aber bis Figur 12 bei der Aufgabe.

Bei dem Zuordnen der Wesensmerkmale bleibt er auch bis zum Schluß bei der Aufgabe. Nachlassende Initiative zeigt sich bei ihm erst in ermüdetem Zustand, indem er hier z. B. die Aufgabe, Analogien zu bilden, richtig auffaßt, aber nach wenigen Lösungen aufgibt. Bei den Labyrinthen gibt er ebenfalls ab Tafel 7 auf.

Fall 28 — schweres amnestisches Psychosyndrom

64jährige ehemalige Hausfrau, deren Syndrom vor mehreren Jahren allmählich einsetzte, und die sich deshalb jetzt in einer Anstalt befindet.

Örtlich, situativ und zeitlich ist sie desorientiert. Kann nur noch mit einfachen Näharbeiten beschäftigt werden. Zeigt sonst keine besonderen Interessen. Sie kennt keine Namen auf der Abteilung. Erkennt auch z. B. Ref. drei Tage nach der ersten Untersuchung nicht wieder.

Sie kann nur bis 4 Einzelziffern richtig nachsprechen und bringt schon Ungenauigkeiten bei Sätzen mit nur 16 Silben.

Bei den Geschichten von Hanneli und Max versagt sie weitgehend, d. h. die erstere wird noch annähernd sinngemäß wiederholt: „Hanneli rannte und fiel. Hatte eine Beule. Ist zur Mutti und erzählte das. Da hat sie etwas drauf gemacht und da hat es sich gebessert."

Max-Geschichte: „Er war mit Kameraden im Wald. Da ist er umgefallen. Hatte eine Beule am Knie. Da ist er nach Haus. Hat es der Mutter gezeigt. Sie hat dann etwas draufgetan. In der Zeit, wo er heimgekommen ist, da war das Ding fort."

Zeichnen von Dreieck, Kreuz und Kreis:

Bei der Patientin setzt sich die Perseverationstendenz durch, indem sie nach einigen Fortsetzungen nur noch Dreiecke zeichnet und damit also von der Aufgabe abweicht (s. Abb. 13).

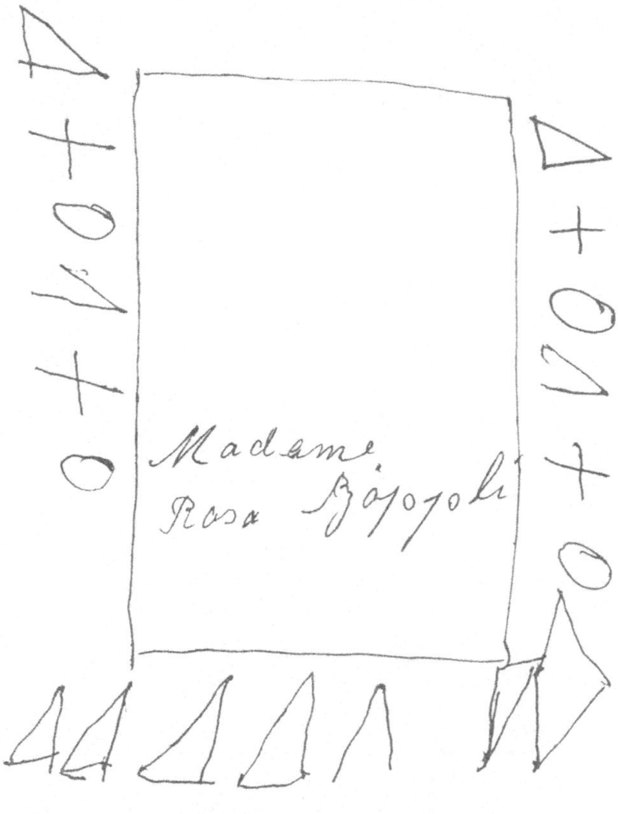

Abb. 13

Bei dem Abweichen der Patientin von der Aufgabe wird man an die oben beschriebenen Merk-Wirkleistungen anderer Patienten bei den vorwiegend abstrakten Aufgaben erinnert. Daß jedoch der Leistungsabbau bei dieser Patientin viel früher einsetzt, zeigt die Tatsache, daß sie die abstrakten Aufgaben, wie „Wesensmerkmale zuordnen", „Begriffsgegensätze erkennen", „Analogien bilden" u. a., erst gar nicht auffaßt. Zahlenreihen liest sie nur vor, Würfelblöcke zählt sie nur oberflächlich ohne näheren Bezug zur Aufgabe. Am ehesten gelingt ihr noch — wenn auch mit typischen Auslassungen und Wiederholungen — das „Figuren nachlegen".

Fall 32 — schweres amnestisches Psychosyndrom

65jähriger ehemaliger Geschäftsreisender mit einer Cerebralsklerose.

Er blättert in der Zeitung und liest hier nur noch Todesanzeigen entsprechend seiner leicht depressiven Verstimmung. Im übrigen interessiert er sich nur noch für seinen unmittelbaren Besitz und seine Nahrung. Zählt das Geld, daß ihm seine Angehörigen gegeben haben und seine Utensilien. Fragt wiederholt nach seinem Portemonnaie. Einmal steckte er ein ganzes Kilogramm Zucker in seine Tasche.

Örtlich und situativ ist er im wesentlichen orientiert, zeitlich dagegen gänzlich desorientiert.

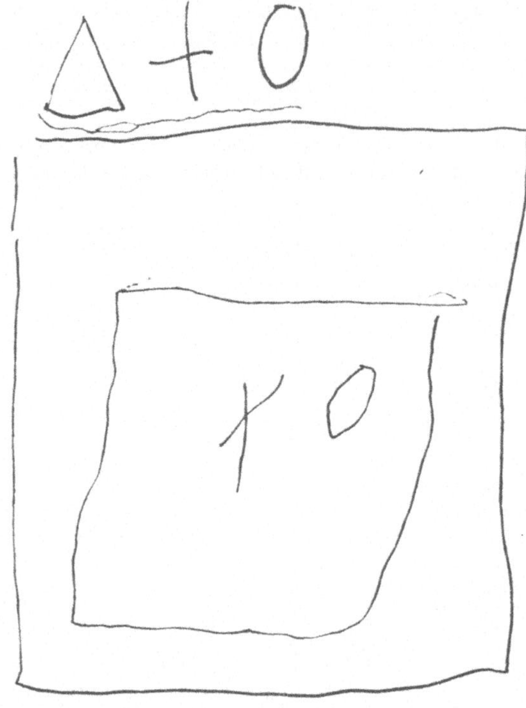

Abb. 14

Tabelle zum Test „Dreieck, Kreuz, Kreis zeichnen“

nicht aufgefaßt	aufgefaßt, dann nachgelassen	nicht durchgeführt	durchgehend mäßig	normal
Fall	Fall	Fall	Fall	Fall
28	13	9	10	1
29	36	27	18	2
31		42	22	3
32			23	4
33			24	5
35			30	6
39			34	7
40			37	8
43			38	11
44			41	12
45				14
				15
				16
				17
				19
				20
				21
				25
				26
11 F.	2 F.	3 F.	10 F.	19 F. =45 Fälle

Er kann bis zu 5 Einzelziffern nachsprechen und Sätze bis 16 Silben.

Die Wiedergabe der Hanneli-Geschichte gelingt annähernd, während die Geschichte von Max nur noch grob sinngemäß wiedererzählt wird.

Hanneli-Geschichte: „Ein kleines Kind springt und hat sich verletzt und da geht es zur Mutter. Von der Mutter weiß ich nimmer.“

Max-Geschichte: „Ein Knabe ging in den Wald und hat sich verirrt. Da haben die Eltern den Knaben wiedergefunden.“

Dreieck, Kreuz, Kreis zeichnen:

Der Patient faßt die Aufgabe nicht mehr ausreichend auf und zeichnet nur an falscher Stelle ein Kreuz und einen Kreis (s. Abb. 14).

Dementsprechend versagt er erst recht bei allen abstrakten Denkaufgaben, wie „Wesensmerkmale zuordnen“ usw. Aber auch bei den anderen anschaulichen Aufgaben kommt es nur zu unzureichenden Leistungen, indem er bei den Würfelblöcken nur einzelne sichtbare Würfel zählt. Auch legt er nur einzelne Figuren annähernd richtig nach.

Die Leichtigkeit dieser Aufgabe ist ersichtlich, indem 19 Fälle, zu denen allerdings keiner aus der Gruppe der schweren bis sehr schweren Syndrome gehört, diese Aufgabe normal lösten, 10 Fälle zeigten mäßige Leistungen, 11 Fälle faßten diesen Test nicht mehr auf und 3 führten ihn nicht durch. Nur 2 Fälle zeigten das sonst so charakteristische Nachlassen bzw. Abweichen von der Aufgabe.

g) Merk-Wirk-Kreise

Die bisher angeführten Fälle sollten veranschaulichen, daß es fruchtbar ist, die Merkleistungen bei den verschiedensten Formen des Handelns und Wirkens zu untersuchen. Widmete die experimentelle Psychologie, wie oben ausgeführt, ihr Interesse vorwiegend den Zusammenhängen zwischen Merken und dem impressionalen Bewußtsein, so interessierten uns hier mehr die Zusammenhänge zu expressionalen Leistungen. Nicht das Merken als gleichsam verlängerter Arm der Wahrnehmung, sondern das „Gedächtnis, das auf die Tat gerichtet ist" (BERGSON), wird damit in den Vordergrund der Untersuchung gerückt. Wählten wir dabei den etwas verschwommenen Begriff des Wirkens, so sollen damit nicht nur die „Handlungen" im engeren Sinne des Begriffs bezeichnet werden, sondern auch vorwiegend abstrakte Denkleistungen.

Wie schon die bisher angeführten Fälle zeigten, ergibt sich die Notwendigkeit, verschiedene Merk-Wirkkreise mit jeweils verschiedenen Leistungen abzugrenzen. So entspricht dem triebhaften Wirken, das sich bei schweren amnestischen Psychosyndromen weitgehend nur noch um die unmittelbare Selbsterhaltung bewegt, ein auf gegenwärtige Wahrnehmungen gerichtetes Merken. Verlust der Zahnprothese, der Brille, des Portemonnaies usw. kann z. B. noch über Stunden gemerkt werden, während dagegen innerhalb des Merk-Wirkkreises abstrakter Denkleistungen in der Zeit von wenigen Minuten Aufgabestellungen vergessen werden oder — bei noch schwererem Syndrom — gar nicht erst aufgefaßt werden. Es spielt also eine wesentliche Rolle, aus welcher Persönlichkeitsschicht die Merk-Wirkleistungen hervorgehen. Während triebhafte Handlungen stets auf den Augenblick gerichtet sind und ihnen mehr oder weniger kurzschlüssig nachgegangen wird, ermöglicht das spezifisch menschliche, abstrakte Denken die Lösung von Aufgaben in räumlicher und zeitlicher Distanz. Hier verbindet sich das Merken mit der Denkinitiative. Es dient in diesem abstrakten Bereich nicht dem Wiedererkennen bzw. Bereithalten anschaulicher Inhalte (visueller, akustischer u. a. Eindrücke), sondern es dient der Lösung neuer Aufgaben, die gewöhnlich nicht auf unmittelbare Bedürfnisbefriedigung zielen. Die amnestischen Psychosyndrome zeigen dabei die bekannte biologische Gesetzmäßigkeit des Abbaues von den differenzierten zu den undifferenzierten Leistungen. Der spezifisch menschliche Merk-Wirkkreis, der mittels der Sprache und des Denkens räumliche und zeitliche Distanzen umfaßt, verengt sich beim amnestischen Psychosyndrom je nach Schwere der Erkrankung mehr und mehr zu einem engen, auf unmittelbare Anschauung eingestellten Kreis. Es drängen sich hier Vergleiche zu den Leistungen höher organisierter Tiere auf, die schon vielfach experimentell untersucht wurden.

Unter diesem Leitgedanken verschiedener Merk-Wirkkreise wollen wir von unten nach oben — vom weniger differenzierten zum differenzierteren — den Aufbau dieser Leistungen vom höher organisierten Tier zum Menschen und ihren Abbau beim Menschen im amnestischen Psychosyndrom untersuchen. Beachtet man dabei die Untersuchungen über Gedächtnisleistungen bei Tieren, so zeichnen sich hier besonders deutlich biologisch fundierte Merk-Wirkleistungen ab.

SCHNEIRLA stellte bei Versuchen an amerikanischen Ameisen fest, daß sich die Tiere mit außerordentlicher Leichtigkeit auf Änderungen einer vorher erlebten Situation einzustellen vermögen. Er hob die sensorische Plastizität und motorische Anpassungsfähigkeit des Lernvermögens der Ameisen hervor. In Labyrinthen fanden sich die Ameisen erstaunlich schnell zurecht, wobei die verschiedensten Sinnesgebiete an diesen Leistungen beteiligt waren. SCHNEIRLA betont hierzu, daß ja auch im freien Leben der Ameisen die Umwelt sich unausgesetzt durch

Beleuchtungswechsel, Änderung der Geruchsspuren oder des Terrains umgestaltet und variable Anforderungen an die Sinnesreceptoren zu ihrer Bezwingung stellt. Bedenkt man, wie lebenswichtig eine genaue Orts-Orientierung für eine einzelne Ameise ist, so überraschen die besonderen Merk-Wirkleistungen der Ameisen auf diesem Sektor nicht.

Die zahlreich durchgeführten Lernversuche mit Ratten durch Borovski, Bunch und Lund, Dorcus, Roy, M. und Wendell, L. Gray, Lashley, Bumatay u. a. berücksichtigen häufig nicht die biologische Determiniertheit der Leistungen dieser Tiere, zumal sie meist unter assoziationspsychologischen Aspekten durchgeführt wurden. Gewöhnlich machte man Irrgartenversuche. Zahllose verschiedene Bedingungen wurden gewählt, z. B. eingefügte Hindernisse im Labyrinth mit verschiedenen Formen oder auch Farben. Jedoch steht der Irrgarten dem Lebensraum der Ratte nahe, und die Tiere behielten nicht selten für 2—3 Tage neue Eindrücke, besonders wenn sie ihnen nützlich oder schädlich waren. Entscheidend für diese Leistungen war stets, daß sie weitgehend durch biologisch bedeutsame Eindrücke ermöglicht wurden.

Wenn Bienen sich nach den Untersuchungen von Beling, Körner u. a. neben einem guten Ortsgedächtnis durch ein besonderes Zeitgedächtnis auszeichnen und in diesem Rahmen sogar erstaunliche Zeitdressuren möglich waren, so kann man daraus entnehmen, daß die Tagesstunde vermutlich nicht bedeutungslos ist, bei der die Biene den Nektar bei den verschiedenen Blumen sucht. Jedenfalls betont Beling, daß eine sammelnde Bienenschar, die einmal oder mehrmals zu einer bestimmten Tageszeit irgendwo Futter fand, die gleiche Örtlichkeit in regelmäßigen Abständen von 24 Std. wieder aufsuche.

Grzimek berichtet über in 5654 Einzelversuchen durchgeführte Merkfähigkeitsexperimente mit 7 Pferden. Es wurde dabei Futter in verschiedenen Kästen versteckt. Er kam zu dem Schluß, daß die Fähigkeit, Orte mit „Futtertönung“ zu merken bei Pferden — und vermutlich bei Weidetieren überhaupt (wie ähnliche Versuche mit Elefanten und Ziegen zeigen sollen) — gering ist im Gegensatz etwa zu Hunden, Bären, Rabenvögeln, die die Pferde in dieser Hinsicht weit übertreffen. Es bedarf keines besonderen Hinweises, daß Weidetiere, die ihre Nahrung weder jagen noch verstecken, nur in wesentlich geringerem Maße auf ein Gedächtnis für bestimmte Orte mit „Futtertönung“ angewiesen sind als z. B. Raubtiere.

Essen setzte sich mit dem tierischen „Raumgedächtnis“ auseinander. Danach hat die aktuelle räumliche Struktur für das Tier durch den Signalcharakter der Dinge eine solche Bedeutung, daß sie das zukünftigeVerhalten des Tieres mitoder ganz bestimmt. — Wenn die Gedächtnisleistungen von Vögeln als schlecht bezeichnet würden, so solle man nach Essen nicht vergessen, daß die Vögel Augentiere seien. Das affektive Gedächtnis der Vögel sei ihrer Umwelt vollkommen zweckmäßig angepaßt, indem sie sich an fortwährende Situationsveränderungen anpassen müssen.

Dieser kurze Einblick in die Tierpsychologie zeigt die hier noch besonders eindrucksvolle Verflechtung der Merk-Wirkleistungen. Den hier schon z. B. bei Ameisen verblüffenden Leistungen stehen die nur relativ dürftigen Leistungen bei lebensfernen Dressurakten auch bei wesentlich höher entwickelten Tieren gegenüber. Stellt man die Faktoren zusammen, die bei den oben angeführten tierpsychologischen Beispielen entscheidend waren, so sind es biologische Zweckmäßigkeiten, die erstrebt werden. Die hiermit in unmittelbarer Beziehung stehenden Merk-Wirkzusammenhänge stellen „Gestaltkreise“ (v. WEIZSÄCKER) dar mit triebhaft erstrebten Wahrnehmungen, Einprägungen und einprägenden triebhaften Strebungen.

MCDOUGALL zeigte in seiner „hormischen“ Tierpsychologie, daß die verschiedenen Fähigkeiten der Tiere weitgehend unmittelbar verschiedenen „Triebkräften“ zugeordnet sind, und daß neue Leistungen in dem engen Rahmen möglich sind, der den instinktiven Abläufen eigen ist. Unterbricht man den Wabenbau einer Einsiedlerwespe, so fängt sie immer wieder dort an, wo man sie unterbrochen hat, wie MCDOUGALL zeigte. Nur im Rahmen einer instinktiv geleiteten und sehr beschränkten Anpassung kommt es bei der Wespe zu Neuleistungen. Bei dieser, wie bei anderen tierischen Anpassungsweisen, sind Merken und Wirken nicht voneinander zu trennen. MCDOUGALL sagt im einzelnen hierzu: „Ein sogar noch treffenderes Beispiel für die tiefeinschneidende und wesentliche Rolle des Gedächtnisses in der Instinkttätigkeit darf man darin erblicken, daß die Wespe immer und immer wieder zu der im Bau befindlichen Zelle zurückkehrt. Solche Rückkehr eines Tieres zu einem typischen Platz, an dem es interessiert ist, läßt sich an Beispielen von Tieren der verschiedenen Gattungen erläutern, und zwar angefangen von der gemeinen Schnecke bis zum Menschen. Man könnte es umfassend „Heimen“ (homing) nennen. Es tritt am ausgeprägtesten bei den Bienen, Wespen und Vögeln zutage ... Eine überwältigende Menge von experimentellen Beobachtungen zeigt, daß ein solches „Heimen“ unter visueller Führung und nur dank der erworbenen Vertrautheit mit der Umgebung des Loches durchgeführt wird: bevor die Wespe ihr Loch macht, eignet sie sich durch vieles Umherfliegen in einem beschränkten Umkreis eine genaue Kenntnis vom äußeren Bild dieser Gegend an. Das so erworbene Vertrautsein oder Wissen ist absolut wesentlich für den Erfolg der instinktiven Tätigkeit. Wir haben in solchen Fällen den klaren Beweis, daß die Gedächtnisfunktion eine maßgebende Rolle in vielen instinktiven Verhaltensweisen spielt.“

Die *Merk-Wirkleistungen der Tiere* sind also jeweils in die beiden Pole: triebhaftes Interesse einerseits und Wahrnehmungen andererseits eingespannt. Beim Menschen wird dieser enge Kreis gesprengt durch die Fähigkeit, außerhalb einer „physiognomischen“ Welt Symbole und Zeichen für etwas zu erfassen und zu bewahren. Mittels der Sprache öffnet sich dieser Kreis über den sichtbaren Horizont hinaus. Sie schafft räumliche Distanz, indem Ereignisse in anderen Erdteilen, ja bis in den Makrokosmos hinein merkbar und wenigstens beschreibend auch bewirkbar werden. Die Sprache schafft zeitliche Distanz, indem außerhalb eines eng umgrenzten Erfassens eines Jetzt und Hier Vergangenheit und Zukunft über eine weite Distanz bewirkt werden (Forschung der Archäologen usw., Planungen). Fängt das Tier mit jedem Individuum von vorn an, so steht der Mensch mittels der Sprache auf den Schultern zahlreicher Generationen. Wird er einerseits durch diese Vergangenheit getragen, so zielt gleichzeitig sein Wirken auf mehr oder weniger weit gesteckte Zukunftsziele. Mit Begriffen ergreift der Mensch die Welt, sagt LERSCH. Der anschauliche Niederschlag der Begriffe sind die Worte. Je seltener sie benutzt werden, d. h. je geringer der Umfang des Begriffes ist, den sie benennen (z. B. Namen einer Person oder etwa einer besonderen Pflanze), um so höhere Leistung bedeutet es, wenn sie verfügbar werden.

Da es der Mensch gewöhnlich in erster Linie mit anderen Menschen zu tun hat und da ein Abbau im allgemeinen die differenziertesten Leistungen zuerst zu ergreifen pflegt, überrascht es nicht, daß bei einer diffusen Hirnschädigung zunächst einmal die Verfügbarkeit über einzelne Personennamen nachläßt. Dasselbe wäre es etwa bei Pflanzennamen, hätte er es vornehmlich mit Pflanzen zu tun. Wichtig ist nun, daß diese Leistung des Ergreifens und damit des Verfügens über „einzelne" Dinge oder Personen oder abstrakte Begriffe eine vielschichtige Leistung darstellt, hinter der sowohl die Persönlichkeit mit ihren Interessen im allgemeinen, wie die Hirnleistungsfähigkeit im besonderen stehen. Ein optimales Zusammenwirken dieser mehrschichtig bedingten Leistungsvollzüge kennzeichnet jene Persönlichkeiten, deren Merk-Wirkleistungen sich darin offenbaren, daß sie über eine überdurchschnittliche Fülle einzelner Dinge oder Personen verfügen. So ist es z. B. bezeichnend, daß bei einem Mann wie NAPOLEON ein ungewöhnlich dynamisches Interesse an Personen, die er unter seinen Einfluß bringen wollte, Hand in Hand ging mit seinem berühmten „Gedächtnis" für einzelne Personen und auch für deren Namen. Oder etwa bei dem Archäologen SCHLIEMANN ging eine überdurchschnittliche Aktivität mit besonderen entsprechenden „Gedächtnisleistungen" Hand in Hand. Aber — wie gesagt — diese Funktionen sind mehrschichtig. Die verschiedenen Schichten tragen sich gegenseitig, aber sie sind nicht unlösbar ineinander verstrickt. Eine geringe Verfügbarkeit über Personennamen muß nicht immer besagen, daß auch ein geringes Interesse für Personen besteht, — wenn es sich auch oft darin ausdrückt. Wie schon angedeutet, kann man sich dagegen umgekehrt festlegen und sagen, daß sich niemand durch überdurchschnittliche sogenannte Gedächtnisleistungen etwa für Zahlen und andere Benennungen hervortun wird, ohne ein überdurchschnittliches Interesse hierfür zu zeigen.

Zum *Personennamen*-Gedächtnis beim amnestischen Psychosyndrom ist noch ein besonderer Gesichtspunkt zu berücksichtigen, der ganz besonders die Mehrschichtigkeit dieser Leistungen erkennen läßt. Es kennzeichnet das *menschliche* Gehirn, daß es in besonderem Maße auf die Bewältigung *neuer* Aufgaben angelegt ist. Bei einer diffusen Hirnschädigung werden vornehmlich neue Eindrücke in erster Linie weniger aufgenommen, ganz besonders sofern sie außerhalb des anschaulichen Merk-Wirkkreises stehen.

Handelt es sich bei den beginnenden Hirnleistungsstörungen um Symptome, die noch neben der Persönlichkeit stehen können? Die Störung ergreift zunehmend weitere Persönlichkeitsschichten, wenn wir uns wieder zur besseren Verständlichkeit dieser Metaphern bedienen dürfen. Das Sosein des Kranken wird in immer stärkerem Maße bestimmt von der Art des Hirnleistungsabbaues. Sein Interesse für neue Personen läßt in der Tat nach und die reduzierten Hirnleistungsfähigkeiten — z. B. der zur Verfügungstellung einzelner Benennungen — dienen mehr und mehr den zunehmend egozentrischen Wirktendenzen, sofern sie neue Eindrücke betreffen. Fragt man diese Kranken nach den Namen ihrer Mitpatienten, des Pflegepersonals und der Ärzte und nach dem Namen der Anstalt, in der sie sich befinden, so können sie solche Namen kaum nennen. Wie auch aus den oben beschriebenen Fällen zu ersehen war, trifft dies besonders auf Namen von Mitpatienten zu. Pflegepersonal und Ärzte sind für den Patienten schon persönlich bedeutsamer. Wenn der Name der Anstalt besonders häufig genannt werden konnte, so muß man sich das gewiß damit erklären, daß es unmittelbar existenziell wesentlich ist, zu wissen, wo man sich befindet. Daneben dürfte es aber auch von Bedeutung sein, daß der Name der Anstalt sich nicht ändert — während Pflegepersonal und besonders Mitpatienten öfters wechseln — und relativ häufig genannt wird. Erfolgt eine Verlegung in eine andere Anstalt, so wird gewöhnlich noch einige Zeit an dem Namen der letzten Anstalt festgehalten.

Normalpsychologische Beiträge zum Personengedächtnis finden sich bei KATZ. Er geht davon aus, daß wir im allgemeinen wissen, welches Detail aus unserem Sachregister an Erkenntnissen, Erfahrungen, Einsichten, Anekdoten oder Witzen wir mitgeteilt haben. — KATZ spricht von einem soziopsychologischen Faktor des Gedächtnisses. Bei einer Gruppe von Vpn., die er nach Personen befragte, an die sie sich erinnern konnten, betrug die geringste Zahl bei einer 31jährigen Frau 220 Personen, während ein 38jähriger Zahnarzt 4000 Personen aufzählen konnte. Personen aus der Kindheit konnten mit Namen am schnellsten gefunden werden. Wenn ältere Menschen oft dieselbe Geschichte denselben Leuten wieder erzählen, so bringt KATZ dies mit einer Schwächung des soziopsychologischen Faktors in Zusammenhang. Ältere Menschen seien nicht mehr wie jüngere an ihren Mitmenschen interessiert. KATZ nennt den soziopsychologischen Faktor eine organisatorische Kraft des Gedächtnisses und führt gegen die Lebensfremdheit alter assoziationspsychologischer Gedächtnistheorien (1952) an, daß bei seinen Vpn. wiederholt 4000 Personen aufgezählt werden konnten und daß 2000 Personen keine Seltenheit waren. Dagegen könne er sich kaum denken, daß man 4000 sinnlose Silben dauerhaft assoziieren könne. Wenn KATZ auch nicht erwähnt, wie weit auch die Namen der erinnerten Personen verfügbar waren, so sei an die Mehrschichtigkeit der Leistungen des Personen- und Namensgedächtnisses erinnert. Nach LORENZ kennt jeder Vogel in einer Schar von Hunderten von Vögeln jeden anderen Vogel. Das Namensgedächtnis schafft aber erst letzte spezifisch menschliche Verfügbarkeit über einzelne Personen auf Distanz. Man denke etwa an das Zitieren der Namen von Autoren wissenschaftlicher Arbeiten. Diese letzten spezifisch menschlichen Verfügbarkeiten sind zweifellos an die Funktionen der Großhirnrinde gebunden. Setzt hier der Abbau zunächst im Alter oder bei anderen diffusen Hirnschädigungen ein, so berührt die Verminderung des Namensgedächtnisses, wie schon angedeutet, noch nicht den „soziopsychologischen" Faktor des Gedächtnisses, der auch dem Tier mehr oder weniger eigen ist, sondern nur die vorwiegend rationale Leistung spezifisch menschlicher Merk-Wirkleistungen auf Distanz. So wird sich dieses leichte Syndrom z. B. bei einem Autor wissenschaftlicher Arbeiten störend bemerkbar machen. Ähnlich wird es einem Pharmazeuten gehen, der im Einprägen der Namen neuer pharmazeutischer Präparate behindert ist.

Es taucht also — wie erwähnt — die Frage auf, ob man bei diesen ichfernen Minderleistungen schon stets von einer realen Verkleinerung des Merk-Wirkkreises sprechen kann. Dies ist jedoch zunächst noch nicht der Fall, denn ein unermüdlicher Autor kann z. B. bei leichteren Graden noch das Nachlassen seines Namensgedächtnisses durch Hilfsmaßnahmen (Notizen u. a.) kompensieren. Ein weniger aktiver Mensch wird aber schon am Beginn der Minderleistungen sich der so von der Natur gesetzten Verringerung seines Merk-Wirkkreises beugen. Bei fortschreitendem Syndrom sieht man regelmäßig, daß die Gesamtpersönlichkeit von dem Syndrom beherrscht wird. Gleichzeitig wird auch mehr und mehr das Interesse für neue Personen geringer, sofern sie nicht unmittelbare egoistische Interessen berühren. Dabei fragt man sich immer wieder, in welchem *ursächlichen Verhältnis* hier der *Abbau* der *Merkleistungen* zu den *Wirkleistungen* steht. Wir müssen hierzu etwas weiter ausholen:

Früher sprachen Philosophen und Psychologen — die ja bis zum Beginn des 19. Jahrhunderts weitgehend identisch miteinander waren — von der Seele. Die Psyche war eine Art substanzieller Begriff, der erst allmählich durch einen dynamischen Begriff: Seele als psychisches Geschehen, abgelöst wurde. Mit dem Gedächtnisbegriff ist es ähnlich. Erst jetzt wird er mehr und mehr ein dynamischer Begriff. Das Gedächtnis ist mit seinen engen Beziehungen zur organischen Materie ein Prozeß, ein fließendes Geschehen. Diesen Prozeß kann man zwar nach verschiedenen Gesichtspunkten beschreiben (Einprägen, Behalten, Reproduzieren), will man aber einen dieser Gesichtspunkte zur Einzelfunktion erheben, so entschwindet einem das Geschehen des Gedächtnisses unter den Händen und an seine Stelle tritt eine wirklichkeitsfremde Konstruktion. Also ist auch das Einprägen bzw. Merken nicht isolierbar.

Es sei daran erinnert, daß man vor den Arbeiten von BÜRGER-PRINZ die Abnahme der Wirktendenzen, der Aktivität des Betroffenen gewöhnlich vielfach als Folge der Merkstörung ansah. Etwa in dem Sinne: Weil er sich nichts merken konnte, hatte er kein Interesse mehr. Dahinter stand immer wieder der metaphorische Vergleich des Films, der belichtet wird, statt des Magneten mit eigenen Kräften. Anscheinend nahm man an — und meint es in vereinzelten Fällen heute noch —, daß der Mensch wirkt, um zu merken. Wie die photographische Platte, die belichtet wird, um etwas festzuhalten, oder die von STÖRRING kürzlich erwähnte Wachsplatte, in die etwas hineingeritzt wird, damit es dort fixiert ist. Kann man nun den Satz umdrehen und sagen: Der Mensch oder ein Lebewesen merkt, um zu wirken? Zweifellos kommt man doch damit dem Sachverhalt schon näher, aber alle Kausalbeziehungen zwischen organischem Geschehen, das ja auch den Gedächtnisleistungen zugrunde liegt, und psychischen Gehalten entziehen sich unserer Erkenntnis.

Es gab ein entfernt ähnliches Problem in der Ausdruckspsychologie. Man neigte z. B. dazu, folgende kausale Beziehung zu sehen: der Mensch weint, weil er traurig ist. Man drehte diesen Satz bekanntlich um und sagte: der Mensch ist traurig, weil er weint. Befriedigender wurde erst die Formulierung, die auf eine kausale Beziehung verzichtete: Der Mensch ist traurig, *indem* er weint. Analog sehen wir es auch bei den Merk-Wirkleistungen. Die Erfahrung zeigt es: Indem neue Eindrücke gemerkt werden, werden sie mehr oder weniger erstrebt. Je mehr beim amnestischen Psychosyndrom die Merkleistungen nachlassen, um so weniger werden sie — abgesehen von dem eventuellen Kompensationsversuch einer sehr leichten Funktionsminderung und abgesehen von aller Fremdanregung — intendiert.

Wenn die Kranken innerhalb weniger Minuten von Aufgaben abwichen, die Denkinitiative erforderten [„Wesensmerkmale zuordnen“, „Analogien bilden“ usw. (s. o.)], vergaßen sie oft auch die Aufgabestellung. Indem sie sich für den Ref. interessierten, behielten die gleichen Kranken über Stunden seinen Namen. Indem die Kranken noch am ehesten mechanischen Arbeiten nachgehen konnten —

wie z. B. mit Stanniolpapier arbeiten, stricken, Räume ausfegen, den Rasen säubern u. a. —, die keine denkende Neuleistung erfordern, behielten sie über Stunden solche Aufträge. Ein Seniler mit triebhaftem Interesse für Besitz vergaß innerhalb von Minuten jeden neuen Eindruck und Denkaufgaben faßte er gar nicht erst auf, behielt aber für eine Stunde, daß man ihm gesagt hatte, er könne die ihm ausgehändigte Brille behalten. Obwohl ein Alkoholiker innerhalb von Minuten neue Eindrücke [Denkaufgaben, Namen, Zahlen usw. (s. o.)] vergaß, erinnerte er sich noch nach einer Stunde, daß ihm ein Glas Bier in Aussicht gestellt worden war. (Weitere Beispiele siehe bei den oben geschilderten Fällen.) Indem ein Kranker zeitlich desorientiert ist, interessiert er sich nicht mehr für neue Ereignisse, z. B. politische u. a., sondern evtl. nur noch für die Essenszeit (vor dem Mittagessen usw.). Er wird allenfalls noch in Zeitungen blättern, sie aber nicht mehr lesen. Dies zeigte jedenfalls die Beobachtung der Kranken.

Kommen wir auf die oben angeführten Merk-Wirkleistungen bei Denkaufgaben zurück, so fragte man sich oft, ob man beim Nachlassen von einem Nicht-mehr-Können, bzw. Nicht-mehr-Wollen oder von einem Vergessen der Aufgabestellung sprechen sollte. Schließlich zeigte aber die Gesetzmäßigkeit dieses Verhaltens, daß man die Frage mit einem „sowohl als auch“ beantworten mußte.

Zusammenfassend können wir sagen, daß sich bei den amnestischen Psychosyndromen folgender Abbau der Merk-Wirkkreise vollzieht: Von dem spezifisch menschlichen, auf zeitliche und räumliche Distanz eingestellten Ergreifen und Bewirken zunächst Einengung auf einen quantitativ weniger umfassenden Kreis (leichtes Syndrom). Zunehmend geringere Intention neuer Eindrücke, insbesondere neuer Denkleistungen (s. o.). Damit auch Rückgang aus einem vorwiegend abstrakten Merk-Wirkgefüge — sofern es bestand — auf den anschaulichen Gestaltkreis. „Wahrnehmendes Handeln“ (wie Stricken, Säuberungsarbeiten usw.). Weiterer Rückgang auf besonders ich-nahe unmittelbare Merk-Wirkleistungen (Essen und Trinken, Besitz, Alkohol u. a.). In diesem Stadium steht der Mensch biologisch schon unter dem Tier und würde zugrunde gehen, würde man ihn nicht pflegen. Sein Merk-Wirkkreis ist durch die Sprache auf Mittelbarkeit und Planung eingestellt. Er wird lebensunfähig, wird er bei seiner Instinktarmut durch Abbau seines Gehirns auf einen dem Tier nahestehenden engen Merk-Wirkkreis innerhalb des Triebhaften und Anschaulich-Unmittelbaren beschränkt.

Beim instinktarmen und *weltoffenen* (Gehlen) Menschen sind die Merk-Wirkkreise durch das begrifflich-sprachliche Denken so weit, daß sie kaum noch überschaubar sind. Erst beim Abbau infolge einer diffusen Hirnschädigung mit amnestischem Psychosyndrom oder bei mangelndem Aufbau infolge Schwachsinns verengen sie sich wieder. Gleichzeitig büßt der Mensch seine Weltoffenheit ein.

IV. Auffassung und Synthese einzelner Figuren und sinnvoller Zusammenhänge — Gestaltfaktor

Seitdem Christian von Ehrenfels 1890 feststellte, daß es eine besondere Qualität der Wahrnehmungen gäbe, nämlich daß sie gestaltet seien, vergingen noch Jahrzehnte, ehe Termini der Gestaltpsychologie Eingang in die Psychopathologie fanden. Hier war es besonders CONRAD, der gestaltpsychologische Begriffe, die in Fortführung der Untersuchungen von EHRENFELS durch M. WERTHEIMER, W. KÖHLER, K. KOFFKA und W. METZGER entwickelt worden waren, auf psychopathologische Syndrome übertrug.

Der Gestaltbegriff wurde mannigfach mit Inhalt gefüllt und es ist empfehlenswert, sich daran zu erinnern, daß er von der Wahrnehmungspsychologie erarbeitet wurde. So folgen wir zunächst der u. a. von ROHRACHER gegebenen Definition: „Gestalten sind von der Umgebung abgehobene, transponierbare Wahrnehmungsinhalte, deren Einzelheiten als zusammengehörig aufgefaßt wurden.“ Wir möchten mit GRUHLE allerdings statt von Wahrnehmungsinhalten von Wahrnehmungs-Formen sprechen. Man mag im übertragenen Sinne darüberhinaus auch noch von Denkgestalten sprechen, indem der Sinn von Gedanken auch in andere Sprachen und Formulierungen übertragbar ist und sich von anderen Gedanken abhebt. Aber es bedeutet eine wenig fruchtbare Verallgemeinerung, wenn jeder Bewußtseinsinhalt gestaltpsychologisch beschrieben und analysiert wird. Dementsprechend ist zu beachten, daß Auffassung oder Synthese sinnvoller Zusammenhänge schon außerhalb der Gestaltleistungen stehen. Auffassung und Wiedergabe des Sinnes eines Bildes oder einer Geschichte setzen Gestaltleistungen voraus, bedeuten aber ein höheres logisches In-Beziehung-Setzen.

Bei der Untersuchung der Wahrnehmungsleistungen der Kranken mit diffuser Hirnschädigung, d. h. mit amnestischem Psychosyndrom nach gestaltpsychologischen Gesichtspunkten wählten wir folgende drei Ansatzpunkte:

1. Vorwiegend Leistungen der Auffassung.

Wahrnehmung einzelner Bilder und zusammenhängender Bilderserien und sprachliche Wiedergabe der Ergebnisse durch den Kranken.

2. Vorwiegend Leistungen des Handelns.

Wahrnehmende Gestaltung bzw. gestaltende Wahrnehmung, indem der Kranke zerschnittene Tierbilder richtig zusammenfügen mußte oder Vorlagen nachbildete (z. B. Plättchen nachlegen, s. o.), Figuren abzeichnete und Dreiecke zu einem Rechteck zusammenfügte. Ferner sprachliche Wiedergabe kleiner Geschichten.

3. Gestaltleistungen bei der Wahrnehmung der gegenwärtigen Gesamtsituation (s. Kap. „situative Orientierung“).

Zu 1. Vorwiegend Leistungen der Auffassung: Man fragt sich, ob denn vor der Einführung gestaltpsychologischer Begriffe die Störungen des Gestaltfaktors bei amnestischen Psychosyndromen übersehen worden waren, oder in welcher Form man sich mit ihnen auseinandergesetzt hatte. Das assoziationspsychologische Denken mit seiner leblosen Hypothese der vorwiegend raumzeitlich bedingten Verknüpfung von Vorstellungen behinderte zweifellos die Beobachtung. Und doch finden sich schon von der Jahrhundertwende an Autoren, die ohne Kontakt mit der Gestaltpsychologie teilweise die entsprechenden Phänomene sahen, sie lediglich mit anderen Begriffen belegten.

H. SCHNEIDER schrieb schon 1901 in einer Arbeit über „Auffassung und Merkfähigkeit bei Altersblödsinn“, daß seine Patienten „bei Handlungen auf Bildern nur Teile“ benannten. Es wurden ferner nur gewisse Eigenschaften eines abgebildeten Gegenstandes benannt, z. B. „kurzer Schwanz“ statt: Pferd u. a. Eine

Reihe wesentlicher Beobachtungen finden sich bei Hirnverletztenuntersuchungen durch POPPELREUTER (1917). Er kritisiert zunächst die Assoziationspsychologie, indem er sagt: „Wir kommen mit der üblichen Assoziationspsychologie, der Schematisierung der Auffassungsvorgänge als Zusammenarbeiten von direkter Empfindung und reproduzierter Vorstellung nicht aus.“ In einer Skizze will POPPELREUTER veranschaulichen, daß das Auffassen nicht nur Grade, sondern auch verschiedene Stufen hat. Die Staffelung der Auffassungsvorgänge beginnt damit nach POPPELREUTER an Retina und Subcortex. Sie geht über Empfindungen und Wahrnehmungen, Bemerken, Formauffassung, Dingauffassung in ständiger Wechselwirkung mit dem Motorium bis zur jeweiligen Gesamterfahrung. Demnach sei z. B. die Auffassung eines sinnvollen Bildes nicht abgeschlossen mit dem Durchlaufen der drei Stufen „Perception, Auffassung, sinnvolle Reproduktion“. Man könne nicht den komplizierten Auffassungsprozeß als eine bloße Hervorrufung der entsprechenden Vorstellung schematisieren. Die „Auffassung produziert aus den Empfindungen etwas Neues, eben die Geschehnisvorstellung“. Wenn man heute statt Geschehnisvorstellung (wie POPPELREUTER es getan) Gestalt- und Sinnerfassung sagt, so meint man im Rahmen optischer Bildauffassungen nichts grundsätzlich anderes als POPPELREUTER. Er spricht auch schon von totalisierender Gestaltauffassung, als er interpretiert, daß seine Hemianopiker nie einen Kreis halb sahen, wie man erwartet hatte, sondern ganz.

Bei der Mehrzahl der Autoren wurde jedoch nur von der „*Auffassung*“ schlechthin gesprochen. Bei dieser groben Definition wurde es außerdem unterschiedlich behandelt, ob man dem amnestischen Psychosyndrom eine normale oder gestörte Auffassungsfähigkeit zuschrieb. Gewöhnlich wurde auch die visuelle Auffassung vernachlässigt und mehr die Auffassung akustisch gegebener Aufträge beachtet. Dazu sagt z. B. MEGGENDORFER: „Die Korsakowkranken fassen schwer auf, dabei ist die Aufmerksamkeit ganz gut...“ Dagegen schreibt PFEIFER in einem im gleichen Jahr (1928) erschienenen Handbuchartikel: „. . . da das Verhalten der Korsakowkranken meist völlig geordnet, ihre Aufmerksamkeit gut erhalten, die Auffassung der an sie gerichteten Fragen offenbar nicht gestört ist, überrascht die Feststellung, daß sie in bezug auf die Merkfähigkeit und Orientierung völlig versagen . . .“

Weitere gestaltpsychologische Gedanken finden sich 1930 in dem bis heute u. E. für die Sicht amnestischer Psychosyndrome grundlegenden Beitrag von BÜRGER-PRINZ und KAILA. Sie stellten u. a. fest: „Wenn man viele Stäbchen als Gestalt vorlegt und ein Stäbchen wegnimmt, kann der Patient die Lage dieses Stäbchens meist nicht reproduzieren, dagegen bei wenigen Stäbchen.“ Farben konnten nicht mehr benannt werden, wenn die Fläche sehr verkleinert wurde. Das Nachzeichnen ganz einfacher Figuren gelang. Schwierigkeiten entstanden erst bei Komplexion und Differenziertheit.

Bei PFEIFER und MEGGENDORFER fanden sich schon Stellungnahmen zur Auffassungsfähigkeit unserer Kranken, wie oben erwähnt. Für WALTHER-BÜEL (1951) ist die Störung der Auffassung neben den Störungen des Merkens und Denkens obligat für das amnestische Psychosyndrom. „Mit dem isolierten Herausgreifen von Einzelheiten und Loslösen derselben vom Hintergrund ihres Sinnzusammenhanges, welches für den Organiker so charakteristisch ist, kommt es gerade zu den mit einfachsten Mitteln nachweisbaren Störungen der Auffassung.“

In den Mittelpunkt der Analysen stellt CONRAD gestaltpsychologische Interpretationen. Er sieht die „Störung der Auffassungs- und Gedächtnisleistungen als Störung der Figur-Hintergrundbildung im letzten und allgemeinsten Sinne, als Unfähigkeit, den einzelnen Erlebnisinhalt in seiner raumzeitlichen Beziehung zum Gesamtablauf zu haben".

Bei der Besprechung unserer Fälle wollen wir zunächst einen leichteren Fall untersuchen, sodann zu einem schwereren Fall übergehen und die Leistungen unter besonderer Berücksichtigung gestaltpsychologischer Gesichtspunkte untersuchen.

Fall 12 — mittelschweres amnestisches Psychosyndrom

76jähriger ehemaliger Kunstmaler und Lehrer. In den letzten Jahren zunehmender Persönlichkeitsabbau. Nachlassen der Interessen. Bedauert selbst, daß er keine Bilder mehr malen könne und sagt: „Da ist die Schöpferkraft gebrochen." Örtlich und situativ orientiert. Zeitlich auf einige Tage ungenau orientiert. Manchmal auch im Jahresdatum etwas unsicher. Redselig, eher euphorisch, betont, daß er sich nur für künstlerische Dinge interessiere. Kann in diesem Zusammenhang einen poetischen Satz mit 26 Silben richtig nachsprechen, während er nur 4—5 Einzelziffern nachsprechen kann. Zahlen hätten ihn nie interessiert, sagt er dazu.

Den Referenten erkennt er einen Tag später wieder und kann auch dessen Namen nennen. Er kann sich auch an die Mehrzahl der Tests erinnern.

Wir gehen nunmehr die Leistungen des Patienten durch und unterteilen die Leistungen in die oben geschilderten 3 Gruppen.

1. Gruppe: Leistungen bei der Wahrnehmung einzelner Bilder und zusammenhängender Bilderserien und sprachliche Wiedergabe der Ergebnisse durch den Kranken.

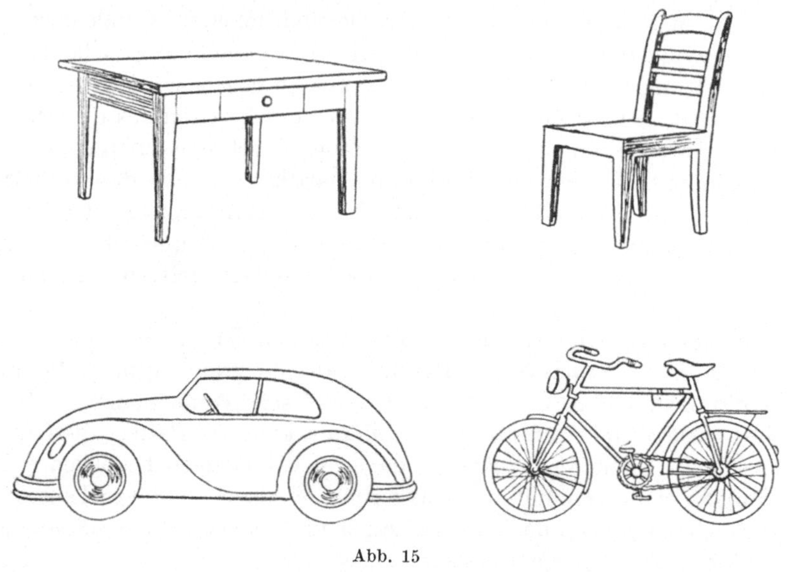

Abb. 15

a) *Gegenstände benennen* (Test Nr. 4) (s. Abb. 15)

Der Patient benennt erwartungsgemäß die 4 abgebildeten Gegenstände richtig.

b) *Binet-Simon-Schneeballbild* (Test Nr. 2)

Auf dem Bild sieht man bekanntlich, wie ein Junge, der mit einem Schneeball eine Scheibe eingeworfen hat, sich versteckt und ein anderer Junge von einem Mann irrtümlich als Übeltäter bestraft wird. — Der Patient erfaßt die Gesamtsituation sogleich richtig und bemerkt spontan, daß der falsche Bub bestraft wird.

c) *Binet-Simon-Blindekuhbild*

Beim Blindekuhspiel reißt der Knabe mit den verbundenen Augen das Tischtuch vom Tisch; er glaubt, er habe das Kleid eines kleinen Mädchens erfaßt. — Der Patient schildert die Situation sogleich richtig.

d) *Binet-Simon-Fensterpromenade-Bild*

Ein junger Mann grüßt zu einem jungen Mädchen am Fenster hinauf und übersieht dabei einen kleinen Jungen, der vor seinen Füssen auf der Erde liegt. — Der Patient erfaßt auch hier die Situation richtig.

e) *Bildergeschichte — aus 4 Bildern bestehend* (Test Nr. 14) (s. Abb. 16a, b, c, d)

Der Patient erkennt den Zusammenhang im wesentlichen richtig, verwechselt jedoch, als er die Bilder in die richtige Reihenfolge bringen soll, zunächst die Bilder 2 und 3, korrigiert sich dann aber.

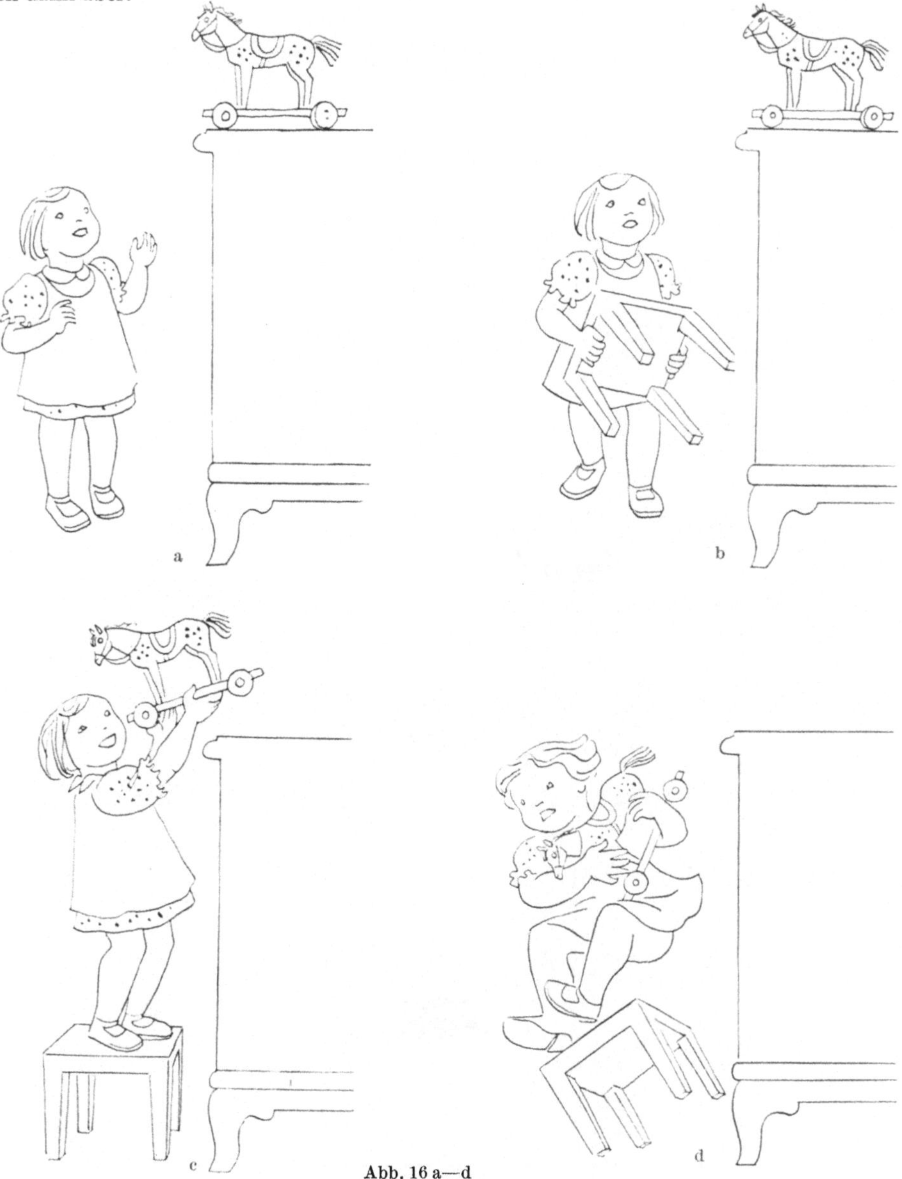

Abb. 16 a—d

f) *Bildergeschichte — aus 6 Bildern bestehend* (Test Nr. 28) (s. Abb. 17a, b, c, d, e, f)

Der Patient beschreibt die Bilder im einzelnen richtig und versteht auch im wesentlichen den Sinn. Er ist aber nicht in der Lage, Einzelheiten zu differenzieren und die Bilder in die richtige Reihenfolge einzuordnen. — Er sagt z. B.: „Der Hund ist stolz, daß er signalisiert hat." Das Bild mit dem eingebrochenen Eis legt er an den Anfang, daneben das Bild mit dem hinzueilenden Mann mit Leiter. Dann sagt er: „Das ist mir unklar", und zeigt auf den laufenden Buben. Er gibt dann auf und meint selbstkritisch: „Über die Geschichte können Sie mir kein gutes Zeugnis ausstellen."

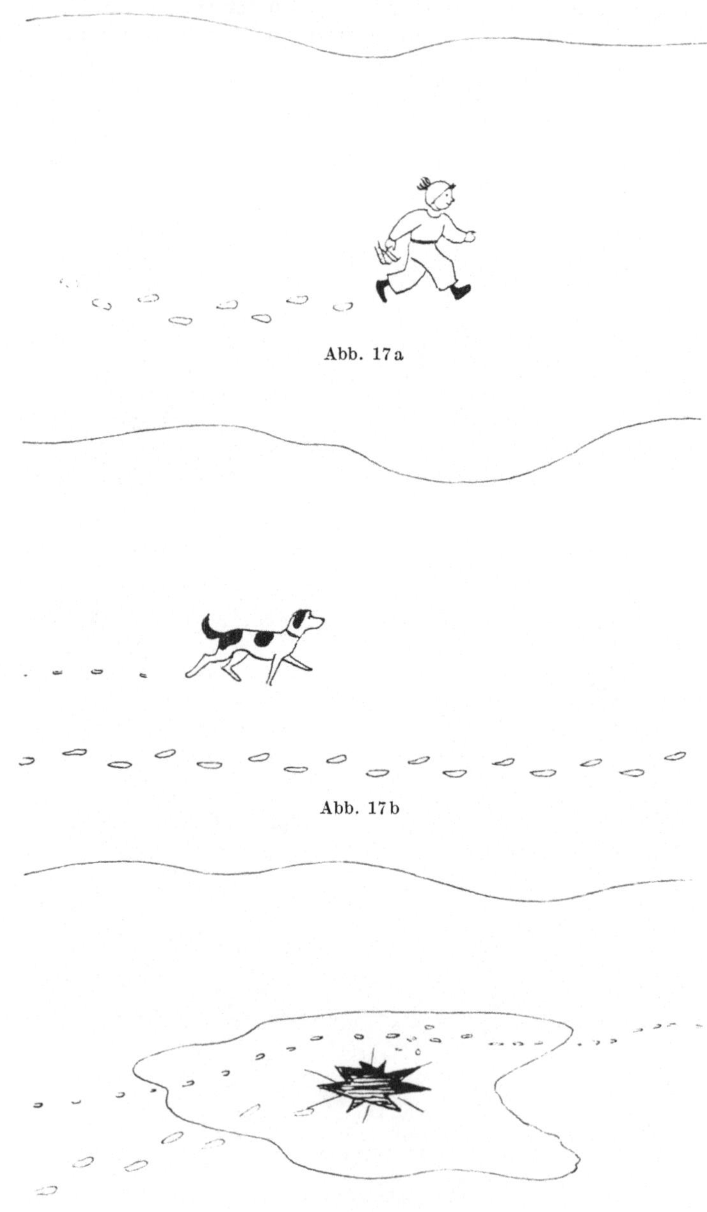

Abb. 17a

Abb. 17b

Abb. 17c

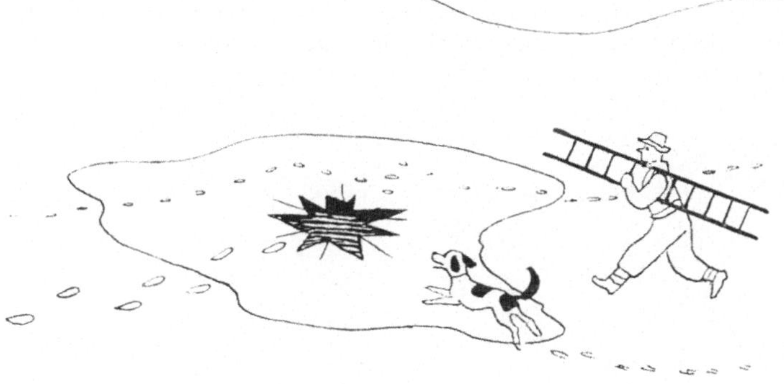

Abb. 17d

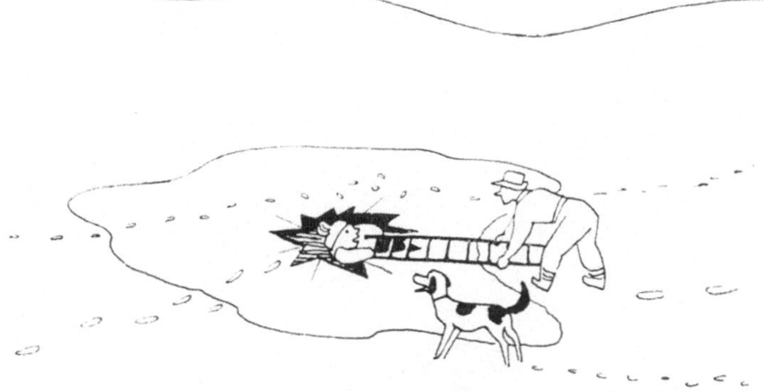

Abb. 17e

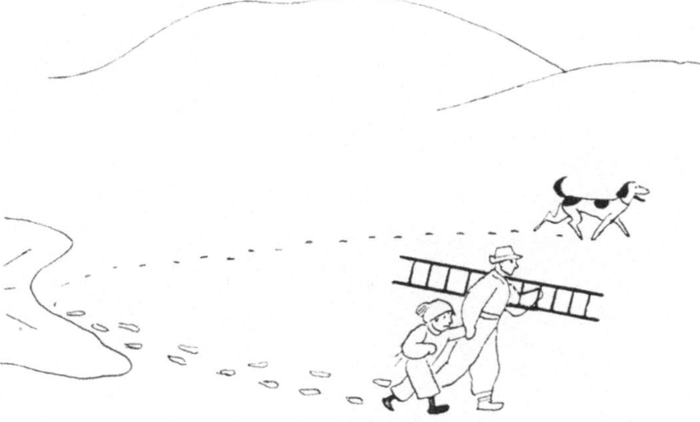

Abb. 17f

g) *Fehlende Teile an Gegenständen auf Bildern erkennen* (Test Nr. 12) (s. Abb. 18a, b,)
[Lücken in Gesichtern erkennen (Test Nr. 15)] (s. Abb. 18c)

Bei den 4 Gegenständen nennt der Patient spontan die fehlenden Teile richtig. Bei dem Bild mit Köpfen erkennt er die fehlenden Teile nicht spontan, sondern erst nachdem ein zweites Bild, bei dem an den Köpfen Nase und Ohr fehlen, danebengelegt wird.

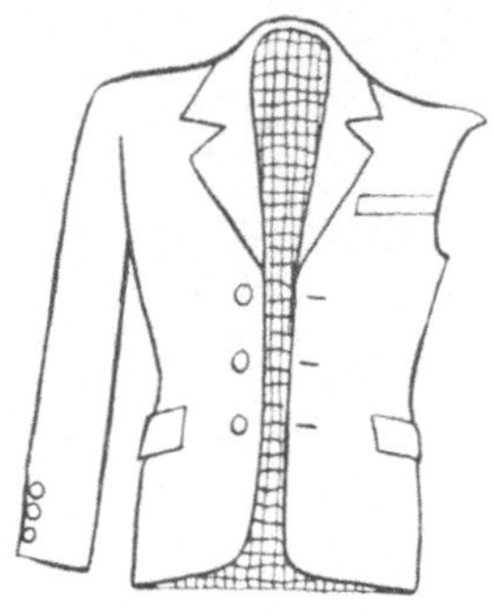

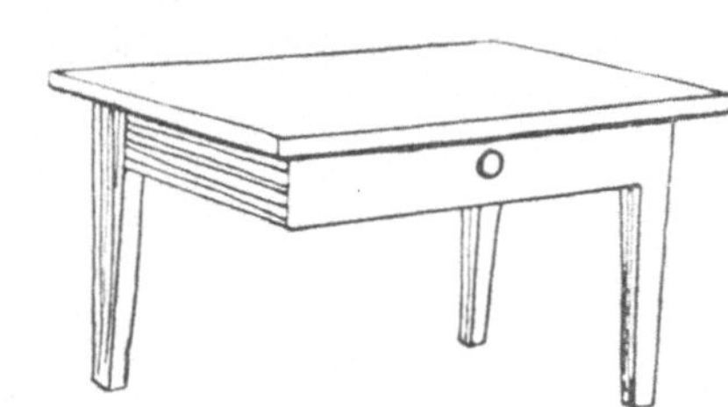

Abb. 18a

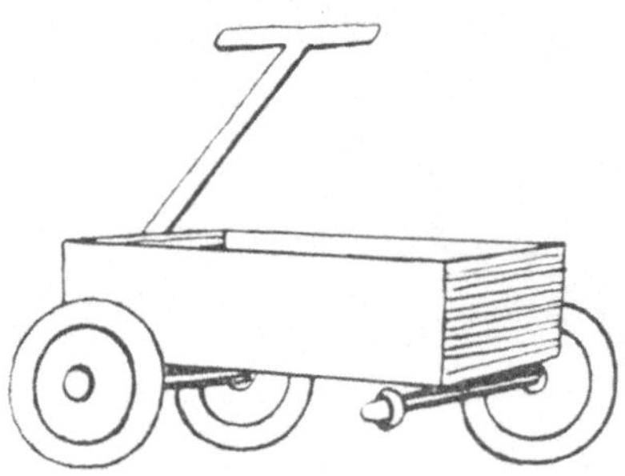

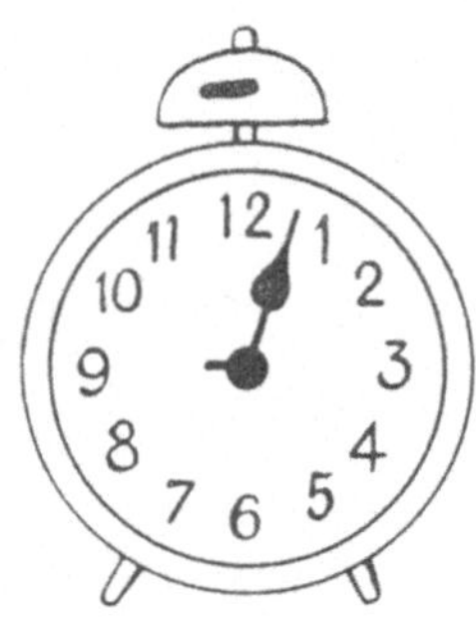

Abb. 18b

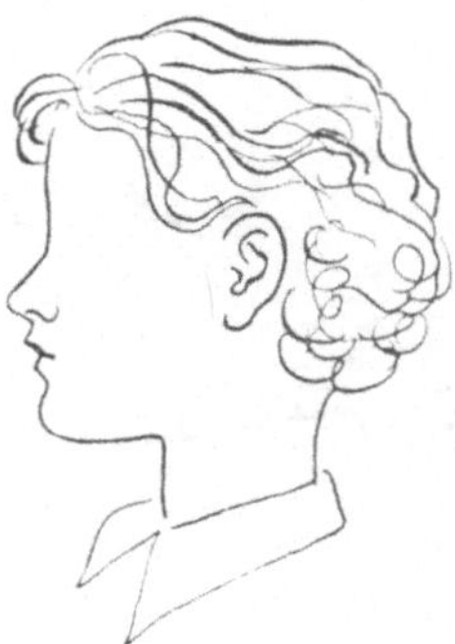

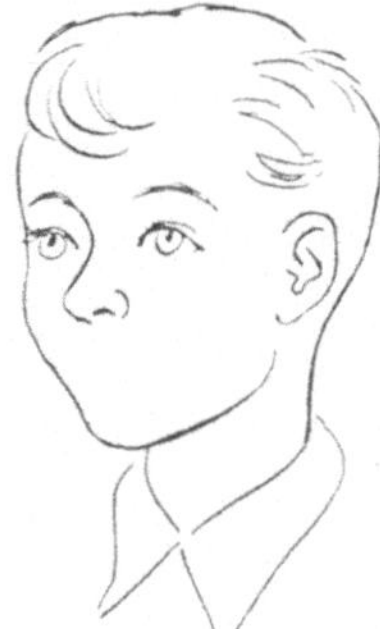

Abb. 18c

h) *Sinnwidrigkeiten auf Bildern erkennen* (Test Nr. 17) (s. Abb. 19)

In Analogie zu den sinnwidrigen Pappelschatten wurden folgende Bilder mit Sinnwidrigkeiten vorgelegt: 1. ein Schiff, dessen Rauch in die falsche Richtung weht, 2. eine Waage, bei der die Schale mit dem leichteren Gewicht tiefer hängt. — Der Patient erkennt die Sinnwidrigkeiten spontan.

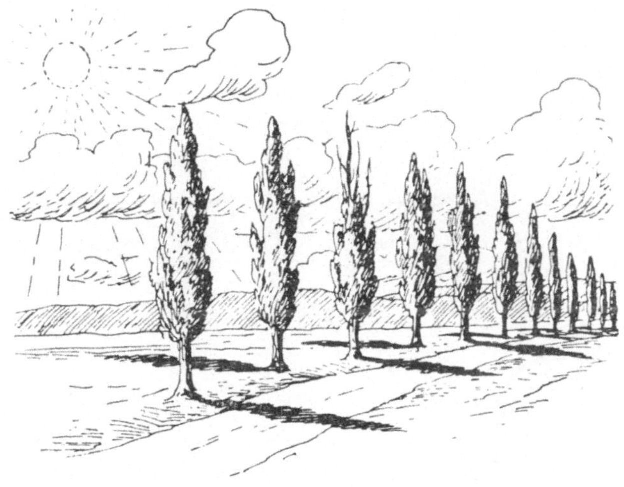

Abb. 19

Zusammenfassend läßt sich zu den bisherigen Aufgaben folgendes sagen: Vom Benennen einzelner Gegenstände zum Erfassen sinnvoller Zusammenhänge auf Bildern sind zunehmend differenzierte Gestaltleistungen erforderlich. Neben dem intellektuellen Moment kommt es dabei darauf an, Details herauszudifferenzieren, um so zu einem adäquaten Aufbau der übergeordneten Gesamtgestalt und damit auch des Sinnes der Zusammenhänge vorzudringen. Dieses Herausdifferenzieren von Details wird in den Mittelpunkt gerückt bei den Bildern, bei denen Teile fehlen oder bei solchen mit Sinnwidrigkeiten. Bei den Bildergeschichten zeigt sich deutlich, wie Gestaltsynthese und Sinnerfassung stets Hand in Hand gehen mit Gestaltanalyse. Während der Patient bei der Bildergeschichte 14 nur grob und unter mangelnder Berücksichtigung von Einzelheiten den Sinn erfaßt, ist er nicht in der Lage, die Details zu analysieren und verwertet z. B. die Fuß-Spuren nicht ausreichend. Mit der mangelnden Analyse kommt es also zu einer mangelnden Synthese. Wesentlich für diesen Fall mit einem leichten bis mittelschweren Syndrom ist es, daß Gestalt-Synthese (sowie Sinnerfassung) und Analyse im Bereich neuer visueller Eindrücke (auf Bildern) erst dann gestört sind, wenn weitere Zusammenhänge zu erfassen sind. Dementsprechend versagt er auch nie bei den Einzelbildern, dagegen deutlich bei der 6 Bilder umfassenden Bildergeschichte.

2. Gruppe: Wahrnehmende Gestaltung bzw. gestaltende Wahrnehmung, indem der Kranke zerschnittene Tierbilder richtig zusammenfügen mußte oder Vorlagen nachbildete und Geschichten nacherzählte.

a) Figuren nachlegen (s. Abb. S. 57)

Der Patient legt die Figuren im Schema richtig nach, benutzt aber nicht die gewünschte Anzahl von Plättchen, z. B. legt er das Kreuz statt mit 4 nur mit 2 Plättchen.

b) *Tierbilder zusammensetzen* (Test Nr. 8) (s. Abb. 20a, b)

Bei den drei weiteren zerschnittenen Tierbildern handelte es sich um eine Katze, einen Vogel und ein Pferd. Die halben Bilder werden gemischt vor den Patienten hingelegt und es wird ihm keine Anweisung gegeben. — Der Patient sagt: „Tiere zeichnen war auch nicht meine starke Seite.“ Erst als er den Auftrag erhält, die Bilder zusammenzufügen, macht er dies sofort richtig.

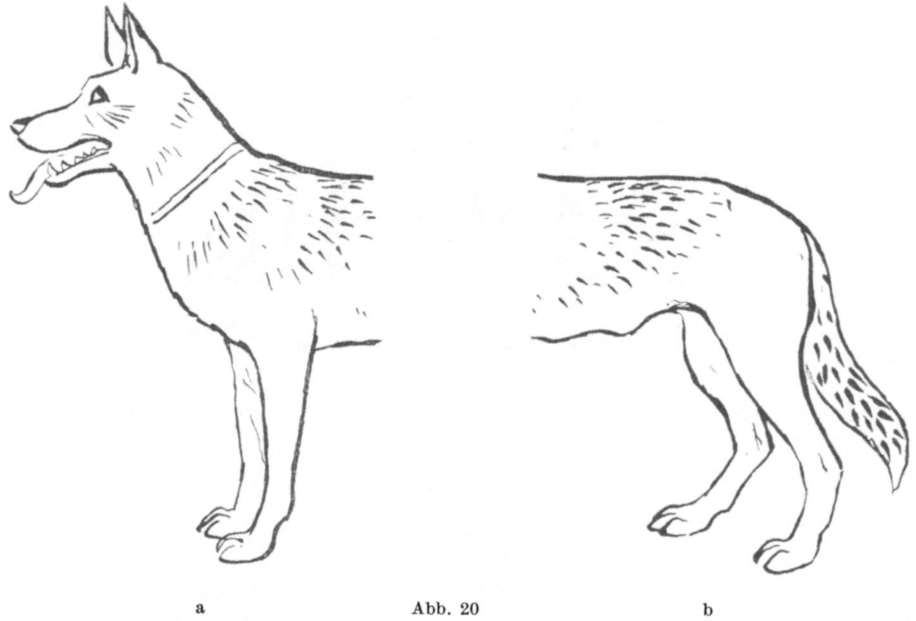

a Abb. 20 b

c) *Rechteck zusammensetzen* (Test Nr. 9)

Es handelt sich dabei um zwei kleine Pappdreiecke, die vor den Patienten hingelegt werden und die — richtig zusammengefügt — ein Rechteck ergeben. — Zunächst wird keine Anleitung gegeben. Der Patient fragt daraufhin, was er machen solle. Erst nachdem ihm ein Rechteck in gleicher Größe gezeigt wird, setzt er die Dreiecke richtig zum Rechteck zusammen.

d) *Geometrische Figuren zeichnen* (Test Nr. 19)

Der Patient zeichnet die Figuren etwas zittrig aber richtig nach (Abb. 21, 22)

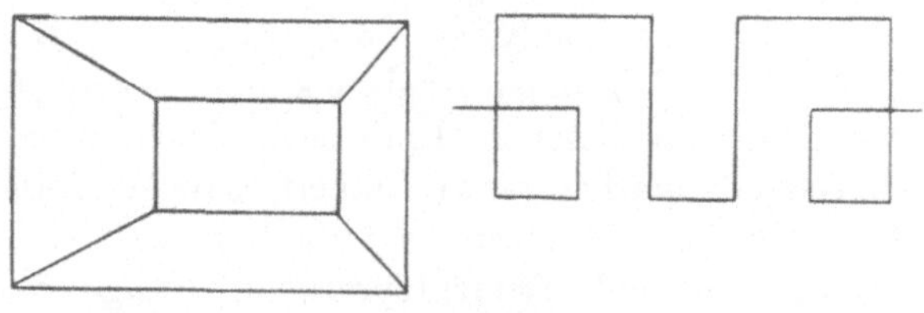

Abb, 21

e) Labyrinthe (s. Abb. S. 53, 54.)

Der Patient erhält wie üblich den Auftrag, den Labyrinthgängen bis zum Ausgang nachzufahren. Er äußert, daß ihn das wenig interessiere und bemüht sich dementsprechend wenig. Schon auf Tafel 3 fährt er in mehrere Sackgassen. Bei Tafel 4 fährt er erst mehrmals auf den Strichen entlang, ohne die Gestalt der Gänge als Figur aus dem Hintergrund der Striche abzuheben.

f) Geschichten nacherzählen (s. o.)

Handelte es sich bisher mehr um Gestaltleistungen im Rahmen visueller Wahrnehmungen, so bedeutet die Wiedergabe der Hanneli- und Max-Geschichten, abgesehen von der mnestischen Leistung und der Sinnerfassung, zweifellos eine Gestaltleistung. Dies um so mehr als die unmittelbare wörtliche Wiedergabe behindert ist. Gegenüber den bisherigen Aufgaben handelt es sich hier nicht nur um eine vorwiegend sprachlich-akustische Leistung, sondern um eine Aufgabe, die mehr geistige Initiative verlangt.

Hanneli-Geschichte: „Annelise lief über die Straße. Dabei stürzte sie und verletzte sich am Bein. Wer das verbunden hat, weiß ich nicht. Dann konnte sie wieder heim. Das ist ziemlich mangelhaft.“

Max-Geschichte: „5 Knaben gingen zum Baden, auf dem Heimweg fehlte einer. Sie berichteten wohl nach Haus. Man ging ihn suchen, fand ihn aber nicht. Da hörten sie ein jämmerliches Klagen. Sie gingen dem nach und fanden ihn. Brachten ihn nach Haus. Das kann aber keiner wörtlich wiederholen, nur dem Sinn nach.“

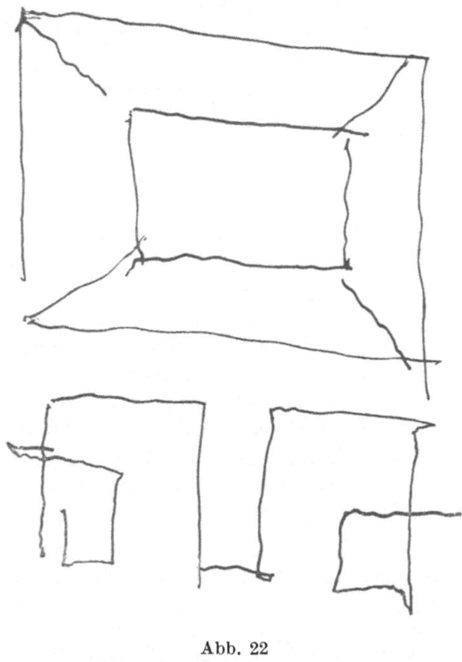

Abb. 22

Sucht man nach typischen Minderleistungen bei dieser Gruppe, so zeigte sich bei dem Nachlegen der Figuren wieder die mangelnde Differenzierung der Details, indem wiederholt nicht die genaue Plättchenzahl benutzt wurde. Beim Zusammensetzen der Tierbilder und des Rechtecks fand sich schon ein Verhalten angedeutet, das sich bei den schweren Fällen noch viel ausgeprägter zeigen wird. Gegenüber der Mehrzahl der Gesunden, bei denen die auseinandergeschnittenen Tierbilder geradezu herausfordern, spontan die Tiere zusammenzusetzen, bedarf es bei den Patienten erst der Fremdanregung, ehe die Tiere und Dreiecke zusammengefügt werden. Während der Patient beim Nachzeichnen der geometrischen Figuren sogar Details genügend berücksichtigte und so die Gestalten genau nachbildete, zeigte sich beim Nachfahren der Labyrinthe eine erhebliche Störung, die sich sonst erst bei schwereren amnestischen Psychosyndromen fand. Die für die Labyrinthe notwendige Fähigkeit, die Gänge als Figur aus dem Hintergrund der Striche abzuheben, war hier schon bei einigen Tafeln gestört. Während die sonstigen Leistungen dieses Patienten typisch waren für die leichten bis mittelschweren amnestischen Psychosyndrome, ist die zuletzt erwähnte Minderleistung bei den Labyrinthen — offensichtlich in Zusammenhang mit seinen sehr geringen Interessen für das Labyrinth — deutlicher. Die gestaltende Wiedergabe des Sinnes kurzer Geschichten gelingt diesem Patienten und den leichten Fällen seiner Gruppe noch im wesentlichen, aber bereits mit deutlichem Auslassen von Details.

Fall 39 — schweres bis sehr schweres amnestisches Psychosyndrom

81jähriger ehemaliger Arbeiter, der im Alter viel trank und sich seit 12 Jahren in einem Altersheim befindet. In den ersten Jahren hat er in dem Altersheim noch mechanische Arbeiten verrichtet. Im Laufe der letzten Jahre wurde er immer stumpfer und ist nun zu keiner Beschäftigung mehr zu bewegen. Er steht zwar noch auf, aber er uriniert wiederholt in die Stube. Er ist situativ grob orientiert. Auch seine örtliche Orientierung ist in Zusammenhang mit dem langen Aufenthalt im gleichen Heim noch recht gut, denn er suchte noch in letzter Zeit am Zahltag eine in der Nähe gelegene Gastwirtschaft auf. Zeitlich ist er völlig desorientiert. Aus seiner Umgebung kennt er keine Namen.

Er spricht nur Sätze mit 10 Silben richtig nach und bringt es bis auf 5 Einzelziffern.

1. Gruppe:

a) Gegenstände benennen

Spontan benennt er nichts, dagegen benennt er auf Befragen die einzelnen Gegenstände richtig. Geht aber nie von sich aus auf die Benennung des nächsten Gegenstandes über.

b) Schneeballbild

„Weiß nicht“, der Patient legt das Bild wieder weg.

c) Blindekuhbild

Er will das Bild weglegen, als es ihm wiederholt vorgelegt wird, sagt er: „Da sind Kinder“.

d) Fensterpromenade

„Zwei Frauen“. Es wird ihm das Bild nochmals verkehrt herum gegeben. Er dreht das Bild richtig und sagt auf nochmaliges Befragen: „Ein Mann“.

e) Bildzusammenhang (4 Bilder)

Der Patient nimmt nur die einzelnen Bilder auf und spricht zunächst kein Wort. Nach einiger Zeit und nach Fremdanregung zeigt er auf das Spielzeugpferd und sagt: „Da ist ein Rößli.“

f) Bildzusammenhang (6 Bilder)

Wendet sich trotz mehrmaliger Anregung wortlos von den Bildern ab.

g) Fehlende Teile erkennen

Er nennt auf Befragen jeweils wieder die einzelnen Gegenstände, bemerkt aber nichts von den fehlenden Teilen. Selbst auf die Frage, ob da nicht etwas fehle, erkennt er sie nicht.

h) Sinnwidrigkeiten auf Bildern erkennen

Er zählt nur Einzelheiten auf, z. B. Bäume oder Waage, sieht keinerlei Zusammenhänge und daher entfällt auch das Erkennen der Sinnwidrigkeiten.

Es zeigten sich folgende typische Minderleistungen: Während das Benennen einzelner Gegenstände auf Bildern noch möglich war, versagte jeglicher Gestaltaufbau und damit auch die Erfassung eines höheren Sinnzusammenhangs. Dementsprechend wurden bei den Binet-Simon-Bildern nur einige Einzelheiten aufgezählt. Ebenfalls bei den Bildergeschichten. Während der Patient zur Bildergeschichte mit 6 Bildern schweigt, fand sich bei anderen ähnlichen Fällen mehrmals, daß das eingebrochene Eis ohne jeden Bezug zum Gesamtzusammenhang, z. B. als Fensterscheibe, gedeutet wurde.

Typisch ist ferner die „totalisierende“ (Poppelreuter) Auffassung. Wird ein Gegenstand adäquat gedeutet, so gelingt es nicht, einen fehlenden Teil herauszudifferenzieren. Nicht einmal nach entsprechender Fremdanregung.

2. Gruppe:

a) Figuren nachlegen

Der Patient ist nicht in der Lage, irgendeine der Figuren nachzulegen.

b) Tierbilder zusammenfügen

Der Patient sieht sich die Tierhälften stumpf an. Sodann wird auf die hintere Hälfte des Pferdes gezeigt. Er sagt: „Das ist ein Roß.“ Als ihm dann die vordere Pferdehälfte gezeigt wird, sagt er ebenfalls: „Das ist ein Roß.“ Dann werden beide Pferdehälften mit einigem Zwischenraum nebeneinander gelegt. Trotzdem fügt er sie nicht zusammen. Die beiden Hundehälften setzt er nur dann zusammen, wenn sie nur um wenige Zentimeter voneinander getrennt nebeneinander vor ihm liegen. Der hinteren Vogelhälfte steht er ratlos gegenüber, während er die vordere als Vogel deutet. Er schiebt die vordere Vogelhälfte mit der hinteren Katzenhälfte zusammen und sagt zu dem Ergebnis, es sei ein Vogel.

c) Rechteck zusammensetzen

Er schiebt die beiden Dreiecke zu einem größeren Dreieck zusammen. Als ihm die Vorlage (das Rechteck), gezeigt wird, legt er diese nur daneben.

d) Geometrische Figuren zeichnen

Perseverierend zeichnet er nur in grober Anlehnung an die Vorlage ungefähr rechteckige Figuren nach (s. Abb. 23).

e) Labyrinthe

Der Patient wehrt unwillig ab und tippt dann nur mit dem Finger auf einzelne Stellen der Karte 3.

f) Geschichten nacherzählen

Er hört sich die Geschichten an, nickt mit dem Kopf, ist aber nicht dazu zu bewegen, auch nur ein Wort zu wiederholen.

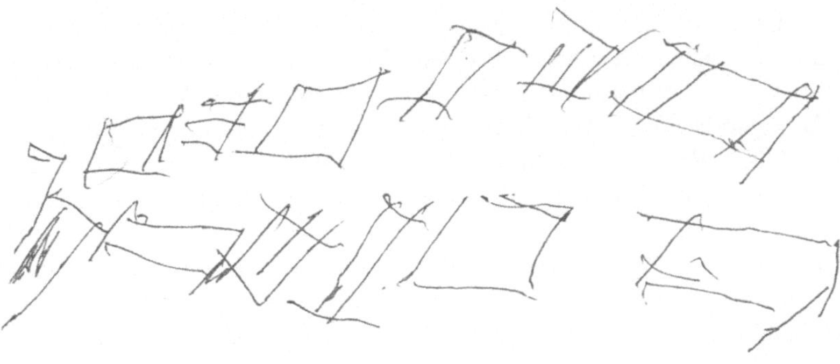

Abb. 23

Wie schon bei den vorwiegenden Gestaltleistungen der Auffassung der Gruppe 1, so zeigt sich fast noch eindrucksvoller bei den Leistungen des Handelns der Gruppe 2 das typische Versagen der schweren und sehr schweren amnestischen Psychosyndrome. Die „totalisierende" Auffassung zeigt sich hier, indem Figuren nur grob schematisch nachgebildet werden (s. Figuren nachlegen und geometrische Figuren nachzeichnen, Dreiecke zum Rechteck zusammenfügen). Ferner zeigte sie sich darin, daß halbe Tierbilder im Sinne des pars pro toto als ganze galten.

Der „handelnde" Gestaltaufbau ist in engem Zusammenhang mit der Abartigkeit der Auffassung beeinträchtigt. So werden Tierhälften bei schweren Fällen falsch oder überhaupt nicht mehr zusammengefügt. Wie gewöhnlich fand sich hier kein Unterschied zu den jüngeren Patienten mit einem entsprechend schweren Syndrom. Während bei den Labyrinthaufgaben die Störung der Figur-Hintergrundbildung sich bei den schweren Fällen dahingehend äußerte, daß nur einzelnen Strichen nachgefahren wurde, zeigte dieser Patient hier keinerlei Ansatz mehr zu irgendeiner Lösung.

Gelingt noch das Nachsprechen von kurzen Sätzen oder Einzelziffern, so ist jedoch die Wiederholung längerer Geschichten völlig unmöglich, da hier die Erfassung und Neuschaffung einer sinnvollen Ganzheit, einer „Denkgestalt" Voraussetzung ist.

Zusammenfassend können wir eine zunehmende Abnahme der Gestaltleistungen und damit auch der Fähigkeit zur Erfassung und Bildung sinnvoller Zusammenhänge entsprechend dem Schweregrad der amnestischen Psychosyndrome feststellen.

Bei den vorwiegenden Leistungen des *Auffassens* (Gegenstände auf Bildern benennen, Darstellungen von Zusammenhängen auf Einzelbildern und in Bilderserien — 4 und 6 Bilder — fehlende Teile auf Bildern erkennen, Sinnwidrigkeiten auf Bildern herausfinden) gelangen bei den leichteren Syndromen noch adäquate Gestalterfassungen auf Einzelbildern (Binet-Simon-Bilder) wie auch auf kleinen Bilderreihen (4 Bilder). Zu einem zunehmenden Versagen kam es jedoch schon bei der Gruppe der *mittelschweren* Syndrome, bei der Bildergeschichte mit 6 Bildern. Hier wurden weder Einzelheiten genügend herausdifferenziert, noch die präzise Synthese der Bilderreihe durchgeführt, entsprechend der Störung der integralen und differenzialen Gestaltfunktion im Sinne von CONRAD. Mit zunehmendem Schweregrad der Syndrome zeigte sich der mangelnde Gestaltaufbau und damit in Zusammenhang die mangelnde Sinnerfassung bereits bei Einzelbildern. Gleichzeitig wurden Details immer unvollkommener oder erst nach wiederholter Fremdanregung differenziert (z. B. fehlende Teile an Gegenständen u. a.). Mangelnde Gestaltsynthese geht Hand in Hand mit unzureichender Gestaltanalyse. Es gelingt schließlich nur noch das Benennen einzelner Darstellungen (u. U. mit Allgemeinbegriffen). In diesem Rahmen verschwinden Details zugunsten einer totalisierenden und wenig differenzierten Auffassung.

Bei den vorwiegenden Leistungen des *Handelns* (Figuren mit Plättchen nachlegen, Tierbilder zusammensetzen, Rechteck zusammenfügen, geometrische Figuren zeichnen, Labyrinthe nachfahren, Wiedergabe kurzer Geschichten) zeigte sich zunächst bei den leichteren Fällen die erwähnte mangelnde Differenzierung von Details, indem z. B. eine ungenaue Plättchenzahl beim Nachlegen benutzt wurde. Schon bei den leichteren Fällen beobachteten wir ein Verhalten, auf das wir noch zu sprechen kommen (s. Kap. „Energetischer Faktor“). Diese leichteren Fälle bedurften schon z. T. der Fremdanregung, um die entsprechenden Gestalten zu bilden. Die schweren Fälle fügten selbst dann unvollständige Gestalten nicht mehr zusammen (z. B. zerschnittene Tierbilder), wenn die Bildhälften nur durch einen kleinen Abstand getrennt waren. Der Gestaltaufbau war in engem Zusammenhang mit der totalisierenden und unzureichend differenzierenden Auffassung beeinträchtigt. Figuren wurden bei den schwereren Fällen daher nur noch grob schematisch nachgelegt oder gezeichnet bis bei den schwersten Fällen jede Gestaltleistung dieser Art, wie auch bei der Wiedergabe von kleinen Geschichten unterblieb.

Eine Störung der Figur-Hintergrundbildung zeigte sich vereinzelt schon bei den leichteren und immer ausgeprägter bei den schwereren Syndromen, indem beim Labyrinth nur einzelnen Strichen nachgefahren wurde und es nicht mehr gelang, die Figur eines Ganges vom Hintergrund des Labyrinths abzuheben.

V. Energetischer Faktor

In den alten Einteilungen des Psychischen in Denken, Fühlen und Wollen wurden gewöhnlich die Triebkräfte zu wenig berücksichtigt. Das Wollen galt als bewußter Akt und selbst innerhalb der Willenspsychologie trennte man bekanntlich noch die intellektualistische von der voluntaristischen Auffassung des Wollens. Erinnert man etwa an SPINOZAs intellektualistische Definition des Wollens, „cogitatio et voluntas est unum et idem“, und fügt hinzu, daß eine Triebpsychologie damals nicht existierte, so sieht man die Lebensferne vieler alten, vorwiegend von Philosophen konstruierten Psychologien. Noch am Beginn unseres Jahrhunderts wurden die Kräfte der Persönlichkeit durch die Assoziationspsychologie oft vernachlässigt. Diese Kräfte wurden in die Assoziationen bzw. Vorstellungen gelegt. Sie verknüpften sich in verschiedener Stärke je nach den Bedingungen ihres Entstehens. Assoziative Energien ersetzten vielfach die aus dem Unbewußten andrängenden Triebkräfte der Persönlichkeit. Abgesehen von einzelnen Philosophen wie AUGUSTINUS, sodann DESCARTES, SCHOPENHAUER, NIETZSCHE eröffneten erst die Psychoanalytiker, an der Spitze FREUD, das Feld für eine dynamische Interpretation der Persönlichkeit.

Greift man aus den vielfachen Ansätzen einige heraus, so nannte z. B. MCDOUGALL seine Lehre von den Triebkräften „hormische“ (ὁρμάω = ich treibe an) Psychologie. Er stellte sie der alten hedonistischen (bestimmt durch das Erleben von Lust und Unlust) Psychologie gegenüber. ROHRACHER analysiert das Psychische nach den beiden Gesichtspunkten der psychischen Kräfte und der psychischen Funktionen. In den Schichtenlehren, z. B. der ROTHACKERs, fanden sich weitere Niederschläge dynamischer Interpretationen, so besonders in der Gegenüberstellung von Ich und Es. Man spricht bereits von einer „dynamischen“ Psychiatrie.

Neben den Ergebnissen der Psychoanalyse erhielt die Psychopathologie durch die Encephalitis lethargica-Epidemie der 20er Jahre neue Kenntnisse von den Antrieben und Triebkräften. Diffizile Unterscheidungen wurden nach Verwertung dieser neuen Erfahrungen formuliert. So z. B. durch THIELE: „Der Drang findet ein Ziel, der Trieb sucht ein Ziel und der Wille setzt ein Ziel.“[1]

Bei der psychopathologischen Analyse amnestischer Psychosyndrome wurde zwar schon von KORSAKOW wiederholt ein Mangel an Energie beschrieben („apathische Verwirrtheit“), doch wurde Interesselosigkeit u. a. gewöhnlich als sekundäres Symptom aufgefaßt, besonders als Folge der Gedächtnisstörungen. Auch BONHOEFFER sah die passive Gesamthaltung der Kranken. Aber erst 1930 wurde durch BÜRGER-PRINZ und KAILA das Trieb- und Affektleben der Kranken als Grundstörung des „amnestischen Symptomenkomplexes“ hervorgehoben. Diese Kranken seien spontaneitätslos, auf Fremdanregung angewiesen, apersonal. Sie seien an eine aktuelle Reizwelt ausgeliefert. Selbst niedrigste Regulationen, wie die des Nahrungsbedürfnisses, seien verändert. Die „ganze Emotionalität und Triebstruktur ist verändert. Die Störungen beginnen schon in einer anderen Ebene, die für die Gedächtnisfunktionen eine Vorbereitung, Vorbedingung darstellt, nicht aber diese Funktionen selbst bedeutet. ... Strebungen, Triebe, emotive Regungen stellen keine Triebkräfte mehr dar, die auf Erlebnissuche gehen“. Bei Prüfungen fanden BÜRGER-PRINZ und KAILA eine schnelle „Absättigung des Sinnfindungsbedürfnisses.“

Spricht man nun bei psychischen Leistungen von Energie-Kraft-Antrieb u. a., so handelt es sich nicht selten um eine metaphorische Ausdrucksweise. Die Analyse wird erschwert, weil z. B. der Antrieb, dessen Störungen so vielfach beschrieben werden, selbst nicht psychisch ist, sondern sich nur im Psychischen auswirkt. Dementsprechend drückt sich Antrieb weder unmittelbar aus, noch ist er direkter Selbstbeobachtung zugänglich. Andererseits besteht kein Zweifel, daß bei allen Hirnschädigungen diffuser wie auch lokaler Art und z. T. im engen

[1] Ergänzung bei der Korrektur: Eine inhaltsreiche Übersicht über den „Antrieb“ erschien neuerdings von W. KLAGES, Fortschr. der Neurol., Psychiatr. und ihrer Grenzgebiete **24**, 609 (1956).

Zusammenhang hiermit auch bei vielen endokrinen Störungen (M. Bleuler) Änderungen der Antriebshaftigkeit eine wesentliche Rolle spielen. Bei den amnestischen Psychosyndromen ist auch dementsprechend die Störung des energetischen Faktors obligat. Sie äußert sich aber, wie wir schon bei den obigen Fällen sahen, nicht nur im Bereich der Triebsphäre der Kranken, sondern so vielfach, daß wir sie nur nach verschiedenen Gesichtspunkten besprechen können.

Über die Minderungen der höchsten Form menschlicher Initiative, der Denkinitiative hatten wir schon oben (s. Kapitel „Merkleistungen") eine Reihe von Beispielen gebracht. Gerade sie ist in erster Linie beeinträchtigt und unterstreicht das biologische Gesetz, daß sich ein Abbau von oben nach unten vollzieht.

Betrachten wir die von uns geforderten Leistungen der Kranken getrennt nach den beiden Gesichtspunkten der vorwiegenden Auffassungs- und der vorwiegenden psychischen Handelns-Leistungen:

a) Vorwiegend Leistungen der Auffassung

Die beeinträchtigte Zusammenfassung zu adäquaten Gestalten auf Einzelbildern und noch mehr bei Bilderserien hängt zweifellos auch mit einer Minderung des energetischen Faktors zusammen. Nicht nur ließen sich durch Fremdanregung wiederholt bessere Leistungen erzielen, sondern wir fanden hierfür noch andere Hinweise. Wir legten Patienten unmittelbar nach einem Elektroschock die gleichen Binet-Bilder vor. Während sie im Zustand hochgradiger Benommenheit trotz Anregung noch keine Beschreibungen der Bilder gaben, kam es mit zunehmender Bewußtseinshelligkeit und damit auch zunehmender Lebhaftigkeit wiederholt erst zum Nennen einzelner Details, während im Stadium voller Bewußtseinshelligkeit und damit auch u. U. voller Interessiertheit erst die Zusammenhänge übersehen wurden. Beringer beobachtete bei Schizophrenen mit Denkstörungen, daß sie ebenfalls nicht in der Lage waren, auf Binet-Simon-Bildern z. B. die Situation zu übersehen. Das aktive Moment dabei unterstreichend, sprach Beringer von einer Minderung der „intentionalen Spannweite" des Denkens. Zweifellos ist also in jeder differenzierten Gestaltsynthese neben dem intellektuellen der energetische Faktor von Bedeutung und sie bedingen sich gegenseitig. Energetischer und intellektueller Faktor können sehr verschieden an unzureichender Gestaltbildung z. B. auf Binet-Simon-Bildern beteiligt sein. Beim Schwachsinn ist es mehr die zu geringe Intelligenz, die den Betreffenden bei den Details der Bilder verharren läßt. Bei manchen schizophrenen Denkstörungen ist es im Sinne von Beringer mehr die u. U. nicht konstante Minderung des energetischen Faktors. Bei amnestischen Psychosyndromen wie bei anderen organisch bedingten Beeinträchtigungen des Gestaltfaktors, wie auch oft bei der schizophrenen „Demenz" wird man allerdings schwerlich den einen Faktor vom anderen trennen können. Das gleiche gilt naturgemäß für die in jeder Gestaltsynthese enthaltene Analyse des Details.

Das Übersehen fehlender Teile an Gegenständen, von Lücken in Gesichtern und das Nichterkennen von Sinnwidrigkeiten auf Bildern hing ebenfalls eng mit der Minderung des energetischen Faktors zusammen. Die „totalisierende" Sicht der Kranken bis zum Setzen eines Teiles für das Ganze (z. B. halbe Tierbilder für ganze) entsprach der äußerlich sichtbaren geringen Initiative, mit der sie an die

Aufgaben herangingen. Durch Fremdanregung ließ sich bei den leichteren Fällen dieses Minus noch ausgleichen und es kam dann nach entsprechender Anregung noch zur Korrektur. Bei schwereren Fällen half auch diese Anregung nicht mehr über die Minderleistung hinweg. In analogem Zusammenhang sprach ABRAMOWITSCH bei der Denkstörung des „Korsakowsyndroms" von einer Herabsetzung der „Aktivität des Erkennens". Es passen auch die Ergebnisse bei unseren Patienten recht gut zu den Ausführungen von BERZE. Danach ist ein Willensmoment in jedem psychischen Vorgang enthalten, also steckt auch „in jedem Wahrnehmen ein Wille".

b) Vorwiegend Leistungen des Handelns

Die beschriebenen das Handeln betreffenden Testlösungen lassen sich auch unter dem Gesichtspunkt einer Senkung des energetischen Niveaus bei psychischen Leistungen betrachten. Gegenüber den rein sprachlich-begrifflichen Denkaufgaben ließen sich die Kranken noch eher für die anschaulichen Tests (Figuren nachlegen, Tierbilder zusammensetzen, Rechteck zusammenfügen, geometrische Figuren nachzeichnen, Labyrinthtest) interessieren. Ihre Lösungen bedurften geringerer Willensanspannung. Während bei den sprachlich-begrifflichen Tests schon Kranke mit leichten bis mittelschweren Syndromen sich wiederholt bald uninteressiert abwandten oder zumindest an Interesse verloren, waren es erst die schwereren Fälle, die sich bei den anschaulichen Tests nach kurzer Zeit stumpf abwandten oder sich erst gar nicht um Lösungen bemühten. Die Bedeutung des energetischen Faktors zeigte sich ferner bei allen Aufgaben immer wieder in den besseren Leistungen nach Fremdanregung. Gehen wir kurz auf Einzelheiten bei der Testgruppe ein, die „handelnde Gestaltleistung" erforderte: Beim „Figuren nachlegen" wurde, wie erwähnt, nicht die genaue Plättchenzahl eingehalten. Bei schwereren Syndromen wurden einzelne Figuren ausgelassen und bei diesen Fällen mußte man bereits regelmäßig zur Fortsetzung der Aufgabe anregen.

Eindrucksvoll war bei den schweren Fällen das mangelhafte Zusammensetzen von zerschnittenen Tierbildern oder Zusammenfügen der Dreiecke zu einem Rechteck. Während man den Eindruck hat, als ginge beim Gesunden und auch noch bei den leichten bis mittelschweren Fällen mit amnestischem Psychosyndrom, z. B. von den Tierbildhälften, der Anreiz aus, diese spontan zusammenzufügen, ging dieser „Gestaltdruck" bei den schwereren Fällen zunehmend verloren. Schwere Fälle fügten so z. B. die Tierbildhälften nur noch zusammen, wenn der Abstand zwischen beiden Hälften nur noch wenige Zentimeter betrug, schwerste Fälle bedurften auch hier noch der Fremdanregung oder ließen sich überhaupt nicht mehr zu diesem Minimum an handelnder Gestaltung anregen.

Trennen wir einmal innerhalb der handelnden Vorgänge die sprachlich-begrifflichen Leistungen von den „Handlungen" im engen Sinne des Begriffs ab, so zeigt die klinische Beobachtung der Kranken, daß Leistungen im Rahmen von Handlungsvollzügen erwartungsgemäß noch nützlich vollzogen werden, während die Kranken bereits geistig stumpf und uninteressiert, also nicht tätig, dahinleben. Man weiß, daß psychomotorische Aktivität und geistige Initiative häufig unabhängig voneinander in Erscheinung treten. Man denke etwa an die erethischen Idioten, an die betriebsamen Minderbegabten oder im Zusammenhang mit unserem Problem an manche Demente (besonders bei der Alzheimerschen Demenz), die noch aktiv Spaziergänge unternehmen und geistig bereits völlig untätig geworden sind, d. h. z. B. weder Zeitung lesen, noch schreiben. Kraepelin trennte bei der Altersdemenz die redseligen, geschwätzigen als Presbyophrene ab. Aber Interesse für neue Ereignisse und Aufgaben und damit Denkinitiative zeigen auch diese sprachlich tätigen Alten nicht mehr oder wenigstens nur noch in reduziertem Maße.

Typisch für die amnestischen Psychosyndrome ist es, daß der Abbau der Handlungsvollzüge dort einsetzt, wo geistige Initiative für Neues (s. o.) gefordert wird. Daher lassen sich die Kranken auch noch relativ lange für mechanische Hausarbeiten einsetzen. Aber mit zunehmendem Schweregrad des Syndroms bedarf es auch hier häufiger der Fremdanregungen, und die schwersten Fälle sitzen untätig herum oder sind nicht einmal mehr aus dem Bett herauszubekommen. Am längsten halten sich Handlungen unter dem Druck vitaler Bedürfnisse (Essen, Trinken). Man kann dieser Art des Energieabbaues beim amnestischen Psychosyndrom die Aktivitätsminderung beim Parkinsonsyndrom gegenüberstellen. Bei dem letzteren setzt die Initiativ-Minderung direkt an den „Handlungsantrieben", wie wir es nannten, ein, während die geistige Initiative noch relativ lange erhalten bleibt und erst sekundär beeinträchtigt ist.

Es vollzieht sich der Handlungsabbau bei amnestischen Psychosyndromen bei neuen und vorwiegend alten (automatisierten) Handlungen sehr verschieden. Bei geforderten neuen Handlungen, wie z. B. bei den Testaufgaben, machte sich die zunehmende Unfähigkeit zur Gestaltung neben der Minderung des energetischen Niveaus geltend. Bei den überwiegend automatisierten Handlungen, wie essen, ankleiden, bürsten, waschen, fegen usw. war der *Abbau der Handlungsfähigkeit* mehr eine *Folge der Senkung des energetischen Niveaus.* Forderte man von ihnen, daß sie die Bewegungen des Essens, Ankleidens, Klavierspielens und anderer jeweils gewohnter Handlungen vormachen sollten, so gelang ihnen dies mühelos. Sollten sie dann aber z. B. mit einem Besen einen bestimmten Raum ausfegen, so war dies den leichteren Syndromen zwar noch ohne Mühe möglich, aber mit zunehmendem Schweregrad der Syndrome wurde unvollständiger gefegt, planloser, unsystematischer. Es wurden schließlich nur noch Teile eines Raumes gefegt, bis auch dieses trotz Fremdanregung unterblieb. Die einzelnen Handlungsabschnitte des Fegens eines Raumes ermangelten der zielstrebigen Energetik. Schließlich wurden Zwischenglieder der Handlung weggelassen und es kam zu dem Leistungsabbau, den Faust bei hochgradig antriebsgeminderten Stirnhirnverletzten (ohne amnestische Psychosyndrome) mit dem Kleistschen Terminus „Apraxie der Handlungsfolge" beschrieb. Darüber hinaus scheint es uns berechtigt, bei geforderten überwiegend neuen Handlungsleistungen, wie z. B. dem Abzeichnen geometrischer Figuren u. a., bei völligem Mißlingen von einer ideatorischen Apraxie zu sprechen, die allerdings weitgehend mit entsprechenden Auffassungsstörungen Hand in Hand geht.

Der Abbau *altgewohnter*, automatisierter Handlungen folgt natürlich dem der Unfähigkeit zum Entwurf für *neue* Handlungen mit deutlichem Abstand. Schon Griesinger und nach ihm Ribot betonten im vergangenen Jahrhundert, daß zuerst das Gedächtnis für neue Ereignisse, Vorstellungen und Gefühle abgebaut würde und zuletzt die Handlungen betroffen würden. Dabei verliert der Mensch aber seine Eigenschaft als „Geisteshandlanger“ (Dichterwort), wie gesagt, lange vor der Fähigkeit zur Anwendung automatisierter Handlungen. Bringen wir ein typisches Beispiel dieser Apraxie der Handlungsfolge bei einer Kranken.

Fall 37, 49 Jahre alt, Alkoholikerin mit einem schweren bis sehr schweren Syndrom

Die Patientin wurde von uns beobachtet, wie sie aus dem Bett aufstand und sich anzog. Eine Schwester stand neben ihr, sollte ihr aber nicht helfen. Wir schrieben aus dem Hintergrund den Vorgang mit:

9^{57} morgens. Patientin liegt im Bett (Aufstehen und Anziehen). „Warum, muß ich fort ?“ — Zieht Wolljacke über Nachthemd, zieht dann die Wolljacke wieder aus. Dann zieht sie den Unterrock über das Nachthemd und zieht den Unterrock wieder aus. Zieht sodann ihr Unterleibchen über das Nachthemd, zieht es wieder aus. Zieht das Taghemd über das Nachthemd und dann den Unterrock über das Taghemd. Zieht den Unterrock wieder aus. Bindet den Hüftgürtel über das Taghemd (verkehrt herum), zieht dann ihr Unterleibchen wieder an, sodann den Hüftgürtel. Nimmt ihre Strümpfe und zieht sie an, befestigt die Strumpfhalter falsch, nimmt nur 2 statt 4. Sagt spontan: „Müßt nicht schimpfen“. Zieht dann den Unterrock wieder an und die Hosen richtig unter den Unterrock. Zieht ihr Kleid richtig an. Dann nimmt sie ihre Schürze, die sie hinten aber nur einfach über Kreuz zusammenbindet. Zieht ihre Wolljacke über das Kleid. Fragt nach ihren Schuhen und zieht diese an. Seit dem Beginn sind 13 min vergangen. (Hat das Nachthemd versehentlich nicht ausgezogen.)

Wenn die antriebsarmen Stirnhirnverletzten von Faust die Suppe aus ihrem Teller tranken, ohne den danebenliegenden Löffel zu benutzen, so zog unsere Kranke als erstes Kleidungsstück die Wolljacke an, die am Schluß des Ankleidens hätte angezogen werden müssen. Gegenüber den Stirnhirnkranken von Faust korrigierte sie sich allerdings weitgehend und sagte sogar, wie oben bereits erwähnt, spontan: „Müßt nicht schimpfen.“ So dürfte die Apraxie der Handlungsfolge bei antriebsgeminderten Stirnhirnverletzten wie bei unseren schwereren amnestischen Psychosyndromen sich weitgehend aus der Minderung des energetischen Faktors ableiten lassen. Sie dürfte bei den Stirnhirnverletzten eine Färbung durch die hier stärker beeinträchtigte Fähigkeit zur Selbstkritik erhalten, während diese Form der Apraxie bei den amnestischen Psychosyndromen in die jeweiligen Merk-Wirkbezüge eingebaut ist. Die gleiche oben beim Ankleiden beobachtete Kranke aß und trank z. B. unauffällig. Es ist hierzu zu ergänzen, daß die vitalen Praxien z. B. des Essens nach v. Monakow und Mourgue auch bei anderen Apraxieformen deshalb am wenigsten betroffen sein sollen, weil sie im vitalen Grund wurzeln und durch die Selbsterhaltungstriebe aktiviert werden. Ein Gesichtspunkt, der sicher seine Berechtigung hat und jedenfalls, wie erwähnt, der Erfahrung bei unseren Kranken entspricht.

Was oben über die Verengung der Merk-Wirkkreise bei unseren Kranken gesagt wurde, kann natürlich ebenfalls energetisch gesehen werden. Je kleiner der Kreis, um so geringer die Dynamik der Auseinandersetzung mit der Umwelt. Es besteht über die Veränderung des Merk-Wirkgefüges hinaus offensichtlich ein *enger Zusammenhang zwischen Leistungsfähigkeit* und *interessierter*, d. h. *aktiver Leistungsentfaltung*. Poppelreuter fiel bei seinen optisch-agnostisch Kranken (Hirnverletzte des 1. Weltkriegs) auf, daß sie auch keine Interessen für optische Darbietungen zeigten. Er schrieb hierzu 1917: „Je länger ich die Leute beobachtete, desto mehr neige ich der Ansicht zu, daß das mangelnde Interesse nicht die Folge der Agnosie ist, sondern daß beides ein und dieselbe Art der Störung bedeutet“ . . . „Die Patienten drückten sich z. B. vor dem Kino, lachten dort nicht, obwohl sie Szenen verstanden.“ Von Monakow und Mourgue erwähnen letztere Beobachtung POPPELREUTERs und sprechen von einer prinzipiellen Bedeutung dieses Symptoms. Wir konnten in Blindenschulen beobachten, daß ein Teil der blinden Jugendlichen in ihrer Freizeit untätig herumsaßen, wurden sie nicht akustisch angeregt. Den Blindenlehrern erwächst hieraus bei manchem blinden Kind sogar ein pädagogisches Problem, denn es gibt nicht selten Fälle, bei denen die mangelnde Anregung durch visuelle Reize zu einem Zustand führt, der dort als „Tastfaulheit" bezeichnet wird.

BÜRGER-PRINZ äußerte (persönliche Mitteilung), daß besonders sensorisch Aphasische s. E. in engem Zusammenhang mit ihrer Aphasie uninteressierter und stumpfer würden. Diese kurz angedeuteten Beispiele sollen nur als Hinweis für die übergreifenden Zusammenhänge zwischen Leistungsfähigkeit und Interesse dienen. Sie legen nahe, die verminderte Aktivität der Kranken mit amnestischen Psychosyndromen auch unter diesem Gesichtspunkt zu sehen.

Wenn wir in unserer Einteilung die Trennung von Leistungen der Auffassung und Leistungen des Handelns vollzogen, so ist klar, daß es sich in jedem Fall nur um ein Mehr oder Weniger an Auffassung oder Handlung handelte. BERZE betonte die fließenden Übergänge vom Wahrnehmen über das Denken zur inneren Handlung und schließlich zur äußeren Handlung. ST. KRAUSS, der auch die Störung des energetischen Faktors beim amnestischen Psychosyndrom in den Mittelpunkt rückt, führt das Syndrom auf einen Primärfaktor zurück, den er im Mangel psychischer Aktivität bei der Wendung zur inneren Handlung sieht. Dem Kliniker ist diese theoretische Analyse von ST. KRAUSS trotz des fruchtbaren Ansatzes nur von geringem Nutzen.

c) Phänomenologie

Klammert man alle Interpretationen und Deutungen bei der Beachtung des energetischen Faktors bei amnestischen Psychosyndromen aus, so bietet sich die phänomenologische Betrachtung im Sinne von GRUHLE an. Danach wird die persönliche Impulsivität nach der Zahl der Impulse, der Intensität und der Dauer der Impulse unterschieden. Wir haben bisher ausgeführt, daß zunächst nicht der gesamten Impulsivität unserer Kranken der Boden entzogen wird, sondern daß am Beginn die Impulsivität gegenüber neuen, insbesondere geistigen Aufgaben nachläßt. Mit zunehmendem Schweregrad der Syndrome vermindert sich die gesamte Impulsivität der Kranken, wie oben erwähnt wurde. Eine rein phänomenologische Betrachtung der Syndrome würde aber die Bedeutung der veränderten Umweltbeziehungen der Kranken, die wiederum ihr energetisches Niveau konstituieren, vernachlässigen müssen. Andererseits verdanken wir der Phänomenologie die Unterscheidung der Fremdanregbarkeit von der Eigenanregbarkeit, die sich uns wiederholt als nützlich erwiesen. Es kennzeichnet alle amnestischen Psychosyndrome und damit auch jede Hirnleistungsschwäche, daß die Eigenanregbarkeit stets mehr oder weniger beeinträchtigt ist, während auf Fremdanregung (im Gegensatz z. B. zum stumpfen Schwachsinnigen) gewöhnlich wesentlich verbesserte Leistungen erzielt werden können.

d) Energetischer Faktor und mnestische Leistungen

Einprägen, Bewahren und Reproduzieren ist das alte Schema der Gedächtnisleistungen, und es soll uns auch hier als grobes Einteilungsprinzip dienen. Wenn man bei den Formen des Einprägens die sog. Merkfähigkeit gesondert untersuchte, so prüfte die Mehrzahl der Autoren damit die Aufnahmekapazität für eine Anzahl von Gliedern. Die Korrelation dieser Kapazität zu mnestischen Leistungen ist in der Tat hoch, wie wir oben ausführten.

Das unmittelbare Wiederholen von Ziffern, von sinnvollen Sätzen mit verschiedener Silbenzahl und der Hanneli- und Max-Geschichte gelang den leichteren Syndromen in der Mehrzahl der Fälle wesentlich besser als den schwereren Syndromen.

Wie wir bereits aus den oben angeführten Tabellen (s. Kap. „Merken als Sonderfunktion") ersehen konnten, besteht eine kontinuierliche, aber durch eine Reihe von Ausnahmen unterbrochene Verschlechterung dieser Leistungen mit zunehmend schwerer werdenden amnestischen Psychosyndromen.

Nun ist aber zu beachten, daß gesetzmäßig Jugendliche mit einem niedrigeren Intelligenzniveau auch eine geringere Aufnahmekapazität bei dieser Art der Darbietung haben und es würde niemand einleuchten, wollte man dieses bei Kindern einfach auf eine herabgesetzte sog. Merkfähigkeit zurückführen. Darüber hinaus zeigen Schwachsinnige ebenfalls eine unter dem Durchschnitt stehende Leistungsfähigkeit auf diesem Gebiet. Eine Ausnahme dürften nur u. U. derartige Minderbegabte machen, die eine besondere Begabung und ein besonderes Interesse für Zahlen zeigen. Die Korrelation dieser quantitativ gemessenen Aufnahmekapazität zum intellektuellen Niveau ist also ebenfalls sehr hoch.

Sah man in der sog. Merkfähigkeit stets eine Leistung, die in zeitlichem Zusammenhang mit dem Einprägen gemessen wurde, so konnten wir feststellen, daß gerade dieser zeitliche Abstand zwischen Aufnehmen und Reproduzieren etwa von Ziffern weniger wesentlich war als die Zahl der Glieder. Betrug also z. B. die Aufnahmekapazität 5 Ziffern, so konnten diese nachgesprochen werden, auch wenn man so langsam sprach, daß sich die Darbietungszeit verdoppelte. Wurden dann 6 Ziffern in der Hälfte der Zeit vorgesagt, wie vorher die 5 Ziffern, so gelang die Wiedergabe trotzdem nur unvollkommen. Es ist ferner eine bekannte Tatsache, daß nicht etwa die zuletzt gebotenen Ziffern am besten wiederholt wurden, sondern die ersten und letzten Glieder, wie z. B. EBBINGHAUS bei Untersuchungen mit sinnlosen Silben feststellte. Bei kleinen, sinnvollen Geschichten, wie z. B. bei der Hanneli- und Max-Geschichte wurde sogar gewöhnlich der Beginn noch am ehesten reproduziert, während der zuletzt gebotene Schluß nicht mehr in die Wiedergabe hineingenommen werden konnte. Wichtiger als die Zeit zwischen Aufnahme, bzw. Beginn der Aufnahme und Beginn der Wiedergabe war also die *Aufnahmekapazität* schlechthin, die sich übrigens auch durch Fremdanregung kaum beeinflussen ließ.

Es ist ferner zu berücksichtigen, daß auch bei diesen vorwiegend mechanischen Wiedergaben sich wiederholt die Interessen und Begabungen des Kranken durchsetzten und ein überraschendes Ergebnis brachten. So wiederholte z. B. der ehemalige Kunstmaler, der sein geringes Interesse für Zahlen betonte, nur 4 bis 5 Ziffern, dagegen Sätze bis zu 26 Silben. Umgekehrt konnte ein Kaufmann (Fall 14) 9 Ziffern nachsprechen, dagegen nur Sätze mit 16 Silben.

Es leuchtet danach wohl ein, daß es sich bei diesen Untersuchungen nie nur um Prüfungen von Gedächtnisleistungen handeln kann. Und es wäre noch unsinniger, wollte man annehmen, daß man hier eine besondere Gedächtnisleistung, nämlich die sog. Merkfähigkeit für sich untersuchte. Von psychologischer Seite wurde die gleiche psychische Leistung als „*Aufmerksamkeitsspannweite*“ bezeichnet. Auch damit kann etwas Richtiges getroffen werden, denn bei Bewußtseinstrübungen kann man durch Anregung diese sog. Aufmerksamkeitsspannweite erhöhen, wodurch eine höhere Zahl von Gliedern wiederholt werden kann.

Es wurde auch schon von *Gedächtnisspannweite* in diesem Zusammenhang gesprochen. In dem Begriff *Spannweite* ist — und darauf kommt es uns hier an— der *energetische Faktor* enthalten. Man wird nicht fehlgehen, wenn man die bei den amnestischen Psychosyndromen so eindrucksvolle quantitative Verminderung unmittelbarer Aufnahmefähigkeit auch mit einer Herabsetzung des allgemeinen energetischen psychischen Niveaus bei diesen Syndromen in Zusammenhang bringt.

Über diese meßbare Herabsetzung unmittelbarer Aufnahme- und Wiedergabefähigkeit hinaus ist bekanntlich die gesamte Aufnahmekapazität dieser Kranken herabgesetzt. Man könnte bildlich von *Spannungspotentialen* zwischen jedem Individuum und seiner Umwelt sprechen. Bei den Kranken mit amnestischen Psychosyndromen verringern sich diese Spannungspotentiale, oft zunächst noch zugunsten egozentrischer Bedürfnisse, aber bei schwereren Syndromen vermindern sich auch diese. Ihre Umwelt wird dann sowohl weniger intensiv wahrgenommen, als auch behandelt. Eine frühere funktionspsychologische Analyse, die von einer Herabsetzung des „*Merkwillens*“ sprach, vernachlässigte die hinter den psychischen Phänomenen stehenden außerbewußten Faktoren (diaphänomenal im Sinne von WIECK), zu denen wir hier in erster Linie den energetischen Faktor rechnen.

In der modernen Psychologie von STERN findet der energetische Faktor und damit auch die Bedeutung der Dynamik der Persönlichkeit erstmals nähere Berücksichtigung bei der Analyse der Gedächtnisleistungen. KERSCHBAUM übertrug die Gesichtspunkte von STERN auf die Psychopathologie der amnestischen Psychosyndrome.

STERN wählt zunächst die übliche Dreiteilung in Reception, Retention und Reproduktion. Wesentliches trifft er mit der Analyse der Reception, bei der er die Persistenz der Wahrnehmung und eine Energiezuwendung unterscheidet. KERSCHBAUM betonte ferner die Bedeutung der „mnemischen Reifung“ beim Receptionsvorgang. Nach STERN bedürfe alles, was ins Gedächtnis eingehe, einer mnemischen Reifung, indem die Inhalte so Beziehung zur „Ich-Sphäre“ erhalten. Dem entspricht nach KERSCHBAUM die „egozentrische Lokalisation“ in der Gedächtnispsychologie G. E. MÜLLERS.

Abgesehen von den schon rein quantitativ herabgesetzten Merkleistungen dieser Kranken gewinnt man bei der klinischen Beobachtung den Eindruck, daß die Dinge, die behalten wurden, weniger Ich-nah waren. Wenn man in der Normalpsychologie erworbene unpersönliche Kenntnisse (z. B. Geschichtszahlen) als Wissen von der persönlichen Erinnerung unterscheidet, so gewinnen diese Kranken oft dort nur ein Wissen, wo sich der Gesunde erinnert. Eindrucksvoll zeigte sich häufig, daß Kranke mit mindestens mittelschwerem Syndrom sich ein oder zwei Tage nach der Untersuchung an viele oder alle Testaufgaben nicht mehr erinnern konnten. Bei Bildern kam es dann nicht einmal zum Wiedererkennen. Dagegen fand sich deutlicher Übungszuwachs bei der Wiederholung der Aufgaben. Ein

Sachverhalt, der schon vor 50 Jahren durch GREGOR u. a. beschrieben wurde. Darüber hinaus wurden aber auch z. B. Dreiecke zum Rechteck zusammengefügt, ohne daß die Aufgabe erneut genannt wurde, und obwohl sich die Kranken nicht daran erinnern konnten, die Aufgabe schon einmal gelöst zu haben. Also auf dem Boden der *verminderten Ich-Resonanz* neuer Eindrücke kann Neuerwerb zu *ichfernem Wissen* werden, wo im Normalfall *ichnahe Erinnerungen* ständen.

Der Zusammenhang zwischen psychischer Dynamik und Retention wurde schon im Kapitel „Merken — Intendieren — Wirken" besprochen. In der Psychopathologie finden sich weitere zahlreiche Hinweise für die *Bedeutung der Stärke und Richtung der psychischen Kräfte der Persönlichkeit für das Merken bzw. Bewahren von Gedächtnisinhalten.* Den Zusammenhang mit der Triebdynamik zeigte FREUD mit seiner Lehre von den mißglückten Verdrängungen, für die Kindheitserlebnisse noch in höherem Lebensalter bedeutsam sein können.

Bei unseren Kranken sahen wir, wie sich die Gedächtnisleistungen mehr und mehr um die Triebe der Selbsterhaltung (Besitz, Nahrungszufuhr) gruppieren. Für die triebferne Retention bietet das bekannte Querulantengedächtnis ein besonders eindrucksvolles Beispiel aus der Psychopathologie.

Auch innerhalb der Reproduktionsfähigkeit drängt sich die Beachtung des energetischen Faktors auf. Die Einfallsarmut der Kranken spiegelt sich eindrucksvoll u. a. in der nur geringen Zahl der Rorschachdeutungen wider.

Das beziehungsarme Denken der Kranken, das BÜRGER-PRINZ und KAILA „röhrenförmig" nannten, steht hiermit in Zusammenhang. Es sind gewiß nicht nur bildliche Vergleiche, wenn man diese quantitativen *Verminderungen des Vorstellungsschatzes* auch mit einer *Spannungsarmut* psychischen Geschehens in Zusammenhang bringt. Dementsprechend sind hier die Ausfälle am schwersten bei den Kranken, die klinisch am stärksten abgestumpft und antriebsvermindert wirken, wie auch aus der zunehmenden Verminderung der Zahl der Rorschachdeutungen bei den schwereren Syndromen hervorgeht.

Es spricht auch gegen eine statische Interpretation des Ausfalls von Gedächtnisinhalten, daß diese Ausfälle bei Besserung der Syndrome weitgehend reversibel sein können, während gleichzeitig die Kranken dann geistig lebhafter werden. Immer wieder kommt es darauf hinaus, *Gedächtnisleistungen dynamisch* als einen ständig fließenden Prozeß zu sehen und statische Vergleiche fallenzulassen.

Unter *hirnpathologischen Gesichtspunkten* brachte STERTZ einen besonderen Beitrag zum psychischen energetischen Niveau bei Hirnschädigungen. Mit dem Begriff der *Stammhirndemenz*, den er der *Hirnmanteldemenz* gegenüberstellte, findet er eine wesentliche Differenzierung des energetischen Niveaus bei organischen Psychosyndromen. Das Zwischenhirnsyndrom umschrieb STERTZ wie folgt: „Die an sich intakten Apparate des Hirnmantels werden nicht oder nur unvollkommen in Tätigkeit gesetzt. In der Funktion des Denkens wirkt sich das als eine Art Intelligenzschwäche, in der des Gedächtnisses als korsakowartiger Zustand aus, auf dem Gebiet des Gefühls und der Affektvorgänge findet man bei durchschnittlicher flacher Euphorie ein spontan und reaktiv apathisches Verhalten mit fehlender Krankheitseinsicht." Dem entspricht weitgehend die sog. Hypohysärstimmung und das hirnlokale Psychosyndrom M. BLEULERs.

Unter unseren 45 Fällen fanden sich zwei Kranke (s. u. Fall 7 u. 8), bei denen nur ein leichtes amnestisches Psychosyndrom bestand, die aber hochgradig antriebsgestört waren. Sie boten so das Bild der Stammhirndemenz im Sinne von STERTZ.

Fall 7 — leichtes amnestisches Psychosyndrom

59jähriger, ehemals intelligenter, erfolgreicher Geschäftsmann, Trinker. 1953 verwirrt. Polyneuritis. Das amnestische Psychosyndrom ist pathoplastisch gefärbt durch hochgradige Antriebsminderung im Sinne einer Stammhirndemenz. Befindet sich seit 2 Jahren in einer Anstalt. Wird er nach dem Grund seiner Einweisung gefragt, so konfabuliert er, daß er von Ungarn beim Pferdekauf angeschossen worden sei (unklare Zusammenhänge mit Erinnerungen aus der Vergangenheit).

Leistung der Auffassung: Er bringt es im allgemeinen nur zu oberflächlichen Situationsdeutungen, indem er beim Blindekuhbild zwar das Spiel sieht, aber nicht auf die Gefahr eingeht, die dem Geschirr droht, weil der Junge im Begriff ist, die Tischdecke herunterzureißen. Beim Schneeballbild sieht er zwar, daß ein Knabe bestraft wird, mißdeutet jedoch das Loch in der eingeworfenen Fensterscheibe als Vogel und meint, der Knabe sei beim Nest-Ausnehmen erwischt worden. Die 4 Bilder der kürzeren Bildergeschichte beschreibt er zunächst umständlich einzeln und bringt sie erst nach mehrmaliger Anregung in die richtige Reihenfolge. Bei der Bildergeschichte mit 6 Bildern gelingt es ihm nicht mehr, den Zusammenhang zu übersehen und er bemüht sich auch nicht sonderlich darum.

Fehlende Teile an Gegenständen beachtet er teilweise spontan, aber das fehlende Stuhlbein sieht er erst nach Anregung. Während er den fehlenden Finger an der Hand spontan bemerkt, sieht er die fehlenden Gesichtsteile erst nach Anregung.

Vorwiegend gestaltende Leistungen: Er fügt die Tierbilder richtig zusammen, ebenfalls Dreiecke zum Rechteck. Figuren legt er mit falscher Plättchenzahl, doch nach Anregung dann besser. „Geometrische Figuren nachzeichnen" und „Dreieck, Kreuz, Kreis zeichnen" wird von ihm richtig durchgeführt.

Bei den sprachlich-begrifflichen Aufgaben zeigt sich die Besonderheit dieses Falles eindrucksvoll: Er faßt nur sehr langsam und meist nicht mehr ausreichend auf. Bei den Wesensmerkmalen trennt er von Anfang an nicht scharf zwischen wesentlichen und unwesentlichen trotz mehrmaliger Erläuterung. Begriffsgegensätze werden ebenfalls unzureichend erkannt. Nach einigen schwachen Ansätzen liest er nur noch vor. Die Aufgabe „Analogien bilden" dagegen faßt er noch auf und bleibt bis zum Schluß dabei. Bringt allerdings verschiedene ungenaue Lösungen.

Bei Tests, die mit Zahlen zu tun haben, zeigt er sich interessierter und löst sogar die Aufgabe „Zahlenreihen fortsetzen" bis auf die letzten beiden Zeilen richtig.

Den anschaulich geleiteten Labyrinthtest geht er sehr langsam durch, muß wiederholt zur Genauigkeit angehalten werden, indem er z. B. über Sackgassen hinausfahren will. Bei Tafel 12 gibt er nach mehreren Versuchen auf. Beim Würfelzählen zeigt sich wieder sein kaufmännisches Interesse an Zahlen, indem er hier der Aufgabe nachgeht, aber zwei Blöcke ungenau zählt.

Der Patient ist durchgehend in seiner Aktivität vermindert, lacht zu vielen Aufgaben, wirkt wurstig, flach euphorisch, obwohl er fälschlich meint, daß er im Hinblick auf die erhoffte Entlassung untersucht werde. Gegenüber anderen Patienten aus der Gruppe der leichten bis mittelschweren amnestischen Psychosyndrome fällt auf, daß er die sprachlich-begrifflichen Aufgaben wesentlich schlechter löst, wobei er sich aber nicht zu dem typischen Leistungsabfall anderer schwerer Fälle verschlechtert. Faßt er die Aufgaben auf, wie z. B. „Analogien bilden", so bleibt er bei ihnen bis zum Schluß. (Nur bei Begriffsgegensätzen nach schwachem Ansatz Leistungsabfall.) In der Mehrzahl der Fälle faßt er die Aufgaben nicht auf, wobei sein geringes Interesse eine wesentliche Rolle spielt, denn seinem Zahleninteresse entsprechend, löst er die Aufgabe „Zahlenreihen fortsetzen" wesentlich besser. Der geringe Grad seines amnestischen Psychosyndroms zeigt sich, indem er nicht nur örtlich, sondern auch zeitlich genau orientiert ist und sich auf seine vage und oberflächliche Art noch für Neuigkeiten interessiert, denn er liest noch täglich in Zeitungen.

Leistungen, die vorwiegend oder teilweise als mnestisch zu bezeichnen sind: Er kann bis 8 Ziffern nachsprechen (Zahleninteresse), läßt dagegen bei Sätzen mit 26 Silben regelmäßig etwas aus. 16 Silben werden richtig wiederholt. Die kurze Hanneli-Geschichte erzählt er noch ausreichend nach, dagegen die längere Max-Geschichte nur unter Weglassung mehrerer Einzelheiten. Er kennt die Namen seiner Pfleger und sogar mehrerer seiner Mitpatienten. Er kennt bei späteren Nachuntersuchungen die Tests vom Vortage wieder und kann auch nach einigen Wochen der Unterbrechung — zwar in deutlich vermindertem Umfang, jedoch noch überraschend gut von den Untersuchungen berichten.

Bei dem zweiten Fall (F. 8) war das psychisch energetische Niveau ebenfalls wesentlich niedriger, als es dem sonstigen Schweregrad des amnestischen Psychosyndroms entsprach. Es handelte sich dabei um einen Zustand auf dem Boden einer Cerebralsklerose (nach einem apoplektischen Insult).

Die Fälle lassen erkennen, daß es unmöglich ist, einfache gesetzmäßige Korrelationen zwischen dem Grad des amnestischen Psychosyndroms und der Minderung des psychischen energetischen Niveaus zu ermitteln. Da es sich bei amnestischen Psychosyndromen stets um eine diffuse Hirnschädigung handelt mit besonderer Beteiligung der Hirnrinde, kann eine begleitende Stammhirnschädigung hochgradig sein oder auch u. U. fehlen. Wir wissen umgekehrt, daß bei den Antriebsminderungen des Parkinsonsyndroms, die sich vornehmlich auf die Beziehungen zwischen Antrieb und Motilität auswirken, amnestische Psychosyndrome sogar gewöhnlich völlig fehlen. So ist auch der Prägnanztyp einer Änderung des psychischen energetischen Niveaus beim amnestischen Psychosyndrom ein anderer, als der einer sogenannten Stammhirndemenz und bei dieser wieder ein anderer als beim Parkinsonsyndrom, obwohl auch hier vornehmlich das Stammhirn alteriert ist. Beim *Parkinsonsyndrom* sprachen wir — auf Grund von Untersuchungen an Postencephalitikern, ferner an mit Reserpin und Chlorpromazin behandelten Kranken — von einer *Minderung der Bewegungs- bzw. Handlungsantriebe.* Erst von hier aus wird das weitere psychische, energetische Niveau beeinflußt. Bei der typischen *Stammhirndemenz* sind dagegen eher *gleichmäßig alle psychischen Leistungen* betroffen, analog der *frontalen Antriebsstörung.* Nimmt man das Verhältnis der Antriebshaftigkeit zur Bewegungsentfaltung als Kriterium der verschiedenen Syndromtypen, dann besteht bei der Stammhirndemenz und auch bei der frontalen Antriebsstörung (nach M. Bleuler auch u. U. bei anderen hirnlokalen Psychosyndromen und auch bei endokrinen Psychosyndromen) ein Ergriffensein der Gesamtpersönlichkeit und von hier aus eine Minderung der Bewegungsentfaltung. Beim *Parkinsonsyndrom einerseits* und beim *amnestischen Psychosyndrom andererseits* besteht jeweils eine Diskrepanz zwischen Antrieben und Bewegungsentfaltung. Beim Parkinsonsyndrom steht die Hemmung der Bewegungs- bzw. Handlungsantriebe gleichsam neben der Persönlichkeit, während die geistige Initiative zunächst noch wenig beeinträchtigt ist. Umgekehrt ist beim amnestischen Psychosyndrom zunächst die geistige Initiative gemindert, während die handelnde Aktivität (besonders für Automatismen) zunächst noch lebhaft sein kann und erst bei schwereren Syndromen betroffen ist.

e) Energetik psychischer Abläufe

Im Vorfeld der amnestischen Psychosyndrome liegt die sogenannte Hirnleistungsschwäche, zu der es Übergänge von den leichten amnestischen Syndromen gibt. Schon bei der Hirnleistungsschwäche richtet sich die Diagnostik auf die veränderte Energetik psychischer Abläufe. Gemeint sind die Dauerbelastungen, die zunächst von Kraepelin eingeführt wurden, später von Pauli u. a. übernommen wurden und heute noch in Form des Rechentests (Addieren von je zwei einstelligen Zahlen für die Dauer von mindestens einer Stunde) im Mittelpunkt leistungspsychologischer Untersuchungen bei Hirngeschädigten stehen. Wesentlich ist, daß der Kranke, bzw. der zu Begutachtende seine höchste Leistungsfähigkeit entfaltet. Erst wenn diese Vorbedingung erfüllt wird (sie wird bei Gutachten bekanntlich leider den Rentenwünschen der Betreffenden entsprechend häufig nicht erfüllt), lassen sich Verlangsamungen des Rechentempos, erhöhte Fehlerzahl und vorzeitiger Leistungsabfall auf eine Hirnleistungsschwäche zurückführen. Mit den Kriterien Verlangsamung und vorzeitiger Leistungsabfall, bzw. vorzeitige Ermüdbarkeit, sind bereits die wesentlichsten Momente der veränderten psychischen Dynamik bei Hirngeschädigten erfaßt. Bei gemeinsam mit A. KRANTZ-GROSS durchgeführten Untersuchungen an etwa 100 gesunden und kranken Personen (vornehmlich im Rechnen nicht geübte Erwachsene), die nach KRAEPELIN je eine Stunde zwei einstellige Zahlen im höchsten Arbeitstempo addieren sollten und das Ergebnis jeweils aufschrieben, kamen wir zu folgender Bewertung:

Zahl der Additionen	
über 1000	sehr schnell
über 900	schnell
750—900	gut mittel
600—750	mittel[1]
unter 600	langsam
unter 400	auffällig langsam

[1] unter Berücksichtigung von Rechenbegabung und Übung kann das mittlere Arbeitstempo bereits abnorm sein.

%	Fehlerzahl
0 —0,5	sehr gut
0,5—1	gut
1 —2	mittel[1]
über 2	schlecht, bzw. abnorm

[1] bei Berücksichtigung von Rechenbegabung, Übung und Arbeitstempo kann die hier als „mittel“ angegebene Fehlerzahl unter Umständen schon abnorm sein.

Wichtig schien uns die Feststellung, daß bei diesem für die Klinik heute noch so häufig verwandten Test bei Hirnleistungsschwäche zwar Verlangsamungen des Arbeitstempos in der Mehrzahl der Fälle festzustellen waren, dagegen ein vorzeitiger Leistungsabfall nicht innerhalb einer Stunde obligat war. Wir schlossen daher unmittelbar an die Stunde des Rechentests eine weitere halbe Stunde Belastung mit einem Buchstabendurchstreichtest (bei dem ebenfalls pro Minute abgestoppt wurde) an. Wiederholt kam es bei Fällen, die sicher an einer Hirnleistungsschwäche litten, erst in dieser folgenden halben Stunde zum Leistungsabfall mit zunehmender Fehlerzahl oder nachlassendem Arbeitstempo. Es hing im einzelnen von der Persönlichkeit ab, ob das Arbeitstempo gehalten wurde und die Fehlerzahl zunahm, oder ob das Tempo vermindert wurde zugunsten der Qualität. Bei hochgradiger Ermüdung entzogen sich diese Variationen mehr und mehr dem Leistungswillen.

Da das Rechentempo wesentlich von Begabung und Übung bestimmt wird, ist man häufig im unklaren, ob man eine Verlangsamung mit einer Hirnleistungsschwäche in Zusammenhang bringen soll. Gerade dann wäre eine objektivierbare vorzeitige Ermüdbarkeit diagnostisch von besonderer Bedeutung. Es wäre also wichtig, die Rechenzeit auf 2 Std. anzusetzen, wie es zu Zeiten KRAEPELINs schon verschiedentlich gemacht wurde. Dies verträgt sich nur selten mit den Möglichkeiten, die in einer Klinik gegeben sind. Es würde den Rahmen dieser Arbeit überschreiten, wenn wir uns noch näher mit dem Vorfeld der amnestischen Psychosyndrome, der Hirnleistungsschwäche, befassen wollten, aber eine Anregung möchten wir uns doch in diesem Zusammenhang für die Untersuchung der Hirnleistungsschwäche erlauben: Unsere Untersuchungen zeigten die Gesetzmäßigkeit, daß es bei amnestischen Psychosyndromen, d. h. also bei schwerer Hirnleistungsschwäche, bei Aufgaben, die ein hohes Maß von Denkinitiative verlangen [„Wesensmerkmale zuordnen", „Begriffsgegensätze erkennen", „Analogien bilden", „Zahlenreihen fortsetzen" usw. (s. o.)] innerhalb weniger Minuten zum eindrucksvollen Leistungsabfall kam. Dauerleistungen bei anderen Aufgaben waren dagegen eher möglich. Es wurde oben bei Fall 5 das Ergebnis des Kraepelinrechentests in einer Tabelle angeführt. Daraus ist ersichtlich, daß der Patient zwar deutlich verlangsamt rechnet, aber trotz der Belastung von einer Stunde fehlt ein typischer Leistungsabfall. Derselbe Kranke versagte am folgenden Tage jeweils innerhalb weniger Minuten bei den genannten Aufgaben. Es liegt also nahe, bei *Hirnleistungsprüfungen zwar Dauerbelastungen* zu wählen, aber *nicht* mit dem weitgehend *mechanischen* Addieren einstelliger Zahlen oder etwa dem Durchstreichen von Buchstaben, sondern mit einer Zusammenstellung von Aufgaben im obigen Sinne, deren fortlaufende Lösung ohne die Ermöglichung einer Erholungspause gefordert wird.

Kommen wir nun auf die Verlangsamung der Abläufe bei den amnestischen Psychosyndromen zu sprechen, so ist zunächst das *Tempo der Auffassungsfähigkeit* von Bedeutung. Es ist beachtenswert, daß dieses Tempo der Auffassung nicht durchgehend verlangsamt war, sondern bei leichteren Aufgaben durchaus normal sein konnte. Hier findet sich ein wichtiger Unterschied zur Bewußtseinstrübung, bei der man eher geneigt ist, von einer durchgehenden Verlangsamung im Auffassungstempo zu sprechen. Bei mehreren Kranken aus der Gruppe der leichten bis mittelschweren amnestischen Psychosyndrome gewann man sogar wiederholt den Eindruck, daß die Kranken selbst bei den schwierigen sprachlich-begrifflichen Tests in normalem Tempo auffaßten, während sich schon kurze Zeit später ein Leistungsabfall zeigte. Es hing also bei der Mehrzahl der Fälle wesentlich von dem noch vorhandenen Leistungsniveau ab, bei welchen Aufgaben die Verlangsamung der Auffassung einsetzte. Hingegen fanden sich einzelne Fälle, vorweg Fall 7 und Fall 8, die wir im Sinne einer Stammhirndemenz nach STERTZ, bzw. des begleitenden hirnlokalen Psychosyndroms nach M. BLEULER, abgrenzten, bei denen sich eine allgemeine Verlangsamung des psychischen Tempos auch bei der Auffassung leichter Aufgaben zeigte.

Die Verlangsamung beim *Ablauf der psychischen Leistungen* war ebenfalls sehr uneinheitlich. Auch hier (s. o.) wird man von einem wichtigen Unterschied gegenüber der Bewußtseinstrübung sprechen können. Es gab Kranke, die bei den schwierigen sprachlich-begrifflichen Aufgaben vom Beginn bis zum Ende einer Aufgabe (die ja meist 20—30 Einzelaufgaben umfaßte) verlangsamt vorgingen — als wollten sie ihre Insuffizienz kompensieren —, dann aber bis zum Schluß bei der Aufgabe blieben. Andere gingen zunächst beschleunigt vor, ließen dann im Tempo nach oder wichen vollends von der Aufgabe ab. Persönliches Tempo, Temperament, Leistungswille bzw. Kompensationswille hatten also selbst bei unseren Kranken einen wesentlichen Einfluß auf das Tempo psychischer Leistungsabläufe. Je schwerer die Syndrome wurden, um so geringer wurde dieser Einfluß. Andererseits besteht kein Zweifel, daß beim Vorfeld der amnestischen Psychosyndrome, der leichten Hirnleistungsschwäche, dieser

Einfluß der Persönlichkeit auf das Ablauftempo psychischer Leistungen wesentlich sein dürfte. Ein Gesichtspunkt, der zeigt, wie problematisch es ist, wenn man zum Zwecke der Begutachtung Hirnleistungsprüfungen zu kurz ansetzt und auf das Kriterium der vorzeitigen Ermüdbarkeit verzichtet.

Einen weiteren eindrucksvollen Hinweis für die veränderte Energetik psychischer Abläufe lieferten die so häufig auftretenden Perseverationen. Sie spiegelten in einer besonderen Form das zähe und verlangsamte Dahinfließen von Bewußtseinsinhalten. So wurde z. B. nicht selten die mit kurzem Abstand vorher vorgelesene Hanneli-Geschichte in die Max-Geschichte hineinperseveriert. Im Rorschachprotokoll zeigten sich Perseverationstendenzen von der geringen Variation der Inhalte (mit dem bekanntlich hohen Tierprozent) bis zum typischen Wiederholen bereits auf früheren Tafeln gegebener Deutungen.

Es fiel auf, daß die Mehrzahl der Kranken typische Ermüdungssymptome während der Untersuchung vermissen ließ. Häufig kam es zwar zu dem Absinken der Leistungen bis zum völligen Abschweifen von der Aufgabe, aber dies wiederholte sich im Einzelfall immer wieder aufs neue, während die Leistungsfähigkeit insgesamt nach 2 und auch 3 Std. nicht eindeutig hinter den Anfangsleistungen zurückstehen konnte. Bei diesen Kranken fehlten die Vorbedingungen echter Ermüdung, nämlich die anhaltende Anspannung. Dem entsprach auch, daß nur einzelne Kranke über Müdigkeit klagten. Am ehesten die wenigen, die durchgehend verlangsamt wirkten und kritisch versuchten, sich an ihre reduzierte Leistungsfähigkeit anzupassen.

STERN gibt dem Müdigkeitsgefühl die personale Bedeutung eines Warnungs- und Regulierungs-Signals. Es kann bekanntlich in besonderen Situationen (z. B. bei Gefahr) ausbleiben, aber auch medikamentös (z. B. durch Weckamine) unterdrückt werden. Wir haben es wiederholt bei unseren Kranken beobachtet und es wurde dies auch besonders durch BÜRGER-PRINZ und KAILA betont, daß die Kranken weitgehend einer aktuellen Reizwelt ausgeliefert sind. Wie es nicht selten bei Hunger und Durst zu einem Zerfall des biologischen Wertes dieser leibnahen Gefühle (bzw. Gemeinempfindungen) bei diesen Kranken kommt, so fehlt auch — zumindest bei den schwereren Syndromen — das differenzierte Erleben von leistungsfähiger Wachheit einerseits und Müdigkeit (nicht Schläfrigkeit) andererseits im Leistungsvollzug.

VI. Die situative Orientierung

a) Allgemeines

BONHOEFFER kennzeichnete den sog. Korsakowschen Symptomenkomplex mit den Symptomen der zeitlichen Desorientierung, örtlichen Desorientierung, Konfabulationen und Merkfähigkeitsstörungen. Entsprechend den vielfach geübten Bestrebungen, psychopathologische Syndrome auf den Ausfall oder die Änderung einzelner psychischer Funktionen zurückzuführen, war es naheliegend, zeitliche und örtliche Desorientierung aus den Störungen der sog. Merkfähigkeit abzuleiten, wie es vielfach geschah. Darüber wurde die Ganzheit der erkrankten Person und ihre veränderten Beziehungen zur Umwelt, die hinter der äußeren

Symptomatik standen, noch nicht gesehen. Schon die Begriffe der örtlichen und zeitlichen Desorientierung veranlaßten zwar zur Registrierung der Symptome, sahen aber in erster Linie den Ausfall und kaum das veränderte Sosein dieser Kranken, die in ihrer eigenen Welt lebten. Ort und Zeit wurden als feststehende Größen gesehen, in denen der Kranke sich nicht zurechtfand. Damit traf man aber in erster Linie die überpersönliche Örtlichkeit und Zeitlichkeit, d. h. die der persönlichen Gehalte entkleideten räumlichen Bezüge (Anordnung der Häuser, der Zimmer, der Betten usw.) und zeitlichen Daten (Jahreszahl usw.). Erst durch die Beachtung der Bedeutung der Person in der Psychologie (W. STERN = personalistische Psychologie) und in der Psychopathologie (die antropologischen Richtungen) wird mehr und mehr das veränderte Sosein der Kranken in den Blickpunkt gerückt. Dabei wurde das Sosein der Hirngeschädigten und insbesondere auch der Kranken mit amnestischen Psychosyndromen bisher noch vernachlässigt.

Die veränderte situative Orientierung dieser Kranken vollzieht sich naturgemäß weitgehend in der Spannung zwischen Person und Welt. Die Umwelt schrumpft zusammen und büßt mehr und mehr ihren „Aufforderungscharakter" (K. LEWIN) und ihren „Materialcharakter" (W. STERN) ein, d. h. Gegenstände werden weniger beachtet und genutzt. Zum Beispiel ein Federhalter verliert seinen Wert als Material zum Schreiben usw. Die Weltoffenheit der Kranken bildet sich zurück und nähert sich bei den schwersten Fällen dem Vitalraum des Säuglings mit unmittelbarer Bedürfnisbefriedigung. Dinge mit überpersönlichem Materialcharakter (z. B. ein Federhalter für jedermann) treten mehr und mehr zurück zugunsten der Signalzeichen (z. B. Eßbares, Besitzbares für mich), die bei diesen Kranken weitgehend von den bis zum Lebensende sich äußernden Selbsterhaltungstrieben bestimmt werden.

Für die Art der situativen Umorientierung im amnestischen Psychosyndrom sind neben der Schwere des Syndroms vor allem wichtig das Alter des Betroffenen, seine Wünsche und Interessen (bei den Alten mehr auf die Vergangenheit gerichtet, bei den Jüngeren evtl. mehr oder weniger vage Zukunftspläne, besonders Entlassungswünsche), seine Vitalität und Aktivität und damit auch die prämorbide Persönlichkeit. Von hier aus lassen sich verschiedene *Prägnanztypen* aufstellen, denen der einzelne „mehr oder weniger" entspricht. *Allen gemeinsam* ist die schon mehrmals betonte Einbuße an weltoffener Distanz, zugunsten egozentrischer Unmittelbarkeit. Damit verliert der Kranke Personalität, wenn wir mit W. STERN die Person als eine „individuelle, eigenartige Ganzheit, welche zielstrebig wirkt, selbstbezogen und weltoffen ist, lebt und erlebt" definieren. W. STERN sieht die zentrifugale Auseinandersetzung von Person und Welt wie die zentripetale Wirkung der Welt auf die Person in den drei Bereichen: *Biosphäre, Gegenstandswelt* und *Werte-Welt.*

Zur *Vitalwelt* oder *Biosphäre* der Person sagt STERN: „Menschliches Leben hat mit pflanzlichem und tierischem gemeinsam jene Funktionen, durch welche sich das Individuum selbstverständlich und treffsicher ins Einvernehmen setzt mit seiner Welt. Selbstbehauptung und Selbststeuerung, Wachstum und Reifung, Fortpflanzung, Anpassung, Mneme sind solche „Vitalfunktionen". Die Welt ist für diese Funktionen nur da als erweiterter Lebensbereich, als Reiz oder Material, als Gehäuse oder Bedrohung, sie bildet die Vitalwelt oder Biosphäre der Person."

Gegenüber Tier und Pflanze bildet darüber hinaus jeder Mensch „das selbstwertige, sinnhaltige Zentrum einer Welt, die ihrerseits aus selbständigen Wertsubstraten besteht, seien es Nebenmenschen, Gemeinschaften, kulturelle, historische, religiöse Tatbestände und ideale Forderungen". Die Einschmelzung oder Einverleibung objektiver Wertgehalte in den Selbstgehalt nennt die personalistische Theorie Introception. „Sie bildet die Aufgabe, die allem wahrhaft menschlichen Leben Richtung und Gestalt verleiht. Die einheitliche, sinnvolle Lebensgestalt, der die Introception zustrebt, heißt „Persönlichkeit". *Zwischen dem Lebensmodus der Vitalität und der Introception steht der Erlebnismodus:* Seine Welt ist die *Gegenstandswelt.* Erleben ist nach W. STERN: „Leben in Spaltung und Spannung. Seine Richtungen zielen auf Abhebung aus der Ganzheit oder auf Einbettung in die Ganzheit." In jedem Erleben sind stets beide Richtungen zugleich vorhanden, da ja völlige Abspaltung die Einheit der lebenden Person vernichte, völlige Einbettung das Aufhören der Spannungen und dadurch des Erlebens bewirken würde. Bringt man mit STERN die Begriffe der modernen Gestaltpsychologie hiermit in Zusammenhang, so steht die „Gestalt" als Bewußtseinsinhalt am äußersten Pole der Abgehobenheit. „Das Umfeld" dagegen, sofern es überhaupt erlebt wird, geht ohne Grenze in den Totalzustand der Person über, steht also am Eingebettetheits-Pol. Während Person und Welt in der Unmittelbarkeit der Vitalität und in der höheren Ganzheit der Introception eines sind, leben sie erlebend auseinander. „Der Mensch erlebt die Welt: äußere Vorgänge, Objekte, Zustände, Gesetze, mögliche und wirkliche, vergangene, gegenwärtige, künftige, zeitlose — oder er erlebt sich selbst: eigene Strebungen, Geltungen, Beschaffenheiten, Unstimmigkeiten, früheres Gewesensein, Zukunftsmöglichkeiten." Dem einen entspricht die Skala der objektivierenden Erlebnisse, dem Selbsterleben die Stufenleiter subjektivierender Erlebnisse.

Versuchen wir die situative Umorientierung bei amnestischen Psychosyndromen grob zu skizzieren, so sind, wie erwähnt, Schweregrad des Syndroms, Alter des Kranken, erhaltene Aktivität und Vitalität und die prämorbide Persönlichkeit zu berücksichtigen. Die letzteren Faktoren fallen besonders bei den schwereren Syndromen ins Gewicht. Bei der Gruppe der leichten und mittelschweren Syndrome setzte bereits die Abnahme der Spaltung bzw. der Distanz von Person und Welt ein. Sofern objektive Wertgehalte der Welt im früheren Leben introceptiv erworben wurden, wirken sie nach, aber gewöhnlich verflachen sie, gewinnen immer weniger Einfluß auf das Handeln. Es fehlt vor allem aber mit zunehmendem Schweregrad die Kraft zur Weiterausbildung dieser höheren Ganzheit von Person und Welt, sofern sie überhaupt bestanden hat. Die objektiven Werte des Wahren, Guten, Schönen und Heiligen verlieren an Bedeutung, entschwinden der Situation des Kranken. Der Künstler verliert seine Schöpferkraft (Fall 12 wählte wörtlich diese Formulierung), der Wissenschaftler läßt nach in seinem Bemühen um das Wahre. Bewußtes Streben nach dem sozialen Wert des Guten tritt zurück, und für den im höheren Sinne Frommen wird das Heilige in dem Bereich personaler Wünsche dienstbar. Hier setzt der Weg des Abbaus ein. Von der Persönlichkeit zum personalen und bei den schwersten Fällen schließlich zum apersonalen.

Im Bereich zwischen Ich und Gegenstandswelt vollziehen sich weitere charakteristische Änderungen. Es ist bezeichnend für die Zähigkeit der Selbsterhaltungstriebe, daß die Auseinandersetzung zwischen Person und Welt bis zu den schweren Fällen in der Spannung zwischen Selbstbewußtsein und Gegenstandsbewußtsein eingebettet bleibt, d. h. der Kranke gibt gewöhnlich sich und seiner gegenwärtigen Situation Deutungen, die sich aufeinander beziehen. Es entspricht offensichtlich den elementarsten Bedürfnissen, daß man sich um die Deutung der unmittelbaren Umgebung bemüht, auch wenn sich die Distanz zwischen Umwelt und Person nur noch auf einen kleinen Rest beschränkt, wie bei unseren schweren Fällen. Man denke etwa an das unangenehme Gefühl, das einen überfällt, wenn man aus tiefem Schlaf im Dunkeln in einem fremden Raum erwacht und sich um die Orientierung in Situation und damit auch Ort bemüht. Der Aufbau der situativen Orientierung zeigte sich auch eindrucksvoll bei Kranken, die wir im Erwachen nach dem Elektroschock beobachteten. Während sie noch zeitlich völlig desorientiert waren, hatten sie gewöhnlich ihre unmittelbare Situation schon längst wieder erfaßt. Sofern einem Kranken überhaupt eine Auseinandersetzung mit seiner Situation möglich ist, wird er sie deuten. Wahrnehmungen ohne Sinngebung rücken auf die Stufe von elementaren Empfindungen herab. Eine sinnlose „Situation" aber wäre ein Widerspruch in sich. Dabei ist es die Besonderheit mancher psychoorganischer akuter Reaktionen (z. B. des sog. Situationsdelirs der Commotionspsychose u. a.) und auch in einzelnen Fällen chronisch-amnestischer Psychosyndrome, daß sie die gegenwärtige Situation der Vergangenheit unterordnen und retrograd umdeuten. Diese Form der Situationsgestaltung steht im Zusammenhang mit einer Erregung vitaler Schichten bzw. Zentren der Persönlichkeit, die dazu führen, daß die gegenwärtige Situation ehemals lebenssituativ relevanten (Wieck) Situationen untergeordnet wird.

Wie wenig diese Formen aktiver Situationsumdeutung mit amnestischen Psychosyndromen zu tun haben können, zeigt die bekannte, aber bisher u. E. nicht genügend gewürdigte Tatsache, daß derartige Kranke überraschende Merkleistungen z. B. bei ich-fernen Inhalten, wie Zahlen, zeigen können. Dies konnten wir auch erneut nachweisen. Während sich also diese Kranken — besonders typisch sahen wir es wiederholt im Delirium tremens — überraschend schnell vierstellige Zahlen merkten, behielten sie jedoch nicht, wo und in welcher Situation sie sich befanden, obwohl ihnen dies gleichzeitig mit dem Nennen von Zahlen mitgeteilt worden war.

Kann man bei amnestischen Psychosyndromen generell von einer *Situationseinengung* (s. hierzu auch Pauleikhoff) sprechen, die sich von einer weitgespannten *persönlichen* auf eine unmittelbare, *personale* oder auch *apersonale* Situation hin entwickelt, so steht am *Ende dieser Entwicklung* — bzw. bei sehr schweren Syndromen — ein *Situationszerfall*, bei dem die unmittelbare Umgebung mit ihren Einzelheiten immer weniger realisiert wird. Auf Befragen geben diese Kranken dann nur noch zusammenhanglose Einzeldeutungen, wie z. B. wiederholt wechselnde Berufsbenennungen des Untersuchungsleiters innerhalb kurzer Zeitspannen. Figur und Hintergrund, bzw. Gestalt und Umfeld werden hier immer weniger miteinander in Beziehung gebracht. Die Kranken und der Arzt heben sich nicht mehr aus dem Umfeld bzw. dem Hintergrund einer evtl. noch grob erfaßten Anstaltssituation als entsprechende Gestalten ab, sondern eine Angleichung an die Situation gelingt nur noch — trotz Fremdanregung — punktuell und zusammenhanglos in Form von Einzeldeutungen. In diesem Stadium werden die Kranken gewöhnlich bereits im Bett gehalten. Stehen sie auf, so lassen sie Harn und Kot unter sich und zeigen damit ihre unzureichende Angleichung an die unmittelbare Gegenstandswelt.

Gegenüber diesen Übergängen von der *Situationseinengung* zum *Situationszerfall* findet sich die soeben erwähnte *besondere Form der Situationsangleichung*, die wir als „*aktive retrograde Umdeutung der Gegenwartssituation*" mit ihren verschiedenen Variationen als besondere psychoorganische Reaktionsform beschrieben haben und in ihren Beziehungen zu den amnestischen Psychosyndromen untersuchten. [Näheres hierzu s. HAASE, Nervenarzt 28, 250 (1957).]

Gewöhnlich stehen die Bewußtseinsveränderungen dieser Kranken in der polaren Spannung zwischen Gegenstands- und Selbstbewußtsein, d. h. ein Kranker, der z. B. sein Krankenzimmer als früheren Arbeitsplatz umdeutet, wird sich selbst in den meisten Fällen eine entsprechende Rolle zuteilen.

Diese Kranken *unterscheiden* sich vom *Prägnanztyp* (s. u.) *situativer Orientierung* bei *amnestischen Psychosyndromen*, indem sie *die Welt nicht an sich herankommen lassen* (BÜRGER-PRINZ) und ihr stumpf und mehr oder weniger apersonal gegenüberstehen, *sondern sie gehen der Welt*, wenn auch auf ihre Weise und gleichsam dem Weg des geringsten Widerstandes folgend, *entgegen*. Sie gestalten sich — entsprechend früheren persönlichen Bedeutsamkeitsbereichen — aktiv eine Scheinwelt. In erster Linie tritt diese aktive retrograde Umdeutung der Gegenwartssituation als akute psychoorganische Reaktion auf. Die Umwelt wird dann fluktuierend mehreren früheren Bedeutsamkeitsbereichen untergeordnet. Ein begleitendes amnestisches Psychosyndrom in unserem Sinne ist nicht obligat — besonders nicht beim Delirium tremens. Aber auch bei den chronisch amnestischen Psychosyndromen fanden wir eine kleine Gruppe, die nicht geistig stumpf die gegenwärtige Situation ohne personale Bedürfnisse entgegennahm, sondern eine vitale Angetriebenheit auslebten, indem sie von außen gesehen unkritisch aus dem diffus erlebten Hintergrund einer früheren Zeit heraus die jeweilige Situation umdeuteten. Bei ihnen war es weniger der flüchtige Wechsel der gegenwärtigen Situationsumdeutung als vielmehr ein zähes Beharren, in dem sich alle unbefriedigten vitalen Bedürfnisse sammelten. Es ist wiederum weniger der Schweregrad des amnestischen Psychosyndroms als vielmehr die ausgeprägte vitale Angetriebenheit, die diese Kranken auszeichnet. Allerdings ist doch zu berücksichtigen, daß es sich gegenüber den passageren und fluktuierenden retrograden Situationsumdeutungen bei anhaltenden und starren Umdeutungen eher um schwere Fälle handeln wird, die sowohl durch eine vitale Angetriebenheit, wie durch eine ausgeprägte retrograde Amnesie hierzu disponiert sind (s. u.).

Fall 29 — schweres amnestisches Psychosyndrom

Eine 80jährige, sehr rüstige Kranke, die stets unruhig auf der Abteilung umherläuft und meist angibt, daß ihr Mann gleich von der Arbeit heimkommen werde, gibt uns gegenüber ihr Alter mit 40 Jahren an. Auf die Frage, ob sie nicht vielleicht doch schon 60 Jahre alt sei, lacht sie laut und lebhaft und meint, dann würde sie sich in die Aare stürzen, wenn sie schon so alt wäre. — Während sie sich für die Testaufgaben nur flüchtig interessierte, drängt sie immer wieder aus dem Zimmer, da sie ihren Mann (der schon vor mehreren Jahren gestorben war) erwarte. Nachdem die Untersuchung etwa eine Stunde gedauert hat, meint sie, daß man sie für „unseriös" halten werde, wenn sie so lange mit Referent im Zimmer sei. Weder das Zimmer noch Referent selbst wurden retrograd umgedeutet. Die Situationsdeutung geschieht diffus rückwirkend ohne ins einzelne gehende Änderung des Gegenstandsbewußtseins.

Fall 40 — sehr schweres amnestisches Psychosyndrom

Ein 89jähriger Bauer, der ebenfalls noch einen rüstigen und vitalen Eindruck macht, lädt Referent in der Anstalt zum Essen ein. Er meint, seine Frau werde das Essen gleich bringen. Wenn er den ihm ungewohnten Untersuchungsraum als sein Bauernzimmer umdeutet, so geht er schon einen Schritt weiter als die vorige Patientin und dringt bis zur diffusen Umdeutung des Sinnes der Figur vor.

Offensichtlich disponieren die erheblichen retrograden Amnesien im höheren Lebensalter, die gewöhnlich weit über die z. B. ausschließlich durch Alkoholabusus bedingten retrograden Amnesien im mittleren Lebensalter hinausgehen, zur Umdeutung der Gegenwart. Diese Senilen, deren Lebensinhalte neben der Befriedigung unmittelbarer körperlicher Bedürfnisse nur noch der Vergangenheit gehören, lassen dies in ihren Antworten ja häufig erkennen, je mehr Wert sie auf affektiven Kontakt und Situationsanschluß legen. Entsprechende Handlungsansätze, wie oben beschrieben, pflegen sich dabei nur noch bei gut erhaltener vitaler Aktivität zu zeigen. Dann pflegt, wie erwähnt, die retrograde Situationsumdeutung auch eine gewisse Beharrlichkeit zu zeigen, während bei den Endstadien der Versuch einer Situationsangliederung immer mehr mißlingt und die gegebenen Situationsdeutungen nur noch den Charakter zusammenhangloser sog. Verlegenheitskonfabulationen tragen, die lediglich ihr Material aus der Vergangenheit nehmen.

Fall 45 — sehr schweres amnestisches Psychosyndrom

Eine 84jährige, senil Demente im Endstadium, die Referenten innerhalb weniger Minuten immer wieder neu begrüßte, benannte ihn auf Befragen innerhalb kurzer Zeit einmal als Uhrmacher, dann als Schuhmachermeister und dann als Gemeindeschreiber. Sie faßte kleinste Aufgaben nicht mehr auf, sah z. B. auf Binet-Bildern nur noch unwesentliche Kleindetails (Vorgestalten—Conrad). Zeitlich war sie selbstverständlich völlig desorientiert. Sie schlief sehr viel. Sonst sprach sie gern und geschwätzig von ihrer Vergangenheit. Zerriß Papier in kleine Fetzen und interessierte sich im übrigen nur noch für das Essen. Ihre Umdeutungen waren also Stückwerk, Figur und Hintergrund wurden nicht aufeinander abgestimmt und es fehlten naturgemäß alle entsprechenden Handlungsansätze.

Von 24 Fällen, die sich ausschließlich wegen eines alkohologen-amnestischen und nicht senil-amnestischen Psychosyndroms in Anstalten befanden, deuteten die folgenden 2 Patienten die Situation anhaltend retrograd um, während die anderen wußten, wo sie sich befanden, wenn sie auch konfabulierend um den Grund des Aufenthaltes herumredeten:

Fall 24 — mittelschweres bis schweres amnestisches Psychosyndrom

Hier handelte es sich um einen 67jährigen ehemaligen Schmied, der 25 Jahre in der Schlosserei bei der Straßenbahn gearbeitet hatte. Er war kritiklos euphorisch, riß gern zotige Witze und wähnte sich ständig in einem Wirtshaus. Er vergaß Zahlen, Namen, kleine Aufträge innerhalb von Minuten, während er aber nach einmaliger Erwähnung über mehr als eine Stunde behielt, daß ihm ein Glas Bier in Aussicht gestellt worden war. Entsprechend seinem Bestreben nach Situationsaufbau stand er der Testuntersuchung zunächst ratlos gegenüber. Fragte wiederholt, wozu das sei und kam nach etwa $^1/_2$ Std. von selbst auf den Gedanken, daß er zum Zweck seiner Pensionierung (wurde vor 15 Jahren pensioniert) untersucht werde. Nach der Einschaltung dieses früheren persönlichen Bedeutsamkeitsbereiches ergab sich, daß er im Gegensatz zu der sonstigen Amnesie nach $2^1/_2$ Std. wieder spontan erklärte, er werde ja für seine Pensionierung untersucht. Als er vier Monate später (inzwischen in eine andere Anstalt versetzt) wieder vom Referenten, den er inzwischen nicht gesehen hatte, untersucht wurde, kam es zu dem gleichen Ablauf einer retrograden Situationsumdeutung. Während er sich an keinen Test erinnerte, sagte er wieder spontan, daß er für seine Pensionierung untersucht werde.

Fall 15 — mittelschweres amnestisches Psychosyndrom

62jähriger Patient, der auf der Abteilung relativ fleißig arbeitete, wähnte sich beim Militär und hielt die Pfleger für Unteroffiziere. Auch er ließ die Situation nicht nur an sich herankommen, sondern deutete sie aktiv nach eigenen Wünschen und früheren persönlichen Bedeutsamkeitsbereichen um. Er konnte aber den Namen der Anstalt, in der er sich befand, nennen.

Es kann bei amnestischen Psychosyndromen aber auch zu passageren retrograden Situationsumdeutungen kommen, die ausgesprochen funktionell reversiblen Charakter haben. Auch hier kann das Syndrom bei nur gering ausgeprägtem begleitendem amnestischen Psychosyndrom vorwiegend paramnestisch, d. h. mit guten Merkleistungen z. B. für Zahlen aber mit schlechten für Aufklärungen über die gegenwärtige Situation, auftreten. Es kann bis zur Umformung nicht nur des Hintergrundes, sondern auch neuer konkreter Eindrücke, also der Figuren, in Erscheinung treten. Je mehr die Situation retrograd umgedeutet wird und je mehr Figur und Hintergrund aufeinander abgestimmt werden, je aktiver der Kranke sich in diese umgedeutete Situation hineinlebte, und je mehr er sich dabei als paramnestisch erwies, um so eher war das Syndrom reversibel. Wir teilten seinerzeit einen derartigen Fall im einzelnen mit [s. Nervenarzt 28, 250 (1957)].

Zur Veranschaulichung der komplizierten Verhältnisse situativer Umgestaltungen bei psychoorganischen Syndromen haben wir versucht, das Gesagte in einem Schema darzustellen, das von den beiden Polen: Gegenstandsbewußtsein — Selbstbewußtsein und damit: allopsychische — autopsychische Desorientierung ausgeht. Es ist — wie jedes Schema — unlebendig und soll nur eine Gesichtspunktanalyse erleichtern.

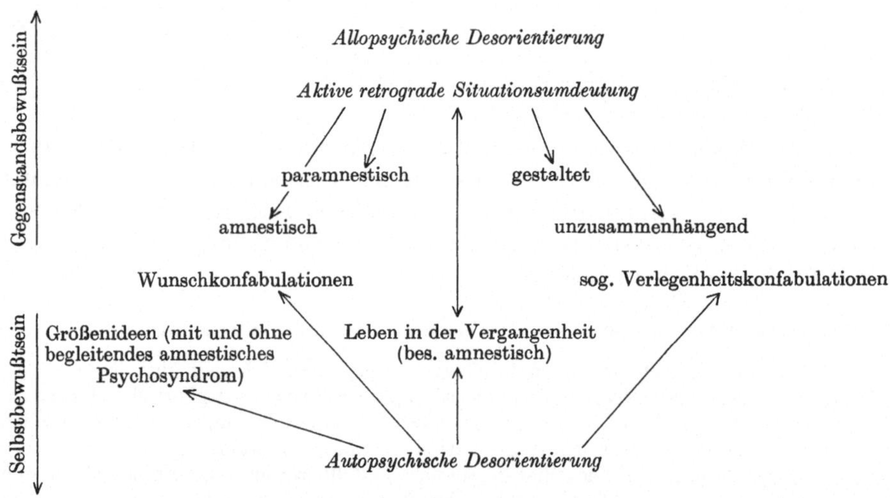

Wir fanden in der Literatur keine Hinweise, daß im Kindesalter derartige Situationsumdeutungen beschrieben worden sind, eher kommt es bei Kindern nach Walther-Büel u. a. zur psychoorganischen Reaktion der Bewußtseinstrübung.

Höheres Lebensalter dagegen disponiert zu derartigen Situationsumdeutungen bei chronisch-amnestischen Psychosyndromen. Es sei nochmals der Eindruck lebhafter Vitalität hervorgehoben, den die oben beschriebenen Kranken mit retrograden Situationsumdeutungen bei amnestischen Psychosyndromen machten. Bei zeitlicher Desorientierung, der entsprechenden Merkschwäche und Uninteressiertheit für die Aufnahme neuer geistiger Eindrücke wären sie als Folge des amnestischen Psychosyndroms zu einem apersonal-stumpfen, zeitlosen Dahinleben verurteilt gewesen. Aus ihrer erhaltenen kräftigen Vitalschicht lebten sie aber doch in eine Situation hinein, die — als folge man dem Weg des geringsten psychischen Energieaufwandes — retrograd umgedeutet wurde. Zwar geschah dies weniger fluktuierend und plastisch, weniger gestaltet, wie wir dies seinerzeit bei einem Kranken im mittleren Lebensalter mit einem akuten entsprechenden Syndrom beschrieben, aber doch — besonders in Verbindung mit entsprechenden Handlungsansätzen (z. B. Schuhe anziehen, um aufs Feld zu gehen u. a.) ausgesprochen aktiv und vital wirkend. Dabei können retrograde Situationsumdeutungen wie erwähnt als Dauerhaltung bestehen oder auch nur passager auftreten, z. B. nachts mit zunehmender Aktivierung und Unruhe.

Die fließenden Übergänge von u. U. weitgehend paramnestisch auftretenden retrograden Situationsumdeutungen, z. B. im Delirium tremens zu solchen bei chronisch-amnestischen Psychosyndromen und schließlich zu den Endstadien amnestischer Psychosyndrome im hohen Lebensalter, lassen sich folgendermaßen zusammenfassen: Je mehr es beim schweren und sehr schweren amnestischen Psychosyndrom, besonders im hohen Lebensalter, zum Situationszerfall kommt, je weniger Erlebnisse von Figur und Hintergrund aufeinander abgestimmt werden, je weniger Handlungsansätze bestehen, je mehr nur noch unter Fremdanregung isolierte Umdeutungen genannt werden, um so weniger handelt es sich u. E. um ein positives vitales Syndrom. Affektive Kontaktbedürfnisse, die lediglich ihre Inhalte aus dem psychoorganisch besser erhaltenen Altgedächtnis nehmen, führen dann nur noch zu einer konfabulierenden, zusammenhanglosen, punktuellen Situationsangleichung.

Man handelte vielfach die mehr oder weniger mißglückten sprachlichen Situationsangleichungen der Kranken mit amnestischen Psychosyndromen unter dem Kennwort der Konfabulationen ab.

b) Konfabulationen

Der Begriff der Konfabulationen wird sehr uneinheitlich gefaßt. Schon die bekannte Dreiteilung (Jaspers u. a.) umfaßt sehr verschiedene Gesichtspunkte. So bezieht sich der Begriff der „Verlegenheitskonfabulationen" auf die psychische Genese, besonders auf den Gemütszustand des Betroffenen. Die „produktiven Konfabulationen" meinen mehr die Beziehungen zur psychischen Aktivität und Produktivität und die „phantastischen Konfabulationen", schließlich sind in erster Linie durch ihr grobes Mißverhältnis zur Realität gekennzeichnet. Die einen sahen die Konfabulationen vorwiegend als Folge einer Minderung der sog. Merkfähigkeit, die anderen betonen ihre Unabhängigkeit von dieser. Die einen stellen die erhöhte Suggestibilität des Betroffenen in den Vordergrund, die anderen heben das unbeirrbare Festhalten an manchen Konfabulationen hervor. Es wird auch selten zwischen Konfabulationen, die sich auf die Vergangenheit des Betroffenen beziehen, und solchen Äußerungen, bei denen sich der Betroffene mit seiner aktuellen Gegenwart auseinandersetzt, genügend scharf unterschieden. Schließlich trennte man den sog. Korsakowschen Symptomenkomplex durch das Vorhandensein von Konfabulationen vom amnestischen Psychosyndrom ab (EWALD u. a.), während E. und M. BLEULER darauf hinwiesen, daß Konfabulationen in erster Linie von einer begleitenden Erregung der Affektlage beim amnestischen Psychosyndrom abhängen.

Im einzelnen sind folgende Analysen und Stellungnahmen kennzeichnend für diesen Sachverhalt: KORSAKOW selbst spricht (1891) noch nicht von Konfabulationen, sondern beschreibt „Pseudoreminiscenzen" bzw. „gefälschte Erinnerungen" bei seinen Kranken. Er grenzt die eigentlichen Pseudoreminiscenzen von den identifizierenden Erinnerungsfälschungen (KRAEPELIN, z. B. déjà vu-Erlebnis) ab. Diese Pseudoreminiscenzen kommen nach KORSAKOW bei Paranoia, Melancholie, Manie, progressiver Paralyse, seniler Demenz und auch bei polyneuritischer Psychose vor (d. h. also: bei dem sog. Korsakowschen Symptomenkomplex). „In den allermeisten Fällen wechseln diese phantastischen Erinnerungen bei ein und demselben Kranken. So kann z. B. ein Patient, der soeben noch erzählt hat, er sei heute ins Spital gefahren, dieses nach 1 min schon vergessen haben, und dann schildert er auf eine erneute Frage über die Erlebnisse des Tages seine heutige Jagd . . ." Nicht selten komme es zu einem Wahn, der auf den Erinnerungstäuschungen begründet sei. KORSAKOW kam dann zu der nicht bestätigten Feststellung: „Einer der häufigsten Gegenstände des Wahnes und der Trugerinnerungen bei polyneuritischen Psychosen ist das Thema von Jemandes Tode, von Verstorbenen und von Leichenbegängnissen."

Zur Entstehung der Konfabulationen begnügte sich KORSAKOW mit einer Hypothese, die eine nähere psychische Konstellation noch nicht berücksichtigte. „Pseudoreminiscenzen entstehen höchst wahrscheinlich infolge Verbindungen der „Spuren" in der unbewußten Sphäre der Psyche zu ziemlich konstanten assoziativen Gruppen. Diese konstanten Assoziationen, in der unbewußten Sphäre entstanden, können später ins Bewußtsein treten und wirkliche Erinnerungen vortäuschen." PICK gehört zu den ersten, die sich um eine weitere Analyse bemühten. KNAPP stützt sich schon 1906 auf PICK, wonach Konfabulationen zustande kommen: 1. durch Erinnerung an Träume, 2. durch halluzinierte und delirante Erlebnisse, 3. durch das Bedürfnis, eine Erinnerungslücke auszufüllen. A. PICK hat sodann 1921 die Analyse der Konfabulationen sehr fruchtbar weitergeführt. Nicht die Bewußtseinslücke an sich, sondern bloß die ihr gegenüber sich anders darstellende Erinnerungslücke oder -schwäche führe zur Konfabulation. Die Zurückführung auf Verlegenheit befriedige nicht. Die Konfabulation sei Teilstück eines umfassenden psychologischen Tatsachenkomplexes. Es komme zur Konfabulation, da die Intelligenz nach BOWDEN immer nach Zusammenhang und Sinngebung trachte. Man könne den Vorgang, der zur Konfabulation führe, mit der Ausfüllung des blinden Flecks beim Sehen vergleichen. Entsprechend den Beobachtungen der Gestaltpsychologie führe nach A. PICK ein unvollständiger „Total"-Eindruck des Erinnerten leicht zur Totalisierung desselben, wie die totalisierende Gestaltsauffassung zur Ergänzung des unvollständig Gesehenen.

Damit hatte A. PICK den Blickpunkt wesentlich verschoben. In Verlegenheit sind ja gewöhnlich eher diejenigen, die sich Konfabulationen anhören und um ihren Sinn bemühen, als die Konfabulierenden selbst. Auch durch stichhaltige Einwände lassen diese sich nicht in eine nachfühlbare Verlegenheit bringen, sondern konfabulieren meist lebhaft weiter. Wesentlich ist dagegen die von PICK hervorgehobene Tendenz des Psychischen zum Aufbau von Zusammenhang, Gestalt und Sinngebung. Diese Tendenz ist nun wiederum bei jedem Individuum sehr verschieden ausgeprägt und bei amnestischen Psychosyndromen mit abnehmender Aktivität entsprechend einer allgemeinen Herabsetzung des Sinnfindungsbedürfnisses (BÜRGER-PRINZ und KAILA) vermindert. Dabei zeigt die Klinik, daß sich erwartungsgemäß das Bedürfnis um sinnvollen Zusammenhang der eigenen Lebensgeschichte und um die Sinngebung der gegenwärtigen Situation am längsten erhält. Ob aber nun im Einzelfall eine Erinnerungslücke konfabulierend ausgefüllt wird, hängt dann sowohl von der affektiven Erregungslage (BLEULER), der geistigen Regsamkeit auf Fremdanregung (KÖRNER) ab, als auch von der prämorbiden und durch die Krankheit veränderten Persönlichkeit. Eine mangelnde Zeitregistrierung von Erinnerungen, auf die BENEDEK und JUBA (1940) die Konfabulationen zurückführen wollten oder eine mangelnde Krankheitseinsicht gegenüber einem Gedächtnisausfall [KOGERER (1920)] spielte bei unseren Kranken eine ganz untergeordnete Rolle. Konfabulationen blieben trotz völligen Mangels an Krankheitseinsicht u. U. aus.

Fall 25 — schweres amnestisches Psychosyndrom

65 Jahre alt. Verweigerte bei vielen Fragen die Antwort und entschuldigte sich stereotyp mit der Redewendung: „Ich will nicht lügen." Er war von einer Encephalitis überrascht und mitten aus dem Alltagsleben herausgerissen worden. Wähnte sich noch im Berufsleben stehend und wollte zur Arbeit fahren. Er hatte also keine Krankheitseinsicht, war aktiv und füllte trotzdem seine erheblichen Erinnerungslücken nicht konfabulierend aus.

Dieser Fall zeigte besonders eindrucksvoll, daß es erforderlich ist, jeweils zu *unterscheiden, ob Erinnerungslücken konfabulatorisch* gefüllt werden, oder ob es sich um eine der oben beschriebenen *psychoorganischen Reaktionsformen* mit einem *veränderten Gegenstands- bzw. Selbstbewußtsein* handelt. Verändertes Selbstbewußtsein mit Größenideen, die beim Fleckfieber besonders nach der Entfieberung auftraten, hat VON BAEYER aus dem zu einheitlich gefaßten Begriff der Konfabulationen herausgelöst. Insbesondere wies er auch darauf hin, daß diese Größenideen ohne begleitendes amnestisches Psychosyndrom auftreten können. VON BAEYER beschrieb diese Änderung des Selbstbewußtseins mit Größenideen „auf dem Hintergrund eines mnestisch intakten oder nur weniger beeinträchtigten, bewußtseinsklaren psychischen Zusammenhangs als „Konfabulosen". Ebenfalls ist es erforderlich, die Änderungen des Gegenstandsbewußtseins, die wir als aktive retrograde Umdeutungen der Gegenwartssituation beschrieben, von den Konfabulationen im üblichen Sinne zu trennen. Gerade der oben erwähnte Fall mit einem schweren amnestischen Psychosyndrom, der sicher erhebliche Erinnerungslücken hatte, vermied geradezu ängstlich jede Konfabulation mit der Begründung, er wolle nicht lügen. Gleichzeitig aber deutete er die Situation seines Anstaltsaufenthaltes aktiv um, wollte ständig zur Arbeit aufbrechen, wähnte sich in der Situation vor der Erkrankung und nahm keine Aufklärung über die Gegenwart an. Diese Änderungen des Selbst- bzw. Gegenstandsbewußtseins als Sonderform psychoorganischer Reaktionen zeichnen sich gegenüber dem konfabulierenden Ausfüllen von Lücken nicht nur dadurch aus, daß sich der

Kranke hier weniger mit der Vergangenheit als vielmehr mit der Gegenwart abnorm auseinandersetzt, sondern sie sind auch gegenüber den Konfabulierenden weniger beeinflußbar. Sagt man einem derartigen Kranken etwa, daß seine Größenideen unberechtigt seien oder daß er sich z. B. in einer Anstalt und nicht an seiner Arbeitsstelle befinde, so nimmt er dies meist nicht an. Er hält an seinen Situationsumdeutungen fest wie ein Wahnkranker.

Wenn also Körner bei Konfabulationen von einer erhöhten Beeinflußbarkeit, geistiger Regsamkeit auf Fremdanregung und kritikloser Reaktionsfähigkeit spricht, so fehlt den soeben erwähnten Änderungen des Selbst- bzw. Gegenstandsbewußtseins vor allem die erhöhte Beeinflußbarkeit. Sie stellen auch nicht Phantasieprodukte dar, die Erinnerungscharakter enthalten und damit Wirklichkeit suggerieren, was Pick als Kennzeichen von Konfabulationen hervorhob, sondern sie stellen elementare und relativ stereotype psychoorganische Reaktionen dar.

Übergänge von diesen nicht konfabulatorischen Änderungen des Selbst- bzw. Gegenstandsbewußtseins zu Konfabulationen finden sich dort, wo die Kranken mehr und mehr beeinflußbar, weniger aktiv sind und mehr auf Fremdanregung hin eine sprachlich und inhaltlich zusammenhanglose Situationsangleichung zeigen, die sich bei schweren und sehr schweren amnestischen Psychosyndromen, besonders in hohem Lebensalter, vorwiegend auf das besser erhaltene Altgedächtnis stützen.

Konfabulationen bereichern die Leere des Jetzt und Hier im engen Zusammenhang mit lebensgeschichtlichen Daseinsgehalten und affektiven Bedürfnissen, nach außen sichtbar und ohne Nachdruck. Entsprechende Handlungsansätze wie bei den erwähnten Änderungen des Selbst- und Gegenstandsbewußtseins finden sich als Folge der Konfabulationen gewöhnlich nicht.

Wie unsere Kranken zeigten und wie bekannt ist, bestehen viel geringere Korrelationen zwischen Konfabulationen und dem Grad einer Merkschwäche als zur Persönlichkeit des Betroffenen. Betlheim und Hartmann betonten schon 1925, daß es keine Parallele zwischen sog. Merkfähigkeit und Konfabulationen gäbe. Somit folgen wir E. und M. Bleuler, wonach torpide und depressive Fälle die aktiven Beziehungen zur Umgebung früh aufgeben und weniger oder nicht konfabulieren. Aber nicht nur die Erregung der Affektlage, sondern die Struktur der betroffenen Persönlichkeit ist von Bedeutung. Es fällt dabei besonders ins Gewicht, daß primitive soziale Kontaktbedürfnisse erhalten bleiben.

Es überraschte daher auch nicht, daß sich die 24 Kranken, die nach einem chronischen Alkoholmißbrauch an amnestischen Psychosyndromen erkrankt waren, nicht weniger oder häufiger konfabulierten, als Kranke mit einem amnestischen Psychosyndrom im Senium, da es auch in diesem Zusammenhang nicht auf die Ursache des amnestischen Psychosyndroms ankommt, sondern vielmehr auf die betroffene Persönlichkeit.

c) Die personale Orientierung in Zeit und Raum bei amnestischen Psychosyndromen

Beginnen wir mit der zeitlichen Orientierung, da ihre vielfältigen Störungen beim amnestischen Psychosyndrom besonders auffällig sind.

Schon KORSAKOW erwähnt, daß das „Zeitgedächtnis" bei seinen Kranken oft ernster geschädigt war, als das Gedächtnis für Ereignisse. Ferner fanden sich nach Remissionen oft noch zeitliche Störungen. Wenn auch in der Folgezeit die Mehrzahl der Autoren der zeitlichen Orientierung bei amnestischen Psychosyndromen ein besonderes Augenmerk widmeten, so erschienen doch erst um 1930 mehrere Arbeiten (BOUMANN und GRÜNBAUM, ST. KRAUSS, BÜRGER-PRINZ und KAILA, EHRENWALD u. a.), die erste detaillierte Analysen der Zeitstörungen brachten. VAN DER HORST stellte die Zeitstörung als primäre Störung anderen Symptomen der Syndrome voran. Ein wenig glücklicher Versuch, der dementsprechend auch schon seinerzeit von GRÜNTHAL kritisiert wurde.

In der Kleistschen Schule wurde von einem zeitamnestischen Syndrom gesprochen, das als Wesensstörung dem Zwischenhirn zuzuordnen sei. Dies erkläre sich daraus, „daß die Sinnesvorgänge nicht nur in der Hirnrinde, sondern schon im Zwischenhirn (Thalamus) Spuren hinterlassen, die während einer gewissen Zeit unmittelbar wieder belebt werden können (Merkfähigkeit) und die nach ihrer zeitlichen Reihenfolge registriert sind. Sie erhalten ihre Zeitmarken durch die ständig fließenden und in verschiedener Weise periodisch abgeteilten visceral-vegetativen Erregungen, die aus den sensiblen Leitungsbahnen über die Corpora mamillaria dem Thalamuskern, zunächst dem N. anterior, zuströmen. Durch Störung in der zeitlichen Registrierung der diencephalen Merkspuren kommen die zeitlich begrenzten Erinnerungsausfälle, die zeitlichen Erinnerungstäuschungen, die zeitliche Desorientierung zustande ... die Auffassung von Zeitgestalten z. B. die zeitliche Formel einer Melodie ... ist eine Funktion der Hirnrinde." Wenn auch dieser Schritt von der Hirnpathologie zur Psychopathologie wenig Anerkennung gefunden hat, so war damit doch die Vielschichtigkeit im Aufbau zeitlicher Orientierung gesehen.

BOUMANN und GRÜNBAUM kritisierten 1929, daß man sich gewöhnlich mit dem simplen Vermerk „zeitliche Desorientierung" begnüge. Sie unterteilen die Auseinandersetzung mit der Zeit nach drei Gesichtspunkten, die wir hier näher anführen, da sie u. E. wesentliches treffen: *1. Chronognosie.* Sie beruht auf der urphänomenalen Gegebenheit der Dauer. „Dieses konstituierende Dauererlebnis ist mitgegeben in den Inhalten der äußeren Wahrnehmung (äußere Zeit) in dem Ablauf der psychischen Funktionen und Gefühle (innere Zeit) und in dem Kontinuitäts- und Identitätscharakter des eigenen Ich (innerste oder Ichzeit von VOLKELT) ...".

2. Chronologie. Da das Individuum nicht nur innenweltlich, sondern auch um- und mitweltlich erlebt, entsteht eine neue Schichtung der Zeiterlebnisse ... die innere Lebensgeschichte wird logisiert an der Ordnung der äußeren Lebensgeschichte. Durch die Beziehung zur Welt werden die Daten der Erlebniszeit zu Wendepunkten, Phasen und Perioden der Lebenszeit. 3. „Ebenso wie die Chronognosie im konkreten Erlebnis chronologisch durchdrungen ist, so besteht auch die Chronologie in großen Stücken aus Bestimmungen der letzten, dritten Schicht, nämlich der *Chronometrie.* Damit meinen wir das völlig objektivierte Wissen, das zum Inhalt die gemessene Zeit hat, die ontische Zeit, welche an den objektiveren Raum gekoppelt ist und durch Bewegungen in diesem Raum ausdrückbar ist. Wissen um Daten, mit denen wir unsere Chronologie durchweben und ihr dadurch einen noch objektiveren Charakter verleihen." Eine Übertragung dieser differenzierten Analyse auf die amnestischen Psychosyndrome wurde durch BOUMANN und GRÜNBAUM nur angedeutet und wenig befriedigend vorgenommen. Danach heißt es u. a.: „Es scheint, daß die Chronognosie mehr als jede Funktion eine Äußerung der psychophysischen Ganzheit des Organismus bildet. Dies dürfte der Grund sein, warum das Bild der psychischen Erkrankungen, die auf Einflüsse zurückgehen, die das Ganze der neuropsychischen Organisation diffus antasten, letzten Endes auf primäre Zeitsinnstörungen zurückgeführt werden kann. Im Hinblick auf das Korsakowsche Syndrom ist es jetzt ziemlich gesichert." ST. KRAUSS (1930), der im „Korsakowsyndrom" eine „eigenartige Verschränkung von Handlungs-, Zeit- und Gedächtnisstörung" sieht, analysiert die Beziehungen von Handlungs- und Zeitbewußtsein. „Zu jeder Handlung, die in Antizipation entworfen wird, gehört ein inneres Zeitbewußtsein und umgekehrt lebt das Zeitbewußtsein nur von Gnaden der inneren Handlung im weitesten Sinn." Auch von diesem Ansatzpunkt aus kamen keine weiteren Analysen der zeitlichen Orientierung beim amnestischen Psychosyndrom — und sie waren auch nicht zu erwarten. Der auf der ganzen Linie bahnbrechenden Arbeit von BÜRGER-PRINZ und KAILA (1930) blieb es vorbehalten, auch zur Auseinandersetzung der Kranken mit der Zeit von klinischer Seite wesentliche Beobachtungen mitzuteilen. Entsprechend dem „Brachliegen der ganzen vitalen Persönlichkeitsschicht" wäre es „verwunderlich, wenn die Vitalzeit unverändert bleiben würde". Die ganze Art des Lebens der Kranken sei auf „Gegenwart" abgestellt. „Zeitgestalten" können nicht aufgebaut werden. „Bei rationaler Zeitschätzung machen sich Störungen des Wahrnehmens, Denkens, Vorstellens bemerkbar."

Seitdem ist das Problem zeitlicher Orientierung bei unseren Kranken im wesentlichen unter gestaltpsychologischen Aspekten durch CONRAD weitergeführt worden. CONRAD spricht von einem „protopathischen Gestaltwandel" der Leistung beim „amnestischen Symptomenkomplex".

Bei der Analyse eines Falles, der allerdings nicht dem Prägnanztyp des hier beschriebenen amnestischen Psychosyndroms entspricht, sondern sich durch fluktuierende retrograde Situationsumdeutungen auszeichnet, sieht CONRAD das Wesen der Störung von Auffassungs- und Gedächtnisleistungen „als eine Störung der Figurhintergrundbildung im letzten und allgemeinen Sinne, nämlich als Unfähigkeit, den einzelnen Erlebnisinhalt in seiner raumzeitlichen Beziehung zum Gesamtablauf zu haben". Figur und Hintergrund stehen in vielfachen Beziehungen zueinander. Zur Figur wird der Erlebnisinhalt, dem man sich zuwendet. Es ergeben sich so verschiedene Hintergrundbegriffe, z. B.: Bildhintergrund, Hintergrund des topischen Gesamtfeldes, Hintergrund des aktuellen psychischen Gesamtfeldes, das sich seinerseits wieder als Figur vom Hintergrund des Zeitablaufs abheben kann, sodann der Hintergrund des sachlichen Bezugssystems. Raum und Zeit werden damit also zum gestaltpsychologisch interpretierten Bezugssystem, dessen Aufbau bei den Kranken gestört sein kann.

Sehen wir zunächst einmal rein empirisch, wie unsere Kranken die Fragen nach Zeit, Ort und Situation beantworteten.

Schon bei der Gruppe der leichten bis mittelschweren Fälle setzt der *Abbau der zeitlichen Orientierung* ein. Zunächst wird das Tagesdatum unsicher, später auch das Jahr, das schon bei der Gruppe der mittelschweren bis schweren Fälle gewöhnlich unzureichend und fast gesetzmäßig zurückdatiert wird. Wir haben leider Wochentag und Tageszeit nur unregelmäßig notiert, so daß wir sie nicht im einzelnen anführen.

Die schlechtesten Leistungen betrafen Tag und Monat, die etwas besseren Jahreszeit und Jahr.

Im einzelnen zeigte sich, daß die Differenzen geringer waren, als man erwartet hätte. Von 31 Kranken, die wir einheitlich nach Jahr, Jahreszeit, Monat und Tag befragten, kam es zu folgenden Ergebnissen (s. Tab. 4).

Tabelle 4

+ Fälle	(+) Fälle	0 Fälle	Insgesamt Fälle
Jahr			
12	6	13	31
Jahreszeit			
18	1	12	31
Monat			
13	2	16	31
Tag			
8	7	16	31

(Die Zeichen bedeuten: + genaue Angabe, (+) annähernd adäquat, bzw. unsicher, 0 unzureichend)

Die Zahl der unzureichenden Angaben war also bei Monat und Tag höher (16) als die der unzureichenden Angaben über Jahr und Jahreszeit (13 bzw. 12). Zu dieser Fragestellung wären allerdings noch umfangreiche statistische Erhebungen wünschenswert, die dabei auch noch die Orientierung der Patienten über Tageszeit und Wochentag berücksichtigen müßten.

Bei diesen 31 Fällen handelte es sich um folgende: 1, 3, 4, 5, 6, 7, 8, 9, 10, 11, 13, 14, 15, 16, 17, 18, 19, 20, 21, 23, 25, 26, 30, 36, 37, 38, 39, 41, 42, 43, 44.

Soweit also die Fehlleistungen in bezug auf Daten und Zahlen. Der Mensch lebt aber nicht vornehmlich in einer rein mathematischen Zeit und in einem euklidischen Raum, sondern Raum und Zeit sind für ihn zunächst einmal qualitätserfüllte Dimensionen (W. Stern) persönlicher Orientierung. Der personale Raum im Sinne von Stern „schichtet sich um das Zentrum der Person". Oben — unten, links — rechts, vorn — hinten beziehen sich in einem Raum zunächst einmal auf die Person, die sich in ihm befindet. Vor und nach einer Zeit bezieht sich ebenfalls zunächst einmal auf die Person, die in ihr lebt. Innerhalb dieser personalen Raum- und Zeitgefüge wickeln sich die unmittelbaren Bezüge zwischen Person und Welt ab.

Während der Mensch im Säuglingsalter noch in einem unmittelbar gegebenen „Vitalraum" (W. Stern) lebt, ohne Reflexion und damit ohne bewußtes Leben auf Vergangenheit und Zukunft, spaltet sich allmählich diese Einheit. Die beiden Pole Ich und Gegenstandswelt stellen sich einander in untrennbarer Wechselbeziehung gegenüber. Der *Vitalraum* erweitert sich zum *personalen Raum* mit dem Zentrum der Person. Dieser personale „Lebensraum" (Srern) des erwachsenen Menschen ist eingebettet „in den soziologischen Raum (durch Eigentumsabgrenzung und Gemeinsamkeit), in den terrestrischen und kosmischen Raum („meine" Wohnung in dieser Straße, dieser Stadt, diesem Lande usw. Projektion des Eigenorts auf die objektive Landkarte usw.), in den mathematischen Raum (durch Anlegung von Maßen, die „meinen" Raum mit jedem anderen vergleichbar machen)". Die Zeit ist in diesem personalen Raum nur eine weitere Dimension personaler Beziehungen zur Welt. Gegenüber dem rein zeitlichen Begriff der objektivierenden Wissenschaften ist nach Stern die *personale Gegenwart raumzeitlich neutral*, „sie ist das ungetrennte ‚Jetzt-Hier', (z. B.: Ich sitze jetzt und hier an diesem Schreibtisch) . . .". Die personale Gegenwart zeigt nun ebenfalls ihre Aufschichtung. Während ich an diesem Schreibtisch sitze, zeigt das Land, zu dem ich gehöre, eine besondere kulturelle, wirtschaftliche usw. Struktur, deren zeitliche Weiterentwicklung auch „meine" Zeit bedeutet. Nach der Tageszeit, die sowohl meiner Vitalsphäre (Essens- und Schlafenszeit) nahesteht wie auch meiner gegenwärtigen Gegenstandswelt (Arbeitseinteilung) bedeutet das Jahresdatum die Zeit „meines" soziologischen, terrestrischen und kosmischen Raumes. Hinter dem Abbau der zeitlichen Orientierung verbirgt sich also u. E. nicht nur ein ich-neutraler Verlust des Behaltens objektiver Daten, sondern — auf anderer Ebene und wesentlicher für den Betroffenen — eine Änderung seines personalen Raum-Zeitgefüges.

Gehen die Unsicherheiten in der Angabe des Tagesdatums über die normale Schwankungsbreite hinaus, die im Milieu des Anstaltswesens naturgemäß noch höher sein muß, als draußen z. B. bei beruflicher Tätigkeit, so bedeutet dies die erste Minderung personaler Bezüge zur objektiven Zeit. Der Tag der nächsten Auszahlung des Taschengeldes verschwimmt, Termine kommender Ereignisse verschwimmen mehr und mehr, wie auch rückwirkende Daten kürzlich erlebten Geschehens. Die gegenwärtige Situation und damit die Auseinandersetzung mit Vergangenheit und Zukunft verliert an Aktualität und Differenziertheit, vor allem aber an Weite. Werden Jahresdatum und Monat ungenau angegeben (das Jahresdatum wird fast regelmäßig zurückdatiert — um so mehr, je schwerer das Syndrom ist), so verbirgt sich dahinter nicht nur eine mnestische Fehlleistung, sondern unter personaler Sicht die zunehmende Abkehr aus der spezifisch menschlichen Weltoffenheit. Das Datum des gegenwärtigen Jahres zeigt nicht nur mein Alter, sondern umfaßt eine Fülle politischer, kultureller usw. Ereignisse, die gerade für dieses Jahr charakteristisch sind. Wird das Jahr zurückdatiert und nicht korrigiert, so fehlt jede Übersicht über detaillierte Entwicklungen und damit die Voraussetzung für das Verständnis der weitgespannten Gegenwart und Zukunft.

Sieht man den Menschen nicht als Geschöpf mit einem Gedächtnisapparat, das resigniert, wenn dieser Apparat nicht mehr funktioniert, sondern lebend in einer personalen Zeit und einem personalen Raum, so versteht sich, daß die Kranken mit zunehmender zeitlicher Desorientierung auch gleichzeitig ein Nachlassen ihres Bemühens um Situationsausweitung zeigen. Die Minderleistung im Behalten zeitlicher Daten ist sowohl Folge als auch Ursache mnestischer Störungen. Sie erschließt sich erst dem Verständnis mit einer personalistischen bzw. anthropologischen Sicht. Die Kranken blättern zunächst noch in Zeitungen, lesen oberflächlich, betrachten dann nur noch Illustrierte. Wenn ihre zeitliche Desorientierung so weit fortgeschritten ist, daß nicht nur das Tages- und Monats-Datum, sondern auch das Datum des Jahres und die Jahreszeit nicht mehr ausreichend realisiert werden, dann rühren sie keine Tageszeitung mehr an und hören auch keine Nachrichten im Radio.

So spiegelt der Abbau der Orientierung in der objektiven Zeit den Verlust der auf Distanz gerichteten Dimension des personalen Raumes wieder. In diesem Stadium besteht der Lebensraum der Kranken im wesentlichen in einem ausgeprägt egozentrisch erlebten Wohnraum. Die Kranken leben für sich, binden sich nicht mehr dauerhaft an andere bisher unbekannte Personen. Es ist bezeichnend, daß sie evtl. noch einzelne Namen von Pflegern und Ärzten kennen, dagegen selten von Kranken ihrer Umgebung, die sie genauso lange kennen. Die ersteren dienen noch am ehesten ihren engen Interessen, während der soziologische Raum der Anstalt nicht mehr als positiver Wert erlebt wird. Die Entwicklungspsychologie zeigt, daß ein im eigentlichen Sinne menschliches Gemeinschaftsleben erst dem höheren Entwicklungsalter Jugendlicher entspricht. Das Verhalten der Kranken mit amnestischen Psychosyndromen zeigt spätestens von den mittelschweren Syndromen ab, daß sich diese Form menschlichen Niveaus relativ früh vermindert (sofern sie überhaupt erreicht worden war).

Nach dem Abbau der Orientierung in der objektiven Zeit als Symptom der Schrumpfung des weltoffenen personalen Raum-Zeitgefüges, bleibt zunächst noch ein Leben in einer Vitalzeit. Ihre Termine richten sich nach den unmittelbaren Rhythmen der Nahrungszufuhr und des Schlafens. Hunger, Sättigungsgefühle, Schläfrigkeit u. a. leibnahe Gefühle auf der subjektiven Seite und Taseshelligkeit auf der objektiven Seite des Erlebens sind die letzten Kriterien, die noch ein angepaßtes Gegenüberstehen von Mensch und Umwelt ermöglichen. Bei den schwersten Syndromen, die bei unseren Kranken nur im hohen Alter (s. Kapitel ,,Pathoplastik") erreicht wurden, erlischt auch dieser letzte Rest einer bereits apersonalen Situationsangleichung. Bei unseren Fällen war die Orientierung in der Tageszeit selbst bei der Gruppe der schweren bis sehr schweren Syndrome noch teilweise recht ordentlich. So machen z. B. die Fälle 33, 35, 37 und 42 recht genaue Angaben über die Tageszeit, während sie in bezug auf Tagesdatum, Jahr und Monat gänzlich desorientiert sind.

Zum weiteren Verständnis dieses Abbaues zeitlicher Orientierung erinnere man sich an ihren Aufbau, der eine zunehmende Abstraktion von den konkreten Gegebenheiten der Umwelt darstellt. Die zeitliche Orientierung bedeutet beim Menschen zunächst Anlehnung an das unmittelbar anschaulich Gegebene (Hell-Dunkel, Jahreszeiten). Benennung von Jahren, Monaten u. a. schafft sodann Distanz, Ablösung vom Anschaulichen, gegliederte Verfügbarkeit über Vergangenheit; der Kranke, der bei der Frage nach der Jahreszeit nach draußen sieht, um sich an der Natur zu orientieren, stellt wieder unmittelbare anschauliche Situationsorientierung her. Er lebt nur noch mit der biologisch determinierten Zeit, die einerseits durch endogene receptive Rhythmen (Wachen, Schlafen, Hunger) vorgezeichnet ist, andererseits sich meist unmittelbar anschaulich zu erkennen gibt (Tageshelligkeit). In diesem Rahmen kann zeitliche Orientierung bis zu schwersten Syndromen gerade noch erhalten bleiben; diese Zeitorientierung wird weitgehend von animalischen Bedürfnissen (Essen, Schlafen) bestimmt. Schon die Jahreszeit erlebt der Mensch im Gegensatz zu den in der Natur (über Wasser) lebenden Tieren auf Distanz, bewältigt sie planend und rückschauend (d. h. cortical), ist in diese Situation nicht mehr biologisch eingebettet wie das Tier (Fellwechsel, Winterschlaf, Vogelflug usw.), sondern er wird lediglich durch grobe Sinnesreize, wie Temperaturunterschiede, angesprochen, auf die er sich infolge seiner mangelnden instinktgebundenen Spezialisierung planend (Ernte, Kleidungsbeschaffung) vorbereiten muß. Also schon zur Orientierung in der Jahreszeit bedarf es einer mnestisch-begrifflich-sprachlichen Distanz, d. h. der Mensch benennt Monate oder andere Zeiträume und weiß, wenn er z. B. den Oktober oder einen anderen Zeitraum nennt, was diesem an Umweltsveränderungen folgt. Es ist daher das erste Zeichen einer nachlassenden Distanz zur Umwelt und einer Rückkehr zur unmittelbar reizgebundenen Situationsorientierung, daß die zeitlichen Angaben unsicher werden. Es erfolgt die Rückkehr zur biologisch bedingten Zeit. Die spezifisch menschlich abstrahierte Zeit steht weitgehend still. Damit tritt der Kranke „auf der Stelle", erfährt keinen Persönlichkeitszuwachs, ist der Umwelt hilflos ausgeliefert.

Je mehr der Kranke mit amnestischem Psychosyndrom in der abstrakten Zeit (besonders Jahr, Monat, Tagbenennung) orientiert ist, um so mehr lebt er mit der Zeit, um so mehr wird er geistig interessiert sein, um so bessere Merkleistungen wird er zeigen. Man muß sich dessen bewußt sein, daß es, wenn der Arzt täglich nach dem Datum fragt, zu einem Kunstprodukt kommen kann, indem dann die Kranken manchmal mechanisch Jahr und Monat nennen können. Sie realisieren diese jedoch nicht erlebend und wir haben Derartiges auch nie bei einem *schweren* Syndrom gesehen.

Es bleibt noch die Frage, wie sich die örtliche zur situativen (außerhalb der zeitlichen) Orientierung verhält. Wir wollen uns hierzu wiederum auf unsere Fälle anhand einer Tabelle stützen und dabei auch beachten, wie weit diese Kranken noch situativ adäquat orientiert waren.

Die Numerierung läßt erkennen, daß wir wieder bei den leichteren Syndromen beginnen. Sofern in den Tabellen eine Spalte bei einem Fall nicht ausgefüllt wurde, hatten wir die betreffende Frage an die Kranken nicht gestellt oder die Antwort nicht notiert.

Tabelle 5

Fall	örtliche Orientierung	situative Orientierung	Name des Ortes bzw. der Anstalt	Fall	örtliche Orientierung	situative Orientierung	Name des Ortes bzw. der Anstalt
1	+	+	+	25	+	0	0
2	+	+	+	26	(+)	(+)	(+)
3	+	+	+	27	0	+	+
4	+	+	+	28	0	(+)	0
5	+	+	+	29		0	0
6	+	+	+	30	0	0	0
7	+	+	+	31	0	0	0
8	+	+	+	32		(+)	+
9	+	+	+	33	0	+	0
10	+	(+)	(+)			(„Pflegeanstalt")	
11	+	+	+	34	0	(+)	(+)
12	+	+	+			(„Heilhaus")	
13	+	+	+	35		(+)	0
14	+	+	+			(„Spital")	
15	+	0	+	36	(+)	+	+
16	(+)	(+)	+	37	0	+	(+)
17	0	(+)	+	38	0	0	+
18	+	+	+	39		0	+
19		+	+	40	0	0	0
20	+	+	+	41	(+)	0	+
21		+	+	42	0	0	0
22		+	+	43	0	0	0
23	(+)	(+)	+	44	0	0	0
24		0	0	45	0	0	+

Die Zeichen bedeuten: + = genaue und richtige Angabe
(+) = annähernd adäquat, bzw. unsicher
0 = unzureichend orientiert

Die mangelnde Beachtung situativer Orientierung zugunsten örtlicher Orientierung zeigt eindrucksvoll, wie früher die Kranken mit amnestischem Psychosyndrom vornehmlich unter dem Gesichtspunkt des Ausfalls mnestischer Leistung betrachtet wurden. Wer eine so schlechte „Merkfähigkeit" hat, daß er sich sein Zimmer, seinen Eßplatz, sein Bett nicht merken konnte, ist örtlich desorientiert, so hieß es gewöhnlich. Damit trifft man zwar ein wesentliches, aber doch untergeordnetes Symptom, das uns die Person des Kranken nicht näherbringt. Schon Fälle mit leichten amnestischen Psychosyndromen können sich u. U. in den ersten Tagen in einer neuen Umgebung örtlich nicht mehr zurechtfinden, während es selbst Kranke mit schweren Syndromen manchmal noch nach einer gewissen Zeit lernen, ihr Bett und ihren Platz am Eßtisch zu finden. Beide zeigen aber noch ein deutlich unterschiedliches Niveau situativer personaler Orientierung, das sowohl von der Schwere des Syndroms, als auch von der prämorbiden Persönlichkeit und ihrer erhaltenen Aktivität abhängt. Es gibt nur bestimmte Örtlichkeiten, aber es gibt in den gleichen Örtlichkeiten so viel verschiedene Situationen wie Individuen. Man kann das Behalten räumlicher Bezüge einer Örtlichkeit mit ihren Richtungen als apersonales Vorstadium personaler situativer Orientierung auffassen. Wie unterschiedlich sich örtliche und situative Orientierung verhalten können, wenn auch gewöhnlich die eine auf der anderen aufbaut, kann man z. B. bei der aktiven retrograden Situationsumdeutung beobachten, wo die Kranken sich doch an ihrem gegenwärtigen Ort mehr oder weniger zurechtfinden können, während sie ihre Umgebung aus früheren persönlichen Bedeutsamkeitsbereichen heraus retrograd umdeuten. Andererseits sahen wir Kranke, die schon wenige Minuten nach einem Elektroschock ihre Umgebung situativ wieder erfaßt hatten, jedoch noch eine Stunde später ihr Zimmer auf der Abteilung nicht finden konnten, also örtlich nicht ausreichend orientiert waren.

Aus der Tabelle ist folgendes ersichtlich: 22 der 45 Kranken waren situativ insofern richtig orientiert, als sie wußten, daß sie sich in einer Anstalt für Geisteskranke befanden. 9 weitere Fälle waren annähernd richtig orientiert, indem sie sagten, sie seien in einem Krankenhaus u. ä., 29 der 45 Kranken konnten sogar den Namen der Anstalt richtig nennen, während 4 weitere Kranke den Namen etwas entstellt angaben. Nur 12 der 45 Kranken konnten den Namen der Anstalt nicht nennen. 14 Kranke waren im engeren Sinne des Wortes situativ desorientiert. Von ihnen gehörten einer der Gruppe der leichten bis mittelschweren, 3 der Gruppe der mittelschweren bis schweren und 10 der Gruppe der schweren bis sehr schweren amnestischen Psychosyndrome an. Von diesen 14 situativ desorientierten Kranken zeigten 5 (die Fälle 15, 24, 25, 29, 30) aktive retrograde Situationsumdeutung mit entsprechenden Handlungsansätzen wie oben beschrieben. Nur bei 9 der 45 Kranken bestand keine strukturierte Beziehung mehr zwischen Person und Umwelt. Sie gehörten alle zur Gruppe der schweren bis sehr schweren Syndrome. Auf Befragen gaben sie z. B. nur isolierte Deutungen, die ständig wechselten, und bei denen sich keine zusammenhängenden Beziehungen von Figur und Hintergrund erkennen ließen. Der Versuch einer Situationsangleichung mißlang immer mehr und die gegebenen Situationsdeutungen trugen dann nur noch den Charakter zusammenhangloser sog. Verlegenheitskonfabulationen, die lediglich ihr Material aus der Vergangenheit nahmen. Vier von diesen hochgradig dementen Kranken beantworteten Fragen nach der gegenwärtigen Situation überhaupt nicht mehr.

Vergleicht man die situative mit der örtlichen Orientierung bei unseren Kranken, so fand sich die Gruppe der leichten bis mittelschweren Syndrome in ihrer unmittelbaren Umgebung örtlich noch ganz gut zurecht, während die Kranken mit schweren bis sehr schweren Syndromen örtlich unzureichend orientiert waren und z. B. gewöhnlich ihr Bett und ihren Platz am Eßtisch nicht mehr fanden (abgesehen davon, daß ein Teil bettlägerig war). Bei der mittleren Gruppe der mittelschweren bis schweren Syndrome hing es besonders davon ab, wie lange sie sich bereits in der Anstalt aufhielten und Zeit hatten, Einzelheiten des neuen Ortes zu merken.

d) Zeiterleben, Zeitschätzungen

Das erste Erleben von Räumlichkeit bezieht sich auf den eigenen Körper. Mit diesem Erleben wird aber bereits die Gegenstandswelt räumlich, zunächst im Tast- und Greifraum, erlebt. Mit dem Hinzutreten des Sehraums liegt das Schwergewicht räumlichen Erlebens schließlich vollends auf der Gegenstandsseite des Erlebens und läßt sich von dieser nicht mehr lösen. Anders liegt der psychologische Sachverhalt beim Zeiterleben. Das Zeiterleben kann sich von den Sinneseindrücken weitgehend lösen. Es kann sich sogar umgekehrt proportional zur Zahl der Sinneseindrücke verhalten. Während im Normalfall eine größere Zahl von Eindrücken in einem längeren Zeitraum stattfindet als eine kleinere Anzahl, setzt sich doch die subjektive Seite des Zeiterlebens häufig durch und zeigt, wie lang dem Subjekt die Zeit erschien — u. U. im krassen Mißverhältnis zur objektiven Zeit. Nach einem Hinweis von STERN hatte daher KANT den Zeitsinn als „inneren Sinn“ dem „äußeren Sinn“ des Raumbewußtseins gegenübergestellt.

In der Literatur wurde nun häufig sogar betont, daß — entgegen der zu erwartenden mathematischen Regel: Erlebnis vieler Eindrücke = langer Zeitraum, weniger Eindrücke = kurzer Zeitraum — die Zeit gerade dann langweilig erscheint, wenn wenig erlebt wird und die Zeit vertrieben wird, d. h. sich rafft, wenn viel erlebt wird. Dies mag häufig stimmen, trifft aber auch nicht das Wesentliche des Zeiterlebens, wie PANSE zeigte. Als einen Vertreter der alten, nicht ausreichenden Auffassung über die Dauer des Zeiterlebens zitiert PANSE u. a. HOCHE: „Wir empfinden einen Zeitabschnitt als um so länger, je geringer die Zahl der sich im Bewußtsein abspielenden Vorgänge ist und als um so kürzer, je reicher das geistige Geschehen sich gestaltet.“ Demgegenüber zeigte PANSE in seinen Untersuchungen zum Thema „Angst und Schreck“ (Schilderung des Zeiterlebens zahlreicher Personen in der Situation der ängstlichen Erwartungsspannung beim Bombenangriff und rückschauend in dem Zustand der gelösten Spannung nach einem Angriff), daß *das Erleben des Tempos des Zeitablaufs* viel mehr von der *Erwartung*, mit der der *Zeitablauf* verfolgt wird, *abhängt*. „Erwartet, hofft, wünscht man, die Zeit möge schnell vergehen, so scheint sie sich zu dehnen, wünscht oder erhofft man ihr Verweilen, so geht sie wie im Fluge dahin. Befürchtet man, sie könne zu schnell vergehen, so kürzt sie sich; befürchtet man, sie könne nicht vorübergehen, so verläuft sie zäh und langsam“ (Zit. PANSE). Dabei ist es nach PANSE eine *weitere Voraussetzung*, daß der *Zeitablauf beachtet*, *registriert wird*, wie schon WUNDT hervorgehoben habe: „Die Wünsche oder Befürchtungen müssen den Zeitablauf mit einbeziehen.“ Wenn sich in der Situation der ängstlichen

Erwartungsspannung während des Bombenangriffs im allgemeinen die Zeit dehnte, konnte sich die Zeit nach PANSE auch retrospektiv verkürzen, wobei dann „Nichtbeachten der Zeit, Freisein von Wünschen und Befürchtungen in dieser Richtung“ ausschlaggebend waren.

Übertragen wir die Beobachtungen und Interpretationen von PANSE auf Zeiterleben und Zeitschätzungen unserer Kranken, so erfahren sie auch in diesen Fällen eine Bestätigung. Zahl und Intensität erlebter Eindrücke dieser Kranken ist zweifellos gering, und doch klagte nie ein Kranker über Langeweile. Es fehlte ihnen offensichtlich jene dysphorische Diskrepanz zwischen dem Erlebnis des Nicht-Wollens trotz eines Könnens, es fehlte das unbefriedigte Gefühl mangelnder Persönlichkeitsentfaltung trotz sichtbarer Ziele, es fehlte überhaupt mehr oder weniger der Erlebnishunger, der außerhalb unmittelbarer Reizabsättigung liegt und denjenigen plagt, der Langeweile hat. So sind sie mit zunehmend schwerem Syndrom befreit vom „Dämon des Lebens“, wie SCHOPENHAUER die Langeweile nannte. Nach SCHOPENHAUER ist der Dämon des Lebens der Wille. Dieser Wille sei stets unbefriedigt und daher mit Unlust verbunden. Die Lust sei danach nur ein zeitweiliger Mangel an Unlust. Würde sich der Wille nicht betätigen, so mache sich an seiner Stelle alsbald eine tiefe Leere, die Langeweile, also Unlust, geltend.

Diesem Kreislauf entrinnen unsere Kranken. Wie die Zukunftsziele entschwinden, so tritt auch ein affektiv gefärbtes Zeiterleben im Hinblick auf erwünschte Ziele oder gefürchtete Ereignisse zurück. Weder dehnt sich die Zeit, noch verfliegt sie im normalen Tageslauf der Kranken (spätestens von den mittelschweren Syndromen ab). Die Zeit verliert an Bedeutung und damit Beachtung. Das Zeiterleben dreht sich schließlich nur noch um die Vitalzeit, die sich nach den äußeren Merkmalen der Mahlzeiten, von Hell und Dunkel und den inneren Gemeinempfindungen (Hunger, Müdigkeit) richtet, bis auch dieses in den Endstadien zerfällt. Tritt man an die Kranken mit einer Anregung geistiger Art heran, wie z. B. mit unseren Testuntersuchungen, so war in der weit überwiegenden Zahl der Fälle Unmut und Unwille die Reaktion auf diese unerwünschte Daseinsbereicherung. Sie konnten oft nur durch Lob trotz schwerer Fehlleistungen oder, indem man ihnen Frühstücksbrote oder Rauchwaren anbot, gedämpft werden. Unter dieser künstlichen und erzwungenen Belastung konnte auch die Zeit vereinzelt eine besondere Beachtung erfahren, indem spontan geäußert wurde, daß die Untersuchung sehr lange dauere oder indem ungeduldig nach dem Ende gefragt wurde. Dies galt aber nur für die leichteren Fälle. Bei den mittelschweren bis schweren Fällen wurde die Zeit schon nicht mehr als eigener Erlebnisbestand abgehoben.

Ließ man die Kranken die *kurze* Zeitstrecke einzelner Untersuchungen (bis zu 3 Std. Dauer) und die *lange* Zeitstrecke des bisherigen Anstaltsaufenthaltes schätzen, so zeigte sich eine beachtliche Gesetzmäßigkeit: Wie aus der Übersicht hervorgeht (s. u.), wurden *kurze* und *lange Zeitstrecken* in der weit überwiegenden Zahl der Fälle *unterschätzt*. *Bei langen Zeitstrecken war das ausgeprägter* als bei kurzen. Je *schwerer* die Syndrome waren, um so *mehr* wurden die *Zeitstrecken unterschätzt*. — Zu ergänzen ist lediglich, daß die drei leichten Fälle 5, 7 und 8 die Zeit des Anstaltsaufenthaltes so präzise angeben konnten, da sie sich an das Einweisungsdatum noch erinnerten und daher die Zeitspanne errechneten. Dagegen waren sie bei den kürzeren Zeitstrecken während der Untersuchung auf Schätzung angewiesen.

Wir beginnen wieder mit den leichteren Syndromen (niedrige Nummern) und gehen zu den schwereren über. Sofern die Zeitstrecken genau geschätzt wurden, wurde dies mit + gekennzeichnet, bei kleineren Ungenauigkeiten mit (+). Unzureichende Schätzungen wurden mit 0 bezeichnet, wobei die Abkürzung „unt." bedeutet, daß die betreffende Zeitstrecke unterschätzt wurde; „üb." heißt, daß die Zeitstrecke überschätzt wurde. Wir führen in der Tabelle nur die Fälle an, von denen wir verwertbare Antworten sowohl über kurze als auch über lange Zeitstrecken erhielten; wir berücksichtigen aber auch die anderen, die nur eine der Zeitstrecken, also kurze oder lange, schätzten. Bei den langen Zeitstrecken handelte es sich mindestens um eine Reihe von Monaten.

Tabelle 6. *Beispiele von Zeitschätzungen*

Fall	kurze Zeitstrecken (Untersuchungszeit)	lange Zeitstrecken (Zeit des Anstaltsaufenthaltes)
5	(+)	+
7	(+)	+
8	(+)	+
11	0 unt.	0 üb.
	$1^1/_4$ Std. statt $2^1/_2$ Std.	seit März statt April 1955
12	0 unt.	0 unt.
	2—3 statt $3^1/_2$ Std.	sagt: seit Weihnachten 1954, kam aber schon 1 Monat vorher
13	0 unt.	0 unt.
	$1^1/_2$ Std. statt $2^1/_2$ Std.	Oktober statt März 1955
16	(+)	0 unt.
	1 Std. statt $1^1/_2$ Std.	um 1 Monat
19	+	0 unt.
		4—5 Wochen, statt $^3/_4$ Jahr
20	0 unt.	0 üb.
	$^1/_2$ Std. statt $1^1/_2$ Std.	3 Jahre statt 2 Jahre
25	0	0
26	0 unt.	0 unt.
	$^1/_2$ Std. statt $3^1/_2$ Std.	
27	0 unt.	0 unt.
	$^1/_2$ Std. statt 2 Std.	2 Tage statt 5 Jahre
34	0	0
35	0 unt.	0 unt.
	1 Std. statt 3 Std.	3 oder mehr Tage statt $4^1/_2$ Jahre
36	0 unt.	(+)
	10 min statt $^1/_2$ Std.	
37.	bei 1. Frage 0 üb.	0 unt.
	bei 2. Frage 0 unt.	1 Jahr statt 5 Jahre
	1. $^1/_2$ Std. statt 20 min	
	2. 1 Std. statt $2^1/_2$ Std.	
39	0 unt.	0 unt.
	$^1/_2$ statt 3 Std.	7 Jahre statt etwa 12 Jahre

Das *Zeitschätzen* richtet sich im Normalfall einerseits nach dem *subjektiven Zeiterleben* und andererseits nach den vergangenen, aber noch verfügbaren bzw. zumindest *nachwirkenden Erlebnissen*. Unsere Kranken ließen, wie erwähnt, keine Veränderung des Zeiterlebens im Sinne einer Dehnung oder Raffung der Zeit erkennen. Es mangelte aber an einer rückschauenden Orientierung. Um so mehr, je schwerer das Syndrom war, d. h. je weniger Inhalte zum wenigstens vorübergehenden Besitz der Person geworden waren. Wer weder Langeweile noch Kurzweil erlebte, und dessen Rückschau sich nur an einigen dürftigen Pfeilern orientieren kann, dem nur Bruchteile des Erlebten zur Verfügung stehen, der muß notwendig die vergangene Zeitstrecke unterschätzen. Diese geringen Leistungen der Kranken zeigen, wie sehr die *bewußt rationalen Schätzungen* zurückliegender Zeitstrecken auf *Erlebnisintensität* und einen *mnestisch fixierten Persönlichkeitszuwachs* angewiesen sind. Dabei scheint schon die herabgesetzte Intensität des Erlebens eine erste Vorbedingung zur Unterschätzung von Zeitstrecken bei organischen Psychosyndromen auch außerhalb des amnestischen Psychosyndroms zu schaffen. HÄFNER erwähnt die Untersuchungen von HUNT, PETRIE, u. a., wonach bei Leukotomierten „zumindest die Sicherheit des Zeiterfassens verlorengeht und eine gewisse Neigung besteht, abgelaufene Zeitspannen kürzer zu schätzen". Wichtiger dürfte aber nach den Untersuchungen von PANSE noch *die Beachtung und Registrierung der Zeit* überhaupt sein. So erklärt es sich, wenn auch Gesunde eine Stunde, in der sie am Kraepelinrechentest mit Eifer gearbeitet hatten, in der Mehrzahl der Fälle retrospektiv unterschätzten. Es kann also *mangelnde Beachtung* der Zeit und retrospektive Unterschätzung durch Eifer bedingt sein wie auch durch geringen affektiven Zeitbezug, wie z. B. bei Leukotomierten und der Mehrzahl unserer Kranken. Daß darüber hinaus einem mnestisch fixierten Persönlichkeitszuwachs noch eine besondere Bedeutung beim rückschauenden Zeitschätzen zukommt, zeigte unser Material.

Unsere Kranken mußten sich mehr, als es normalerweise der Fall ist, auf den sog. primitiven Zeitsinn (EHRENWALD u. a.), das präsensorielle Zeiterleben (STERN), ihre „physiologische Uhr" (v. SKRAMLIK) stützen, sollten sie Auskunft über die vergangene Zeitstrecke geben. Ihrer höheren Chronometrie war der Boden entzogen zugunsten wenig differenzierter Chronognosie (BOUMAN und GRÜNBAUM). Die Kranken zeigen, wie sehr dieser sog. primitive Zeitsinn doch auf die registrierende Auseinandersetzung mit der Umwelt im Sinne der Chronologie und Chronometrie nach BOUMAN und GRÜNBAUM angewiesen ist. Wichtig ist dabei, daß die groben Zeitunterschätzungen in Form von Zahlenangaben (z. B. Fall 27, 2 Tage statt 5 Jahre Anstaltsaufenthalt, Fall 35, etwa 3 Tage statt $4^1/_2$ Jahre) eine schlechtere Auseinandersetzung mit der Zeit vortäuschen können als dem jeweiligen Zeitgefühl entspricht. Die Kranken meinen auf Befragen, daß sie schon lange an diesem Ort seien, halten auch unter Umständen die jeweilige Untersuchungszeit für lang, unterschätzen aber dann doch erheblich. Der Abbau der Leistungen des Schätzens zurückliegender Zeitstrecken setzt ein bei der vornehmlich rationalen, denkenden, mnestisch gestützten Chronometrie, dem Aufbau einer zurückliegenden Zeitgestalt, umfaßt sodann die Einordnung der Erlebnisse in die Person bzw. die innere Lebensgeschichte, die das Wissen um Zeit ergänzt, es mit einer persönlichen Zeitmarke versieht (an meinem letzten Geburtstag usw.) und es so zur Erinnerung werden läßt (Chronologie nach BOUMAN und GRÜNBAUM). Erst zuletzt wird auch der präsensorielle, sog. primitive Zeitsinn, die Chronognosie betroffen. Dem entspricht auch die Beobachtung von EHRENWALD, der Kranken mit amnestischen Psychosyndromen in Hypnose Aufträge gab, die sie nach 1, 5 und 30 min ausführen sollten und auch ausführten.

Im täglichen Leben der Kranken spielt nun der Abbau der rationalen Zeitschätzung im Sinne der Chronometrie eine geringere Rolle, weil sie — ausgenommen von ärztlichen Untersuchungen — selten gefordert wird. Dagegen ist es auffälliger, daß die Kranken vergangene Ereignisse oft in einen falschen Bezug zu ihrer Lebensgeschichte (Störung der Chronologie) bringen. Schon RIBOT (1882) widmete diesem Gesichtspunkt besondere Beachtung und nannte die „Lokalisation in der Zeit" den höchst entwickelten unbeständigen Teil des Gedächtnisses. Die Zeit werde rückwirkend an „Merkzeichen" festgelegt, indem besondere Ereignisse „Merkzeichen" erhielten. Wenn RIBOT äußert, daß diese Lokalisation in der Zeit isoliert gestört sein könne, so haben wir heute jedoch die Lehre von den isolierten Funktionsausfällen endgültig verlassen. Ihm folgte lediglich VAN DER HORST 1932 (s. o.), indem er aus dem Verlust der Zeitzeichen, der gestörten „Temporalisation" neuer Eindrücke, sogar die örtliche Desorientierung, die sog. „Merkfähigkeitsdefekte" u. a. ableiten wollte. Zu folgen ist RIBOT und VAN DER HORST nur insofern, als die gestörte Auseinandersetzung mit der Zeit bei unseren Kranken klinisch besonders auffällt und äußerlich nach dem Nachlassen im Einprägen von Einzelbenennungen am ehesten greifbar ist.

MEGGENDORFER schreibt, daß beim sog. Korsakowschen Symptomenkomplex Zeitstrecken im allgemeinen überschätzt würden, und VAN DER HORST berichtet 1932 von einem Überschätzen längerer Perioden und einem Unterschätzen kürzerer Perioden. Unser Material zeigte jedoch mit dem fast regelmäßigen Unterschätzen von kurzen und vor allem langen Zeitstrecken einen anderen Sachverhalt. Unter den wenigen Ausnahmen sei Fall 23 genannt, der aus einer moros jammernden Verstimmung heraus bei gänzlicher zeitlicher Desorientierung die Zeit des Anstaltsaufenthaltes überschätzte. Im zweiten Fall (F. 20) handelte es sich um eine Patientin, die den Anstaltsaufenthalt mit 3 statt 2 Jahren angab. Bei ihr war das amnestische Psychosyndrom durch eine Minderbegabung kompliziert.

Bei der weit überwiegenden Zahl unserer Fälle wurden dagegen die Zeitstrecken retrospektiv unterschätzt, und zwar um so mehr, je länger die Zeitstrecke und je schwerer das Syndrom war.

Vielleicht erklärt sich die Diskrepanz zu den Ergebnissen von MEGGENDORFER und VAN DER HORST damit, daß sie z. T. in den ersten Monaten nach der Anstaltsaufnahme schätzen ließen. Bei unseren Patienten haben wir hierzu zu wenig Material, doch fanden wir bei anderen Patienten in den ersten Monaten nicht selten Überschätzungen. Dies dürfte sich z. T. damit erklären, daß in den ersten Monaten häufig bei schwereren Fällen die neue Umgebung mnestisch noch nicht genügend abgehoben wird und die Schätzungen frühere Aufenthalte u. U. miteinbeziehen. Erst nach einer Reihe von Monaten und vor allem Jahren scheint es dann zu den typischen Unterschätzungen zu kommen.

VII. Reproduktionsfähigkeit

RIBOT beschrieb 1882 die Störungen des Gedächtnisses nach den beiden Gesichtspunkten der Aufbewahrung und der Reproduktion. Fast 20 Jahre später wurde es erst üblich, nachdem WERNICKE den Begriff der Merkfähigkeit geprägt hatte, noch die Störungen des Einprägens gesondert zu untersuchen (s. o.) und neben die Störungen des Aufbewahrens und Reproduzierens zu stellen. Da hirnorganisch bedingte mnestische Minderleistungen sich stets zunächst bei der Aufnahme neuer Eindrücke auswirken, „das Neue stirbt vor dem Alten" (GRIESINGER, RIBOT), war es auch klinisch von praktischem Nutzen, die Leistungen einer sog. Merkfähigkeit gesondert zu beachten. Theoretisch jedoch gab es einige Verwirrung, wenn man die Gesichtspunktanalyse des Gedächtnisses einer Real-Analyse gleichstellte und z. B. den Ausfall einer sog. Merkfähigkeit ohne Störungen der Reproduktionsfähigkeit beschrieb. So sollte der oben erwähnte Fall von GRÜNTHAL und STÖRRING von einem bestimmten Termin ab (nach CO-Intoxikation) auf organischer Grundlage einen Ausfall der sog. Merkfähigkeit gezeigt haben, während er mühelos alles vor der Erkrankung Geschehene, insbesondere auch Einzelnamen usw., reproduzieren konnte. SCHELLER brachte schon den Einwand, daß es Merkschwächen auf organischer Grundlage nie ohne Reproduktionsstörungen gäbe.

Ob man nun den Schwerpunkt einer Analyse auf Merken oder Reproduzieren legt, stets ist das von RIBOT schon vor der Jahrhundertwende aufgestellte Regressionsgesetz auch heute noch im Prinzip gültig (s. S. 7), d. h. der Abbau vom Neuen zum Alten, vom Besonderen zum Allgemeinen. In diesem Abbau der Leistungen des Merkens und Reproduzierens zeigt sich ein Regelmaß, das RIBOT mit Recht von einem Gesetz sprechen ließ. Diese Gesetzmäßigkeit ist so ausgesprochen, wie sie sich sonst innerhalb höheren psychischen Geschehens nie findet. So gibt sich hier mit dem Anspruch eines Naturgesetzes die organisch fundierte Hirnleistungsschwäche zu erkennen. Der psychische Effekt dieser streng organisch fundierten Hirnleistung, die sowohl einprägend wie reproduzierend Einzelnes aus Gesamthaftem abhebt, ist mit einem Januskopf zu vergleichen, der gleichzeitig in die Zukunft und in die Vergangenheit schaut. Im physiologischen Untergrund hat diese Hirnleistung naturgemäß noch keine Beziehungen zum Zeiterleben. Im Psychischen richtet sich die Abhebung des Einzelnen aus dem Gesamthaften gleichzeitig in die Zukunft, wie auch in die Vergangenheit. Das bedeutet, daß bei ihrer Störung sowohl die Richtung in die personale Zukunft (Einprägen) wie in die Vergangenheit (Reproduzieren) betroffen ist. Dabei setzen sich lediglich rein physiologisch bedingte Gesetzmäßigkeiten durch, indem *das Neue früher und stärker betroffen wird als das Alte, nie aber das eine ohne das andere.*

Fast sieht es so aus, als könnte man hinter dieser physiologisch fundierten Gesetzmäßigkeit die Person des Betroffenen vernachlässigen, doch entspricht dem Abbau der Reproduktionsfähigkeit natürlich ebenso eine Änderung des Persönlichkeitsniveaus, wie wir es analog beim Einprägen (s. Kap. „Merk-Wirkkreise“) beschrieben haben.

a) Mnemasthenie für Einzelbenennungen und allgemeine Reproduktionsschwäche

Es bedarf keiner besonderen Überlegungen, daß das Einprägen bzw. Reproduzieren der Benennungen von Einzelbegriffen die höchste Anforderung an die Hirnleistungsfähigkeit stellt. Einzelbenennungen werden in der Mehrzahl der Fälle am seltensten reproduziert. Einzelbenennungen erhöhen ferner die Verfügbarkeit von Einzelbegriffen, d. h. von bestimmten Personen, Gegenständen, Pflanzen usw., sind aber mnestisch viel weniger vielseitig fixiert als die Begriffe selbst. Diese Einzelbenennungen sind sprachliche Abstraktionen, Zeichen für etwas, nicht der Begriff selbst, wie von philosophischer Seite im Universalienstreit zeitweise angenommen wurde. Zwar ging es den Philosophen seiner Zeit (Scholastik) um das Verhältnis von Begriff und Realität (universalia sunt ante rem, universalia in re, universalia post rem), aber es wurden von hier aus bekanntlich doch die psychologischen Auffassungen des begrifflich-sprachlichen Denkens beeinflußt.

Demgegenüber wollen wir uns hier aber streng an die Empirie halten: Je mehr Umfang die Begriffe haben, die benannt werden, um so häufiger werden sie in vielen Fällen reproduziert. So wird etwa der Name einer bestimmten Straße in einem Stadtteil meist seltener genannt als der Stadtteil bzw. die Stadt selbst. Andererseits ist stets die Persönlichkeit des Reproduzierenden zu berücksichtigen. Der Grad der persönlichen Bedeutsamkeit, der den einzelnen Begriffen zukommt, ist noch wichtiger als der Umfang des Begriffes, der benannt wurde. Und zwar nicht nur wegen der Häufigkeit des Reproduzierens. Der Name einer Person, die dem Betreffenden im früheren Leben persönlich nahestand, wird gewöhnlich eher reproduziert, auch wenn es selten „geübt" wurde. Im ganzen beeinflussen sich bei der Reproduzierbarkeit von Einzelbenennungen folgende Faktoren gegenseitig: 1. Die Persönlichkeitsnähe des damit benannten Begriffes. 2. Der Umfang des damit bezeichneten Begriffes und, damit teilweise Hand in Hand gehend, die Häufigkeit bereits erfolgter Reproduktionen. 3. Die Zeitspanne zwischen Einprägen und Reproduzieren. 4. Das Lebensalter, in dem eine Benennung eingeprägt wurde.

Es ist eine Besonderheit der Psychopathologie des Gedächtnisses, daß die von Ebbinghaus u. a. ermittelten „Vergessenskurven" (s. o.), wonach sich die Vergeßlichkeit mit der Zeitspanne zwischen Einprägen und Reproduzieren erhöht, beim Abbau mnestischer Leistungen keine Bestätigung erfahren. Sondern gerade umgekehrt schwindet das Jüngste zuerst. Die niedere Kategorie physiologischer Vorgänge mit ihrer erhöhten Vulnerabilität neu erworbener organisch fundierter mnestischer Dispositionen (Spuren) setzt sich gegenüber der höheren Kategorie psychischer mnestischer Leistungen durch. Hinzu kommt die Bedeutung der Einstellung der Person auf die Gegenwart und Zukunft (Einprägen) eher im mittleren Lebensalter, auf Vergangenheit (Reproduzieren) eher im höheren Lebensalter. So werden bekanntlich Eigennamen aus der Jugendzeit oft besser reproduziert als später erworbene.

Abgesehen von diesen allgemeinen Faktoren ist noch im Einzelfall die verschiedene individuelle Disposition zum Einprägen (s. o.) bzw. Reproduzieren von Zeichen (einschließlich Zahlen) auf den verschiedenen Sinnesgebieten (akustisch, visuell) zu berücksichtigen.

Der Abbau der Reproduktionsleistungen läßt sich am ehesten und greifbarsten aus den soeben angeführten Gründen bei den Einzelbenennungen untersuchen:

Wenzl untersuchte die Erinnerungsarbeit bei der Wortfindung (Eigennamen) im Normalfall. Danach traten zunächst Ganzheitsmerkmale, Gestaltsqualitäten des gesuchten Wortes in Form von Klangbildern, Wissen um die Wortgestalt und den Wortrhythmus auf, oder es wurden Wortanfänge oder Wortenden gewußt. Vereinzelt wurde erst der Ausdruckscharakter des gesuchten Wortes oder seine emotionale Färbung gegenwärtig. Oder die Erinnerungsarbeit ging von der Bedeutung und dem Sinngehalt des gesuchten Inhaltes und seiner gedanklichen Beziehungen aus. Im ganzen zeigte die Analyse der Wortfindung, daß die Reproduktion des Inhaltes den Zeichen vorausgeht.

Die personale Bedeutung des Reproduzierens entspricht zunächst einmal natürlich der personalen Bedeutung des Einprägens überhaupt, d. h. der Gewinnung von Weltoffenheit und Distanz zur Welt (s. o.). Bezieht sich diese Distanzgewinnung zur Welt aber vornehmlich auf den Erwerb von Kenntnissen und Wissen (mit Begriffen ergreifen wir die Welt — Zit. LERSCH), so schafft darüber hinaus die Verfügbarkeit der in die Kontinuität des Ichbewußtseins eingebetteten persönlichen Erinnerungen einen eigenen Wirkungsbereich mnestisch fixierter Inhalte. Die Reproduzierbarkeit persönlicher Erinnerungen und die Möglichkeit des Rückblicks trägt und formt ständig die Persönlichkeit. Sie ist dem Tier und dem Kleinkind noch nicht gegeben. Das „Sichbesinnen" ist nach STERN ein Tun, das erst auf relativ hoher menschlicher Entwicklungsstufe möglich ist. „Wer sich besinnen soll, muß sowohl wollen wie denken können" (Zit. STERN). Es bedeutet daher einen zunehmenden Persönlichkeitsverlust, wenn der Vorstellungsschatz, der Beziehungsreichtum des reproduzierenden Denkens und an der Spitze die Zahl verfügbarer Benennungen sich vermindern. Jedoch trifft dieser Gesichtspunkt des *Abbaues* des *Reproduktionsvermögens nur einen kleinen Sektor des Abbaues der Person.* Es ist mit STERN zu beachten, daß der Hauptwert der Bildung gerade darin besteht, daß Gelerntes nicht verloren ist, wenn es auch für sich nicht mehr reproduzierbar ist. Kenntnisverlust kann sogar Entlastung bedeuten und den personalen Horizont erweitern statt verengen. Jedoch wird man darunter mehr eine Umschichtung der Kenntnisse (Verlust zugunsten anderer Kenntnisse) verstehen als eine generelle Minderung, wie es beim Abbau im amnestischen Psychosyndrom mehr und mehr der Fall ist. Das Nachlassen der gebundenen Wirksamkeit (STERN) der Vergangenheit, d. h. des erworbenen Besitzes von Bildung und Gesinnungen, folgt dem Abbau der freien Reproduzierbarkeit erst in weitem Abstand, und es ist fraglich, wie weit man überhaupt einen evtl. Persönlichkeitsabbau vom Nachwirken, bzw. von der gebundenen oder freien Reproduzierbarkeit her sehen kann. GRIESINGER und nach ihm RIBOT mit seinem Regressionsgesetz — wollten noch den Persönlichkeitsabbau bei Gedächtnisauflösungen direkt aus dem allgemeinen Gedächtnisabbau in folgender Reihenfolge ableiten: Von den neuen Ereignissen auf die Vorstellungen, die Gefühle, die Handlungen. Demgegenüber wissen wir aus der Psychopathologie hirnlokaler Psychosyndrome, besonders des Stirnhirnsyndroms (s. u.), daß der Abbau höherer Persönlichkeitsschichten mit ihrer Emotionalität, die stets auch wesentlich durch ein früheres Milieu geformt wurden (Taktgefühl usw.), gerade außerhalb amnestischer Psychosyndrome einsetzen kann.

Sehen wir, welche Leistungen unsere Kranken bei dem Reproduzieren von Einzelbenennungen (Personennamen, Kantonsnamen) im besonderen und beim Rorschachprotokoll (Zahl der Antworten) im allgemeinen zeigten:

Das Aufzählen von Personennamen aus dem früheren Leben und seine Minderleistungen lassen sich nicht in Zahlen erfassen, so daß wir hierzu die Stellungnahme der Kranken selbst zu dieser geforderten Leistung berücksichtigen müssen. Dagegen kann man bei Schweizern sehr gut die Zahl der Kantonsnamen verwerten. Es ist sicher nicht zuviel gesagt, wenn man annimmt, daß ein normal intelligenter Schweizer von den 19 Vollkantonen und 6 Halbkantonen mindestens 15—18 Kantone mühelos aufzählen kann. Die weit überwiegende Zahl aller Schweizer kann sämtliche Kantone ohne Schwierigkeiten aufzählen. Sie haben es nicht nur in der Schule systematisch gelernt, sondern haben im Laufe ihres Lebens häufig mit mindestens einem Teil dieser Kantonsnamen zu tun gehabt.

Tabelle 7

Fall	Zahl der Kantonsnamen	Zahl der Rorschach-deutungen	Fall	Zahl der Kantonsnamen	Zahl der Rorschach-deutungen
1	21	14	24	7	13
2	17	3	25	10	4
3	19	8	26	mindestens 3, wurde nicht nachdrücklich gefragt	6
4	ausgelassen — aber gewiß normal	8			
5	21	7	27	11	7
6	16	11	28	5	15
7	20	10	29	3	15
8	12	4	30	8	3
9	11		31	4	1
10	entfällt, da Deutscher	8	32	2	4
11	11	5	33	11	13
12	10	12	34	15	9
13	17	5	35	9	6
14	8	8	36	8	4
15	15	10	37	1	8
16	14	9	38	8	3
17	23	19	39	3	4
18	15	9	40	1	0
19	20	12	41	2	1
20	8	6	42	2	1
21	entfällt, da Patientin Polin ist	32	43	2	4
			44	6	9
22	15	8	45	0	0
23	9				

Die Tabelle zeigt, daß von den ersten 15 Fällen 8 Fälle 15 und mehr Kantone, 5 Fälle unter 15 Kantonen (2 Fälle wurden nicht gefragt) nennen konnten, und von diesen nur 2 Kranke 12 und mehr Rorschachdeutungen gaben. Berücksichtigt man die hier nicht besonders angeführten Perseverationen und den geringen Variationsreichtum des Inhalts der Antworten, so war der allgemeine Einfallsreichtum, der ja bei den Rorschachantworten u. a. gefordert wird, schon bei den leichteren Fällen deutlich herabgesetzt. Demgegenüber ist die gezielte Leistung des Reproduzierens von Kantonsnamen hier erst in 5 Fällen sicher unter dem Durchschnitt, wahrscheinlich aber auch bei allen anderen Fällen beeinträchtigt.

Bei den mittelschweren bis schweren Syndromen (von Fall 16 bis Fall 29) sind es nur noch 5 Fälle, die es auf 15 und mehr Kantone bringen. Wenn demgegenüber die Zahl der Rorschachdeutungen bei diesen Fällen 6 mal 12 und mehr beträgt, so handelt es sich hier mehr um den Ausdruck einer Redseligkeit älterer Patienten. 5 von diesen 6 Patienten sind über 60 Jahre alt. Von diesen zeigt Fall 21 einen ausgesprochenen Rededrang in Verbindung mit Hypomanie. Gleichzeitig nehmen die Qualität und insbesondere der Variationsreichtum der Inhalte gegenüber der vorigen Patientengruppe weiterhin ab.

Bei den schweren bis sehr schweren Fällen werden gleichzeitig immer weniger Kantone aufgezählt und auch weniger Rorschachdeutungen bei weiterer Verschlechterung der Qualität gegeben. So ist ab Fall 30 bis Fall 45 nur noch 1 Kranker, der es bis auf 15 Kantonsnamen bringt und ebenfalls nur 1 Fall, der mehr als 12 Rorschachdeutungen geben kann. Selbst wenn bei der Gruppe der schweren bis sehr schweren Syndrome eine gewisse Redseligkeit beobachtet wurde, so wirkte diese sich nicht mehr sichtbar auf die Zahl der Rorschachdeutungen aus.

Bei der Verschiedenheit der geforderten Leistungen des Aufzählens von Kantonen und des Deutens von Rorschachtafeln überrascht es nicht, daß im Einzelfall sich immer wieder sehr verschiedene Leistungen bei diesen beiden Aufgaben finden. Insgesamt spiegeln die Zahlen u. a. die zunehmende Abnahme des Einfallsreichtums wider.

Eine weitere Analyse zeigt aber, daß sich bei den schweren Fällen hinter der zunehmenden Unfähigkeit mehr verbirgt als nur ein Mangel an Einfällen. Bei der Gruppe der leichten bis mittelschweren Syndrome jedoch ließen sich die Minderleistungen noch ausschließlich daraus ableiten.

Berücksichtigen wir nochmals zur Charakterisierung der Wortfindungsstörungen gegenüber der sog. amnestischen Aphasie die Gruppe der leichten bis mittelschweren Syndrome, d. h. der ersten 15 Fälle. Weitgehend war bei ihnen — wie erwähnt — bereits das freie Reproduzieren beeinträchtigt. Personennamen wurden zwar in manchen Fällen noch anscheinend normal reproduziert, aber es äußerten doch mehrere Kranke auf Befragen, daß ihnen diese Namenssuche in den letzten Jahren schwerer falle. Wir haben absichtlich auf Einstellungshilfen (GRÜNTHAL) verzichtet, um die Höchstleistung freier Reproduktion zu erreichen.

Den Kranken dieser Gruppe diente der Name als Zeichen des Begriffes. Sie suchten nach diesen Zeichen, ihre Sprache hatte in diesem Zusammenhang volle Darstellungsfunktion. Fielen ihnen die Zeichen nicht ein, so registrierten sie zum überwiegenden Teil selbstkritisch diesen Mangel, entschuldigten sich mit ihrem Alter u. a. Die Persönlichkeit stand weitgehend neben dieser Wortfindungsstörung, die ihnen bei der fehlenden Namensfindung bewußt wurde. Man gewann auch weniger den Eindruck, daß z. B. die Kantonsnamen tatsächlich verlorengegangen waren, denn sofern ausgelassene Kantone später vom Versuchsleiter genannt wurden, wurden sie als die fehlenden Namen sogleich erkannt. Je schwerer die Syndrome wurden, um so schwieriger wurde es mit der Namensfindung und um so weniger wurde danach gesucht.

b) Die sog. amnestische Aphasie

Während das Aufzählen mehr und mehr durch mangelnde Übersicht mit Perseverationen behindert war, zeigte sich, daß neben zunehmender Einfallsarmut immer weniger Kantonsnamen im Sinne sog. amnestisch-aphasischer Störungen zur Verfügung standen.

Der Übergang von den Wortfindungsstörungen über die Eigennamenamnesie bis zur sog. amnestischen Aphasie ist ein fließender, sofern die letztere Ausdruck eines allgemeinen amnestischen Psychosyndroms ist. Es kann zunächst ein derartiger Kranker anscheinend nicht mehr über die Namen seiner Kinder verfügen, wenn er danach gefragt wird, während in freier Rede diese Namen dann plötzlich auftauchen. Aber schließlich werden Namen auch nicht mehr in „gebundener“ Form reproduziert und sind anscheinend im Sinne einer sog. amnestischen Aphasie verlorengegangen.

Der Begriff der amnestischen Aphasie war sehr umstritten, zumal er ursprünglich gemeinsam mit motorisch und sensorisch aphasischen Störungen behandelt wurde, obwohl diese auf einer ganz anderen Ebene liegen, nämlich lokalisierbare Werkzeugstörungen darstellen, die auch weitgehend außerhalb amnestischer

Psychosyndrome auftreten können. Nach der Aufstellung des Aphasieschemas nach LIEPMANN blieb es umstritten, an welcher Stelle die amnestische Aphasie einzuordnen sei. Da die Kranken mühelos nachsprechen können, auch Sinnverständnis für das vorgesprochene Wort haben, ferner für das gefundene Wort den richtigen Wortentwurf gewinnen und das Wort dann spontan richtig aussprechen, rechnete man sie vielfach zu den transcorticalen Aphasien. Dabei faßte WERNICKE die amnestische Aphasie nicht als eigene Sprachstörung auf, sondern ordnete sie einer allgemeinen Gedächtnisstörung zu: „Diejenige Art der Aphasie, welche nicht durch Zerstörung von Zentren und Leitungsbahnen, sondern ausschließlich durch eine nachweisbare Gedächtnisschwäche bedingt ist." (Zit. WERNICKE.) Diese Gedächtnisschwäche führe (so sagt WERNICKE) mit der amnestischen Aphasie zu einer Variation der transcorticalen motorischen Aphasie. Ihm folgten nach einer Aufstellung von WALTHER LICHTHEIM und BISCHOFF, die ebenfalls die amnestische Aphasie mit der transcorticalen motorischen Aphasie in Zusammenhang brachten. Demgegenüber ordneten FROESCHELS, ROSENFELD u. a. die amnestische Aphasie sowohl der transcorticalen motorischen wie auch der transcorticalen sensorischen Aphasie zu. GOLDSTEIN, STERTZ, KEHRER trennten dagegen nach WALTHER die transcorticalen Aphasien scharf von der amnestischen Aphasie, da das Nachsprechen bei der transcorticalen Aphasie rein automatisch vor sich gehe, während das vorgesprochene Wort bei der amnestischen Aphasie ein Stichwort mit Sinn sei. Nach KEHRER sei der amnestisch Aphasische wohl kein erfolgreicher Sprecher, aber möglicherweise ein guter Denker. Der transcortical Aphasische sei weder das eine noch das andere. BAY ließ den Begriff der motorischen Aphasie fallen und stellte der sensorischen Aphasie die „sog. amnestische Aphasie" gegenüber.

Da wir es in unserem Zusammenhang mit amnestischen Psychosyndromen zu tun haben, deren Minderleistung im Aufzählen von Personennamen, Kantonsnamen u. a. proportional zur Schwere des amnestischen Psychosyndroms zunahm, fassen wir bei unseren Fällen die Störungen im Sinne von WERNICKE als Ausdruck einer allgemeinen mnestischen Schwäche mit engeren Beziehungen zur motorischen Sprachkomponente auf. Wir sprechen deshalb nur von einer sog. amnestischen Aphasie, weil es sich im Unterschied zur motorischen und sensorischen Aphasie erst sekundär um eine Beeinträchtigung der Sprache, um eine „Aphasie", handelt. Streng genommen scheint der Kranke nur aphasisch, weil er amnestisch ist, während die motorischen und sensorischen Aphasien Störungen von Wortentwurf bzw. Wortklangbild außerhalb amnestischer Psychosyndrome darstellen und somit primär die Sprache beeinträchtigen.

Es erhebt sich die Frage, welche Folgen sich aus dem Verlust bzw. der Verarmung an Sprachzeichen für das Denken ergeben. Diese Problematik wurde gewöhnlich nach folgenden zwei Gesichtspunkten bearbeitet: 1. Es wurde eine sehr enge Verknüpfung von Sprechen und Denken vorausgesetzt, 2. es wurden nur lockere Beziehungen zwischen Sprechen und Denken vorausgesetzt.

In einer sehr kritisierten Arbeit ging GOLDSTEIN von einer ganz engen Verknüpfung von Sprechen und Denken aus. Er wandte sich gegen KUSSMAUL, PITRES, WOLFF, KEHRER u. a., wonach es bei amnestisch Aphasischen zu einer Lockerung der Beziehungen zwischen Sachvorstellungen und Sprachvorstellungen komme, während die Begriffe intakt seien. Demgegenüber komme es nach gemeinsam mit GELD durchgeführten Untersuchungen bei amnestisch Aphasischen auch zu einer Beeinträchtigung begrifflicher Leistungen. So würden Kranke mit einer Farbnamenamnesie auch eine Beeinträchtigung ihres kategorialen Verhaltens beim Ordnen der Farben zeigen. Sie würden bald nach der Helligkeit, bald nach dem Grundton, bald nach einer anderen Eigentümlichkeit die Farben ordnen, weil mit dem Verlust der Farbnamen ein begriffliches „kategoriales" Verhalten zu den Farben bei diesen Patienten gestört sei. Diese Kranken würden auf ein konkreteres, primitiveres, anschaulicheres Verhalten absinken. Es könne nicht die Folge des Nichtbenennenkönnens sein, denn das kategoriale Verhalten ändere sich auch nicht, wenn der Farbname gesagt werde. Kategoriales Verhalten und Haben der Worte als Zeichen für Begriffe sei Ausdruck ein und derselben Grundfunktion, keines von beiden sei primär oder sekundär. Bei der Farbnamen-Amnesie hätten die Worte die Darstellungsfunktion eingebüßt und könnten nicht mehr als Zeichen für Begriffe verwendet werden. BINSWANGER betont in diesem Zusammenhang, daß er an der prinzipiellen Worthaftigkeit des Denkerlebnisses und der prinzipiellen Sinnhaftigkeit des Wortes mit HOENIGSWALD nicht zweifle. Die nach BINSWANGER theoretisch immer mitzudenkende noetische Komponente bei Wortfindungsstörungen trete bei manchen Fällen allerdings derartig in den Hintergrund, daß sie praktisch vernachlässigt werden könne. BINSWANGER wendet sich damit ebenfalls gegen die Auffassung, in den Wortfindungsstörungen bzw. amnestisch aphasischen Störungen nur isolierbare Ausfallserscheinungen zu sehen. Infolge einer Störung der Beachtungsrichtung, die allerdings nicht der einzige Weg zur Lösung des Problems der Wortfindungsstörungen sei, werde gerade das gesuchte Wort weniger liquid, während dagegen im lebendigen Gespräch von Mensch zu Mensch das gleiche Wort oft ohne weiteres auszusprechen sei.

Diejenigen Autoren, die dagegen eher lockere Beziehungen zwischen Denken und Sprechen voraussetzen, verzichten meist auf die Annahme einer zentralen Störung, die hinter den Wortfindungsstörungen bzw. der amnestischen Aphasie stehe. Sie gehen gewöhnlich von einer Hilfestellung aus, die das Wort als anschauliches Zeichen dem Denken leistet. An der Unanschaulichkeit des Denkakts kann dabei nach den Untersuchungen der Würzburger Schule nicht mehr gezweifelt werden. LOTMAR nahm sich dieses Gesichtspunktes besonders an. Die gegenständlich-sprachlichen Zwischenerlebnisse seien als Stadium eines geordneten Denkverlaufes anzusehen. Im allgemeinen werde die Reaktionszeit bei Wortfindungsstörungen nur durch die „reine Wortsuche" gestört. Dabei könne die endliche Lösung durch vermehrte Abwägung infolge der durch Wortfindungsstörungen bedingten Langsamkeit sogar gefördert werden. Durch die Behinderung der Denkhilfefunktion des lautlosen inneren Sprechens wirke sich die Sprachstörung auf das Denken aus, dagegen nicht eine primäre Denkstörung auf die Sprache. Eine kategoriale Störung sei von einer Sprachstörung abhängig, nicht umgekehrt, denn die Sprache sei eines der wirksamsten Mittel zur Einstellung auf kategoriales Verhalten. LOTMAR kommt damit gemeinsam mit ISSERLIN, KUENBERG, HOFBAUER, HAUPTMANN, auf die er sich beruft, zu einem „ablehnenden Urteil noetischer" Deutungen, denn auch bei der amnestischen Aphasie sei die Schädigung rein sprachlicher Disposition entscheidend. Zu einer analogen Einschätzung der Bedeutung sprachfreien Denkens kommen PANSE, KANDLER und LEISCHNER in ihrer Agrammatismusstudie.

Kommen wir nun zu den entsprechenden Minderleistungen unserer Fälle, die bei den leichteren Syndromen, z. B. beim Aufzählen der Kantonsnamen, zunächst mehr den Eindruck von Wortfindungsstörungen machten, bei den schwereren Fällen mehr und mehr der sog. amnestischen Aphasie zuzuordnen waren und wenden uns nunmehr der letzteren Gruppe zu:

Wir wollen hierzu zunächst die von uns wörtlich notierten Antworten der 16 Kranken mit schweren bis sehr schweren Syndromen nach der Aufforderung zum Aufzählen sämtlicher Kantone der Schweiz anführen. Fälschlich als Kantone aufgezählte Namen, die aber nur Ortschaften bezeichnen, wurden kursiv gesetzt.

Fall 30: „Zürich, Thurgau, Schaffhausen, dann kennt man nimmer viel, bin vielleicht mal im Aargau unten gewesen.“ (Kantone aufzählen!) „Uri, Schwyz, Unterwalden, Glarus, mehr weiß ich nicht, habe ich vergessen.“ = 8 Kantone

Fall 31: „Uri, Schwyz, Unterwalden, Obwalden, jetzt bin ich schon am Haag und muß den Mund netze,“ — gähnt — schweigt — (fertig ?) „Für mich schon.“ = 4 Kantone

Fall 32: „Zürich, Aargau, die anderen kenne ich nicht mehr.“ = 2 Kantone

Fall 33: „Uri, Schwyz, Unterwalden, Graubünden, Thurgau, Aargau, Wallis, Neuenburg, Genf“ — stöhnt — „Waadt, Fryburg, — das ist ein welscher, da muß man ja fast alles vergessen, wenn man so viel muß schaffen, das tut mir mehr schaden als nützen ...“ = 11 Kantone

Fall 34: „Uri, Schwyz, Unterwalden, Luzern, Graubünden, Tessin, Solothurn, Genf, Neuenburg, Tessin“ — fängt wieder von vorn an —. Als er zum zweiten Mal gefragt wird, nennt er noch: „Innerrhoden, Zürich, Waadt, Fryburg, Appenzell“ — sonst nur Wiederholungen. = 15 Kantone

Fall 35: „22, Bern, Luzern, Uri, Schwyz, Unterwalden, — Zug, Wallis, Genf, Schaffhausen — —“ (Zwischendurch bedurfte es einer Anregung). = 9 Kantone

Fall 36: „Es gibt 24.“ (bitte nennen!) „Schwyz, Uri, Unterwalden, Luzern, Aargau, Thurgau, Tessin, — mehr weiß ich nicht.“ — Wehrt unwillig ab — schweigt. „Was wollen sie ... Graubünden.“ = 8 Kantone

Fall 37: „Zürich, *Wädenswil*, kann ich nicht mehr sagen.“ = 1 Kanton

Fall 38: „Aargau, Thurgau, Tessin, Waadt, Wallis, Neuenburg, Genf —“ — Pause — „Soll ich noch mehr nennen ?“ (ja!) „Fryburg — das werden die meisten sein.“ = 8 Kantone

Fall 39: „Vergeß es immer “(in welchem Kanton sind Sie hier ?) „Zürich, *Winterthur*, Bern, Genf“ (nach mehrfachen Anregungen). = 3 Kantone

Fall 40: „Zug, *Pfäffikon*“ = 1 Kanton

Fall 41: „Zürich, Bern, *Thun, Interlaken, Grindelwald*.“ (Weicht von der Aufgabe ab — Nur Kantone nennen!) „Bern, *Thun, Interlaken, Grindelwald, Pemplitz* ist mein Geburtsort.“ (In welchem Kanton sind Sie geboren ?) „Bern.“ (Bitte andere Kantone nennen!) „Weiß nicht.“ (Wieviel Kantone gibt es ?) „Das weiß ich nicht“ — lacht, perseveriert: „Bern, *Thun, Interlaken, Grindelwald*“. (Wieviel Kantone gibt es ?) „20 oder 22.“ (Nennen sie Kantone) „Ach so, Kantone, Zürich, Bern, — jaa — Kantone — Bern, *Thun*.“ = 2 Kantone

Fall 42: „Aargau, das ist der größte. Gerade heute ist ein Herr dagewesen, der informierte sich auch für die Kinder und ich möchte ihnen doch eine Ausbildung zukommen lassen ...“ (Bitte Kantone nennen!) „Aargau, und dann der Kanton Glarus, ach, was sage ich — ach, man ist so befangen.“ = 2 Kantone

Fall 43: „Ziemlich“. (Wie heißen die ?) „Bin lange im Kanton Solothurn gewesen.“ (noch mehr ?) „Noch viele. *Biberist*.“ (Kantone nennen!) „*Biberist*.“ (Zug, Schwyz ?) „Jawohl, — Unterwalden —“ lacht — (noch mehr nennen!) „Kommt noch in den Sinn, bin jetzt aufgeregt.“ = 2 Kantone

Fall 44: (Bitte Kantone aufzählen!) — Die Aufforderung muß 4 mal wiederholt werden. — „Aargau, Bern, St. Gallen.“ (Bitte weiter!) „Wie ?“ — schweigt. (Bitte Kantone nennen!) „Aargau, Bern, Zug, Zürich.“ (Kantone!) „Aargau, Zug, Luzern, Bern.“ (Uri ?) „Ja“ (Tessin ?) „Ja.“ (Schaffhausen ?) „Ja, Schaffhausen, Thurgau, Bern und Zürich.“ (Sind sie mal in Bern gewesen ?) „Ja.“ = 6 Kantone

Fall 45: „Ich sage es nicht gern." (Bitte zählen Sie auf!) „Das ist mir zuwider." (Bern ?) „*Neuenegg*, von Neuenegg kommt das Neue." = 0 Kantone

Mit abnehmendem Variationsreichtum der Rorschachdeutungen vermindert sich auch erwartungsgemäß die Zahl der Kantone, die aufgezählt werden können. Bei allen Kranken dieser Gruppe fällt auf, daß sie nur mühsam zu den geforderten Leistungen angeregt werden können und auch wiederholt rasch von der Aufgabe abweichen, wie wir es oben als Abbau des Merk-Wirkkreises beschrieben haben. Neben der geringen Zahl der Nennungen und dem Perseverieren einzelner Antworten sind folgende Besonderheiten noch zu beachten: 1. Obwohl Kantonsaufzählungen früher zunächst einreihig assoziativ eingeprägt wurden, finden sich nur noch geringe Ansätze zur Reihenbildung beim Reproduzieren (z. B. Uri, Schwyz, Unterwalden: Fall 31, 33, 34 u. a.). Dagegen drängt sich die egozentrische Einstellung der Kranken wiederholt in den Vordergrund. Fall 30 sagt spontan: „Ich bin vielleicht mal im Aargau unten gewesen." Fall 41 nennt seinen Geburtsort, Fall 43 sagt ebenfalls spontan: „Bin lange im Kanton Solothurn gewesen." Fall 44 bringt es nur bis auf 5 Kantone und wiederholt dabei Bern. Auf Befragen erklärt der Patient, daß er in Bern gewesen sei.

Obwohl es sich um schwere bis sehr schwere Syndrome handelt, sehen doch einige Fälle selbstkritisch ihre Minderleistungen. Die Fälle 30, 32, 33, 37, 39 weisen sogar spontan entschuldigend auf ihre Vergeßlichkeit hin.

Bei den schwersten Fällen verknüpft sich mehr und mehr egozentrische Reproduktion mit unzureichender kategorialer Einstellung auf das Aufzählen von Kantonen. So nennen die Fälle 37, 39, 40, 41, 43, 45 neben Kantonen Ortschaften. Ihre Beachtungsrichtung (GOLDSTEIN, BINSWANGER) bzw. ihre kategoriale Einstellung ist unzureichend. Werden ihnen dagegen Kantonsnamen vorgesprochen, wie wir es im Fall 44 notiert haben, so erkennen sie diese Namen sogleich als Kantonsbenennungen (und können sie natürlich auch stets mühelos nachsprechen).

Berücksichtigt man die verschiedenen Leistungen bei der gleichen Aufgabe, nämlich dem Aufzählen von Kantonen, bei leichten bis schweren und sehr schweren amnestischen Psychosyndromen, so wäre es nicht befriedigend, wollte man hierfür eine einheitliche Erklärung suchen. Erinnern wir uns, welche verschiedene Bedeutung den Sprachzeichen entwicklungspsychologisch gesehen zunächst zukommt, bevor sie als neutrale Zeichen für etwas auf eine entpersönlichte Welt hinweisen. Bedienen wir uns hierzu wieder mit W. STERN einer personalistischen Psychologie. Diejenigen Beziehungen, die unter dem Gesichtspunkt der Erkenntnis als letzte, irreduzible Voraussetzung und Ordnung von Gegenständen anzusehen sind, werden nach STERN von Logik und Erkenntnistheorie Kategorien genannt. Gegenüber dieser Geltungsfrage hat die Psychologie den psychischen Gehalt jener Beziehungsgedanken und ihre Genese im Einzelindividuum wie in der Menschheit zu verfolgen. Das ursprünglichste Beziehungsdenken ist präkategorial. Auf jenem geistigen Niveau ist jeder Gegenstand noch eingebettet in das Total der Welt. Die kategoriale Art der Beziehungen von Gegenständen bleibt noch ganz unbestimmt. „Ein Gegenstand wird als einem anderen ähnlich und zugleich als mit ihm identisch gedacht. Zwei Phasen eines Vorgangs werden noch ungeschieden gedacht: Als Wirkung, die aus einer Ursache herrührt, ein Zweck, dem ein Mittel dient, ein Zeichen für ein Bezeichnetes" (Zit. STERN). Dabei handelt es sich „ursprünglich um die Beziehung Ich/Welt, erst in zweiter Linie um die Beziehung von Weltstück zu Weltstück. Alles, was an Einzelgegenständen, Zuständen und Vorgängen in der Welt abhebbar ist, hat etwas zu tun mit „mir", und ich habe zu tun mit allem, was da draußen passiert" (Zit. STERN). Das Beziehungsdenken entwickelt sich von der Verpersönlichung zur Entpersönlichung. Aber auch am Ende dieses Weges bleibt jeder Beziehungsgedanke sowohl personal verankert als auch kategorial abstrahiert.

Dieser Weg zur Entpersönlichung der Beziehungen zwischen Ich und Welt macht bei den amnestischen Psychosyndromen eine rückläufige Entwicklung durch. Damit bildet sich auch die Möglichkeit abstrakter kategorialer Einstellung zur Welt zurück. Hier dürfte auch eine Wurzel des Versagens bei den schwierigeren Testaufgaben, wie Begriffsgegensätze erkennen, Wesensmerkmale zuordnen, Analogien bilden usw., zu sehen sein, sofern diese Aufgaben trotz wiederholter Erklärung nicht mehr aufgefaßt wurden. Alle diese Aufgaben setzen, wie auch hier das Aufzählen von Kantonsnamen, zunächst einmal die Möglichkeit zu weitgehend entpersönlichter, abstrakter, kategorialer Einstellung zur Umwelt voraus. Kantonsnamen sollen aufgezählt werden und damit — gemäß ihrem Sinn als ich-neutrale Zeichen einer unpersönlichen Welt — verwandt werden. Gerade dies mißlingt aber immer mehr und wird, wie das rasche Resignieren der Kranken zeigt, auch nicht mehr erstrebt, schließlich auch nicht mehr im Ansatz intendiert. Stattdessen schieben sich persönlichkeitsnahe Erinnerungen in den Vordergrund. Ich nenne „meine" Kantone, statt ich-ferner Kantonsnamen, und „meine" Ortschaften und kehre so aus den abstrakten, distanzschaffenden Beziehungen zur Welt zurück. Die Benennung verliert damit immer mehr ihre Stellung als unpersönliches Zeichen und wird auch dementsprechend nur noch in Ansätzen verwandt.

Im Streit für oder wider eine noetische Interpretation der Ausfälle bei Wortfindungsstörungen und sog. amnestischer Aphasie wäre danach bei den amnestischen Psychosyndromen u. E. ein Kompromiß berechtigt. Bei den leichteren amnestischen Psychosyndromen stehen die Wortfindungsstörungen zunächst noch weitgehend neben der Persönlichkeit. Sie werden als mnestische Minderleistungen registriert. Dabei ist das freie Reproduzieren naturgemäß an erster Stelle betroffen. Sie stehen an der Spitze einer allgemeinen Reproduktionsschwäche bzw. sind ihre ersten Symptome. Die Nachteile, die sich aus dieser Leistungsminderung im Hinblick auf die Beziehungen zwischen Sprache und Denken für das Denken ergeben, sind durchaus sekundärer Art. Gelingt es in unserem Zusammenhang nicht mehr, eine normale Zahl von Kantonsnamen aufzuzählen, so bedeutet dies nicht, daß eine Einstellung auf die Kategorie der Kantone nicht mehr gelingt. Werden fehlende Kantonsnamen genannt oder wird eine Landkarte gezeigt, so werden hier erwartungsgemäß richtige Zuordnungen getroffen. Mit der geringeren Verfügbarkeit des Namens ist bei den leichteren Syndromen weder der Begriff verloren, noch fehlt die Möglichkeit zur kategorialen Einstellung auf das Aufzählen von Kantonen. Die Sprache hat in diesem Stadium für den Betreffenden volle Darstellungsfunktion, das Wort wird als Zeichen für etwas innerhalb einer bestimmten geforderten Leistung (Kantone aufzählen) gesucht.

Bei den schwereren Syndromen dient die Reproduktion von Namen immer mehr der Wiedergabe persönlichkeitsnaher Inhalte. Daneben bilden sich die kategorialen Fähigkeiten zur Verfügung über ich-neutrale Inhalte zurück. Dies wirkt sich nicht nur beim Reproduzieren von Namen aus, sondern auch bei vielen Tests, bei denen kategoriale Leistungen, wie Auffassen von „Begriffsgegensätze erkennen", „Analogien bilden" usw., zunächst noch möglich sind, aber oft innerhalb von wenigen Minuten aus den Augen verloren werden, oder — bei schwereren Syndromen — überhaupt nicht mehr aufgefaßt werden. Das mangelhafte Reproduzieren von Namen, das in diesem Stadium schon so ausgeprägt ist, daß man traditionsgemäß hier schon von amnestisch-aphasischen Störungen spricht, verschlechtert sich damit aus folgenden Gründen immer mehr: 1. Rein physiologisch bedingt lassen diese mnestischen Leistungen nach. 2. Die Persönlichkeit wird mehr und mehr mit dem Syndrom identisch. Sie findet die Namen nicht nur schwerer oder gar nicht mehr, sondern sie sucht sie auch weniger. Mit der Einschrumpfung des Merk-Wirkkreises, wie oben beschrieben, läßt auch die kategoriale Einstellung auf das Verfügen-Wollen über ich-neutrale Inhalte — in unserem Fall über Kantonsnamen — nach.

Bei den schwersten Syndromen schließlich wurden Kantone nur noch in kurzen, alteingeschliffenen Reihen aufgezählt. Es treten immer mehr Kantone in den Vordergrund, die der Persönlichkeit nahestehen. Es wird immer weniger die kategoriale Einstellung auf die geforderte Leistung vollzogen. Persönlichkeitsnahe Ortschaften werden aufgezählt, und unter Umständen bleibt jede Kantonsaufzählung aus. In diesem Stadium aber wurde auch keine der geforderten abstrakten Testaufgaben mehr aufgefaßt. Diese Anforderungen entsprachen nicht mehr dem Abgesunkensein der Persönlichkeit, indem nur noch unmittelbar ich-nahe, sog. präkategoriale Beziehungen zwischen Person und Welt möglich sind. Die Sprache, d. h. die Benennung, wird hier weniger als unpersönliches Zeichen verwandt, sondern der Name wird wieder ein Teil „meiner" Sache, und die Sprache nähert sich damit ihrer Funktion im Kleinkindesalter.

Danach möchten wir also die Frage nach der Bedeutung der Wortfindungsstörungen bzw. der sog. amnestischen Aphasie bei amnestischen Psychosyndromen weniger aus den Beziehungen der Sprache zum Denken ableiten als vielmehr von der wechselnden Bedeutung der Sprachzeichen für die Person. Änderungen der kategorialen Beziehungen zur Umwelt sind damit nicht eine grundsätzliche Voraussetzung oder Folge bei Wortfindungsstörungen bzw. sog. amnestisch-aphasischen Störungen, sondern schieben sich bei den zunehmend schweren amnestischen Psychosyndromen immer mehr in den Vordergrund und sind bei den leichteren Syndromen bedeutungslos.

c) Retrograde Amnesie

Korsakow beschrieb die retrograde Amnesie bei seinen Kranken mit folgenden Worten: „Aus der Erinnerung entschwindet meistenteils dasjenige, was seit der Erkrankung und ganz kurz vorher stattgefunden hat. So ist es jedoch nur in den mehr typischen Fällen, in anderen geht auch die Erinnerung an die früheren Begebenheiten verloren." Korsakow unterschied noch nicht diejenigen Amnesien, die als Folge eines mit einer Hirnschädigung verbundenen Abbaus der Gedächtnisdispositionen auftreten, von denjenigen, bei denen infolge einer Bewußtseinsalteration weniger aufgenommen wurde und daher retrograd eine Lücke klaffte. Mit anderen Worten: Er trennte noch nicht scharf Verlust durch organischen

Gedächtnisabbau von mangelndem Wissen infolge gestörten Neuerwerbs. BINDER widmete dem letzteren eine ausführliche Arbeit. Er untersuchte die retrograden mnestischen Leistungen nach abnormen und pathologischen Räuschen und kam zu der Feststellung, daß es im allgemeinen zu einem Parallelismus zwischen Bewußtseinsstörung und nachfolgender Erinnerungsschwäche käme, jedoch bestanden viele Ausnahmen. Bei den amnestischen Psychosyndromen reichen die Amnesien bekanntlich stets über den Zeitpunkt des Beginns der Erkrankung zurück und sind hier nicht mehr Folge gestörter Aufnahme der Eindrücke, sondern organischer Zerstörung von Gedächtnisdispositionen, wie JASPERS sich ausdrückte. Damit ist schon gesagt, daß es sich hier weitgehend um eine direkte Folge organischer Hirnschädigung handelt und wir folgen BÜRGER-PRINZ und BÜSSOW, die 1943 formulierten: „Bei retrograder Amnesie ist vielleicht möglichst wenig Psychologie und möglichst viel Hirnphysiologie am Platze." Das einschränkende „vielleicht" scheint uns dabei sogar entbehrlich. Die retrograde Amnesie verhält sich teilweise ja, wie erwähnt, umgekehrt proportional zur Psychologie des Vergessens und trifft in erster Linie die jüngsten Ereignisse. Es finden sich daher auch nur wenige Ansätze, retrograde Amnesien vornehmlich psychologisch abzuleiten. ROENAU (1938) wollte die retrograde Amnesie nach einem Motorradunfall damit begründen, daß beim Motorradfahren die meisten Eindrücke nicht in den Merkwillen übergingen. Die nach dem Unfall bestehende retrograde Amnesie lasse sich daher weitgehend aus der normalen Gedächtnistätigkeit erklären. Bekanntlich umfassen aber die retrograden Amnesien oft lange Zeiträume vor dem Einsetzen einer Hirnschädigung, besonders im höheren Lebensalter.

Befriedigende physiologische Theorien retrograder Amnesien fehlen allerdings auch. ROOSEN erklärt das Verschwinden der Erinnerung damit, daß die Zellen im Laufe des Alterns allmählich vom Sol- in den Gel-Zustand übergehen. Umgekehrt würden die Zellen der Hirnrinde, die die Engramme tragen, bei traumatischer Einwirkung eine vorübergehende Umwandlung vom Gel- in den Sol-Zustand durchmachen. Deshalb würden dann ältere Engramme leichter ekphoriert als jüngere. Wenn der normale Gel-Zustand bei Rückkehr des Bewußtseins noch nicht wiederhergestellt sei, käme es zu einer retrograden Amnesie. Der Einwand von DOMNICK, wonach eine lang anhaltende Bewußtlosigkeit, in der die Zelle Zeit zur Rückbildung in den Gel-Zustand hat, entgegen den Tatsachen eine geringere retrograde Amnesie erzeugen müßte, ist jedoch nicht zu widerlegen. ROHRACHER (1950) will die retrograde Amnesie damit physiologisch erklären, daß die Erregungen während des Zeitraums, an den die Erinnerung fehlt, zwar noch einprägende Wirkung gehabt hätten, aber durch das Trauma unterbrochen worden wären. Hiermit lassen sich jedoch weder die große Zeiträume umfassenden retrograden Amnesien noch die evtl. Rückbildung derartiger Amnesien erklären. Die schon erwähnte Gesetzmäßigkeit, daß sich retrograde Amnesien nie nur vom Zeitpunkt der Hirnschädigung an einseitig nach rückwärts erstrecken, sondern stets auch die Merkleistungen einer gewissen, evtl. unverhältnismäßig kurzen Folgezeit beeinträchtigt sind, wurde auch wiederholt nach Schockbehandlungen experimentell bestätigt. Sie sind also obligat an ein zumindest passageres amnestisches Psychosyndrom geknüpft. WORCHEL und NARCISO (1950) ließen zusammenhanglose Silben vor dem Schock lernen und nach dem Elektro-Schock wiederholen. Nach 7 Schocks waren die beiden Kranken unfähig, die vor dem Schock gelernten Silben zu wiederholen.

Dem ging ein Nachlassen der Merkleistungen parallel. SCHRÖDER beobachtete nach kombinierter Insulin-Cardiazolschockbehandlung in 2 von 300 Fällen eine ausgeprägte Amnesie, während die Merkleistungen wesentlich weniger beeinträchtigt waren. Aus unserem eigenen Material können wir leider nur einen spärlichen Beitrag zu dieser Fragestellung bringen. Wir waren zu oft im Zweifel, wie weit Angaben über die letzte Zeit vor dem Erkrankungsbeginn mit der Realität übereinstimmten und konnten aus technischen Gründen nur vereinzelt hierzu ausreichende objektive Angaben von Angehörigen erhalten. Eine direkte Zuordnung der retrograden Amnesie zur Genese der amnestischen Psychosyndrome fanden wir nicht. Nach SCHRÖDER soll sich die retrograde Amnesie bei der Commotionspsychose im Gegensatz zur Presbyophrenie und zur sog. Korsakowschen Psychose bei Trinkern nur auf verhältnismäßig kurze Zeit erstrecken. Demgegenüber war bei unseren Fällen die retrograde Amnesie vom Schweregrad des Syndroms, dem Lebensalter und dem Tempo des Einsetzens des Syndroms abhängig. Wir möchten annehmen, daß die von SCHRÖDER mitgeteilte Beobachtung, wonach es nach Commotionspsychosen zu geringerer retrograder Amnesie kommt, sich mit dem oft geringeren Schweregrad amnestischer Psychosyndrome nach Commotionspsychosen und mit dem unter Umständen niedrigeren Alter dieser Kranken erklärt.

VIII. Pathoplastik

a) Allgemeines

Der Begriff des amnestischen Psychosyndroms ist eine Abstraktion von der lebendigen Erscheinung des Einzelfalls. Dies bedeutet Vorteil und Nachteil zugleich. Vorteil, indem diese Sicht grundsätzlich von den psychopathologischen Kausaldiagnosen bei schweren chronischen Hirnschädigungen ablenkt und zeigt, wie weit die Unabhängigkeit dieser psychischen Symptomatik von der Ätiologie reicht. Nachteil, indem die vielfältige Symptomatik des Einzelfalls hinter den Prägnanztypen der leichten bis sehr schweren amnestischen Psychosyndrome verblaßt. Beschrieben wurde bisher also, was wir unter Berücksichtigung anderer Autoren als „obligat" hinsichtlich der Rückbildung der Person und der allgemeinen psychischen Leistungsfähigkeit bei amnestischen Psychosyndromen beobachten konnten. Diese obligaten Symptome, die K. SCHNEIDER bei chronischen körperlich begründbaren Psychosen Persönlichkeitsabbau und Demenz nennt, können nun nach der Einteilung von K. SCHNEIDER individuell und lokalisatorisch fakultativ gefärbt sein. Bei unseren Kranken war diese fakultative Symptomatik um so ausgeprägter, je leichter die Syndrome waren. Bei den schwereren Syndromen wurde der Kranke mehr und mehr mit ihnen identisch.

Eine erschöpfende Darstellung der Pathoplastik im Sinne einer Strukturanalyse (BIRNBAUM) bzw. einer mehrdimensionalen Betrachtungsweise (KRETSCHMER) entspricht nicht dem Ziel dieser Arbeit. Die Pathoplastik hat vornehmlich Bedeutung bei den leichteren Syndromen und hat jeweils 1. prämorbide Persönlichkeit, 2. Reaktion auf evtl. selbstkritisch erlebte Leistungseinbuße und das veränderte Milieu (Anstalt), 3. Lebensalter und 4. evtl. Kombination mit anderen psychischen Abnormitäten zu berücksichtigen. Letztere sind dann wiederum auf die Anlagen des Kranken (Schwachsinn, Bereitschaft zu endogenen Psychosen) zurückzuführen oder durch die besondere Art der Hirnschädigung bedingt, d. h. lokalisatorisch fakultativ (aphasische bzw. apraktische Werkzeugstörungen, Stirnhirnsyndrom u. a.).

Berücksichtigt man diese Gesichtspunkte, so erwartet man nicht, daß sich etwa von einer bestimmten Ursache her ein bestimmter Persönlichkeitstyp mit amnestischem Psychosyndrom abzeichnen ließe. Dies gilt z. B. für den Versuch, den Persönlichkeitstyp eines sog. „Alkoholkorsakow" zu umreißen. Einen derartigen Typ sahen wir jedenfalls bei den 24 Fällen, deren amnestisches Psychosyndrom ausschließlich oder zumindest teilweise in Zusammenhang mit einem chronischen Alkoholmißbrauch entstanden war, nicht. Dies geht zunächst aus der folgenden Übersicht hervor. Wir haben darin das Verhalten der Kranken nach drei Gesichtspunkten erwähnt: 1. Allgemeines Verhalten, insbesondere Affektivität, 2. Besonderheiten im Verhalten gegenüber anderen Personen, 3. Verhalten gegenüber Testuntersuchungen. Daneben wurden jeweils die exogenen Ursachen, mit denen die Entstehung des Syndroms in Zusammenhang stand, angeführt.

Tabelle 8. *Leichte bis mittelschwere Fälle*

Fall	Alter Jahre	Ursachen	a) Allgemeines Verhalten	b) Besonderheiten im Verhalten gegenüber Personen	c) Verhalten gegenüber Testuntersuchungen
1	54	Alkoholismus (1 Delirium tremens)	wechselnd zwischen Galgenhumor und depressiver Stimmung schreibt querulierende Briefe	eher still, hält sich für sich	gibt sich mit Erfolg Mühe, da er Wert auf Entlassung legt
2	41	Alkoholismus	Stimmung indifferent, arbeitet nicht regelmäßig (an Papiersäcken)	still, — leicht erregbar	zunächst gekränkt, erregt; gibt sich nach Zureden große Mühe, will Minderleistungen vertuschen
3	44	Alkoholismus (1 Delirium tremens)	dysphorisch, sitzt herum, drängt auf Entlassung, schreibt einige Briefe	abweisend, wenig Kontakt	wurstig, teilweise unwillig, geringe Mühegabe
4	55	Alkoholismus	trotziger Polterer, wird auf der Abteilung etwas beschäftigt	großsprecherisch, geschwätzig, Tendenz zum Konfabulieren und zu Eigenbeziehungen	gibt sich Mühe, auch bei schwierigen Aufgaben, arbeitet schnell
5	59	Schädeltrauma, leichter Alkoholismus	leicht depressiv, affektlabil, wird auf der Abteilung beschäftigt, drängt uneinsichtig auf Entlassung	unauffällig, hat Kontakt auf der Abteilung	gibt sich Mühe, zumal er Wert auf Entlassung legt
6	59	Alkoholismus	Stimmung indifferent, war zuletzt als Nachtwächter in der Anstalt tätig, wieder rückfällig als Alkoholiker	freundlich, gutwillig	geniert sich, gibt sich Mühe, hastig
7	59	Alkoholismus	flach euphorisch, arbeitet nicht, liest in Zeitungen, drängt auf Entlassung	hat Kontakt, spielt Karten, konfabuliert über den Grund seines Aufenthaltes	amüsiert sich, wenig Mühegabe

Tabelle 8 (Fortsetzung)

Fall	Alter Jahre	Ursachen	a) Allgemeines Verhalten	b) Besonderheiten im Verhalten gegenüber Personen	c) Verhalten gegenüber Testuntersuchungen
8	68	Cerebrale Durchblutungsstörungen, Insult, kompliziert d. leichte motor. Aphasie	stumpf, indifferent, arbeitet nicht, schläft viel	mißtrauisch, besonders gegenüber seiner Frau	uninteressiert, wenig Mühegabe
9	52	Alkoholismus	Stimmung indifferent bis flach-euphorisch, wird auf der Abteilung beschäftigt und ist fleißig	hält sich mehr für sich	bagatellisiert Minderleistungen, zunächst gereizt wegen Prüfung, lehnt schwierige Tests ab
10	81	Cerebrale Durchblutungs-Störungen, Insult	Stimmung eher euphorisch, schreibt an seine Angehörigen und liest etwas	ist Personen freundlich zugewandt, Konfabulationstendenz	gibt sich große Mühe
11	51	Alkoholismus	rührselig, sehr affektlabil, wird bei Hausarbeiten beschäftigt, drängt auf Entlassung	mehr für sich	bemüht sich, kritische Angleichung an Minderleistung mit langsamem, bedächtigem Tempo
12	76	pathol. Senium	eher euphorisch, deutlich affektlabil, zeitweise wehmütig, keine besonderen Entlassungswünsche, hört gern Radiomusik	redselig, höflich	strengt sich an bis zur Ermüdung
13	53	Alkoholismus	Stimmung indifferent, arbeitet nicht	hält sich für sich	gutwillig, Versuch kritischer Angleichung d. langsame Bedächtigkeit
14	77	patholog. Senium, Alkoholismus, Schädeltrauma	Stimmung eher dysphorisch, arbeitet	unauffällig	unwillig, mäßige Mühegabe
15	62	Alkoholismus	euphorisch, sehr affektlabil	Größenideen, spricht viel, konfabuliert lebhaft	unwillig bis gereizt, gibt bei schwierigen Tests schnell auf

Tabelle 9. *Mittelschwere bis schwere Fälle*

Fall	Alter Jahre	Ursachen	a) Allgemeines Verhalten	b) Besonderheiten im Verhalten gegenüber Personen	c) Verhalten gegenüber Testuntersuchungen
16	66	Alkoholismus	indifferente Stimmung, wird etwas auf der der Abteilung beschäftigt	freundlich, überhöflich, konfabuliert lebhaft	gibt sich Mühe, freundlich, will Minderleistungen vertuschen
17	57	Cerebrale Durchblutungsstörungen, Insult	eher euphorisch, wird mit Arbeiten auf dem Feld beschäftigt	neckt andere Patienten, manchmal auch grob, erregt	freundlich, belustigt, interessiert, aber rasch nachlassend

Tabelle 9 (Fortsetzung)

Fall	Alter Jahre	Ursachen	a) Allgemeines Verhalten	b) Besonderheiten im Verhalten gegenüber Personen	c) Verhalten gegenüber Testuntersuchungen
18	57	Cerebrale Durchblutungsstörungen, kompliziert durch Bewußtseinstrübung, leichte motor. Aphasie	indifferent, freundlich	wenig Kontakt	große Mühegabe, sehr langsam
19	74	Alkoholism., Cerebrale Durchblutungsstörungen	wechselnd zwischen depressiv-weinerlich und indifferent-mißtrauisch, — nur noch bei Strickarbeiten zu verwenden	redselig, wechselt zwischen überhöflich-servil u. ärgerlichem Schimpfen	servil, schweift in Berichten aus ihrem Leben ab
20	65	Alkoholismus	Stimmung eher euphorisch, hilft ein wenig auf der Abteilung	gutmütig, spielt Karten und unterhält sich gern	gibt sich Mühe
21	72	Alkoholismus	betriebsam unruhig, wird bei Arbeiten mit Stanniolpapier beschäftigt	lebhafter Kontakt, Rededrang	interessiert, schnell, freut sich, — bei Schwierigkeiten oberflächlich-redseliges Abweichen
22	61	Alkoholismus, (1 Delirium tremens)	Stimmung flach euphorisch, wird auf der Abteilung beschäftigt	spricht viel	sehr bereitwillig, schnell, schweift prahlerisch ins Erzählen von Erinnerungen ab, versucht Minderleistungen und mangelndes Interesse zu vertuschen
23	60	Alkoholismus	dysphorisch, jammernd, verlangt ständig nach Essen, ratlos, liegt im Bett	hält sich für sich, spielt nach Anregung noch gern für einige Zeit Mühle	spricht viel, will sich den Aufgaben entziehen, wenig Mühegabe
24	63	Alkoholismus	flach euphorisch, läuft unruhig umher, arbeitet nicht	freundlich, Rededrang	deutet die Untersuchung in seinem Sinne um (für seine Pensionierung), macht Scherze, nur mäßige Mühegabe
25	65	Encephalitis	indifferent, läuft lebhaft umher, wähnt sich manchmal an seiner Arbeitsstelle, arbeitet nicht	verträglich, nur manchmal reizbar, hilflos, unsicher	unwillig, sehr vorsichtig, unsicher, entschuldigt sich häufig mit der Redewendung: „Ich will nicht lügen“
26	45	Alkoholismus, Schädeltrauma	Stimmung indifferent, gleichbleibend, wird etwas auf der Abteilung beschäftigt	unauffällig, spielt gern Karten	gutwillig, wenig interessiert, ratlos, langsam

Tabelle 9 (Fortsetzung)

Fall	Alter Jahre	Ursachen	a) Allgemeines Verhalten	b) Besonderheiten im Verhalten gegenüber Personen	c) Verhalten gegenüber Testuntersuchungen
27	54	Alkoholismus (1 Delirium tremens)	liegt im Bett, lehnt Arbeit ab, uriniert aus Bequemlichkeit manchmal in die Stube	interessiert sich für Frauen, macht obszöne Witze, hält sich sonst für sich	unwillig, gereizt, gibt bei Schwierigkeiten rasch auf
28	64	pathologisches Senium	Stimmung flach euphorisch, sehr affektlabil, beschäftigt sich etwas mit Strickarbeiten	redselig, Neigung zu Trotzreaktionen, lebhafte Konfabulationstendenz	freundlich, Scheininteresse, schweift konfabulierend ab, mit dem Erzählen von Erinnerungen, die in die Gegenwart hineingenommen werden
29	80	pathologisches Senium	euphorisch, drängt ständig nach Haus, lebt in der Vergangenheit, arbeitet nicht	lebhaft, freundlich	sehr freundlich, bietet eigene Kekse an, aber wenig Interesse, drängt bald unruhig hinaus, da sie meint, sie würde von ihrem (gestorbenen) Mann abgeholt

Tabelle *10. Schwere bis sehr schwere Fälle*

Fall	Alter Jahre	Ursachen	a) Allgemeines Verhalten	b) Besonderheiten im Verhalten gegenüber Personen	c) Verhalten gegenüber Testuntersuchungen
30	82	pathologisches Senium	unruhig, wähnt sich in früherer Umgebung, drängt nach draußen, arbeitet nicht	indifferent	freundlich, wenig Interesse, will sich mit Entschuldigungen zurückziehen, gibt schnell auf
31	79	patholog. Senium, kompl. d. leichtes Trübungssyndrom	Stimmung indifferent, liegt im Bett wegen körperlicher Schwäche	unauffällig	gibt sich Mühe, ermüdet bald
32	65	cerebrale Durchblutungsstörungen	rührselig, mehr zu depres. Stimmung neigend, zählt sein Geld, steckte kürzlich 1 kg Zucker in die Tasche	hält sich für sich, leicht erregbar	wenig Interesse
33	58	Encephalitis	indifferent-euphorisch, arbeitet auf der Abteilung nach Anregung	unauffällig	gutwillig, freundlich
34	52	Alkoholismus und Schädeltrauma	Stimmung indifferent bis flach euphorisch, sehr unsauber, arbeitet nicht	unauffällig, spielt Karten	mäßige Mühegabe
35	87	cerebrale Durchblutungsstörungen	mehr depressiv, mehr affektlabil, arbeitet nicht	Kontaktbedürfnis, sehr suggestibel, läßt sich leicht vom Weinen zum Lachen bringen	wenig Interesse, schweift wiederholt egozentrisch ab

Tabelle 10 (Fortsetzung)

Fall	Alter Jahre	Ursachen	a) Allgemeines Verhalten	b) Besonderheiten im Verhalten gegenüber Personen	c) Verhalten gegenüber Testuntersuchungen
36	51	Alkoholismus, Schädeltrauma kompl. d. Debilität	Stimmung indifferent, wird ein wenig auf der Abteilung beschäftigt	mürrisch, leicht erregbar, hatte Schlägereien auf der Abteilung, paranoische Ideen gegenüber seiner Schwester	mäßige Mühegabe
37	49	Alkoholismus	dysphorisch, drängt nach Haus, arbeitet nicht, beteiligt sich nur noch an Tanzfesten der Anstalt	hält sich für sich	unwillig, weinerlich, muß ständig angeregt werden, flüchtet sich in die stereotype Redewendung: „Ich kann es nicht sagen"
38	86	patholog. Senium	Stimmung indifferent, liegt wegen körperlicher Schwäche im Bett	unauffällig	bemüht sich, sehr langsam, lacht amüsiert, freundlich
39	81	cerebrale Durchblutungsstörungen u. Alkoholismus	Stimmung indifferent, geht am Zahltag noch in die Wirtschaft, für keine Arbeit mehr zu brauchen	hält sich für sich, leicht erregbar	wenig Mühegabe, schweift ins Egozentrische ab
40	89	patholog. Senium, cerebrale Durchbl.-Störungen kompl. d. leichte sens. u. motor. Aphasie	unruhig, lebt in der Vergangenheit, deutet auch seine Umgebung entsprechend um, arbeitet nicht	freundlich, hält sich mehr für sich	lädt Ref. zum Essen ein, will so um die Untersuchung herum kommen und weggehen, wenig Mühegabe, freundlich
41	77	Alkoholismus (pathol. Senium ?)	flach euphorisch, steckt sammelnd alles in die Tasche, arbeitet nicht	hält sich für sich	wenig Mühegabe, lobt alles stereotyp; „Das ist schön gemacht!" Schweift in eigene Erinnerungen ab
42	74	pathologisches Senium (Alzheimer)	Stimmung indifferent, liegt wegen körperlicher Schwäche im Bett	redselig, wiederholt Streit mit anderen Patienten	geringe Mühegabe, schweift in Erinnerungen ab
43	82	Alkoholismus und patholog. Senium	sehr affektlabil, liegt im Bett, lebt in der Vergangenheit	redselig, singt laut, konfabuliert lebhaft	geringe Mühegabe, freundlich
44	77	patholog. Senium, kompl. d. leichtes Trübungssyndrom	schläft viel, Stimmung indifferent, arbeitet nicht	spricht kaum, stört, indem er manchmal stereotyp „jui-jui-jui" ruft	bemüht sich, freundlich, belustigt, lacht über die Untersuchung
45	84	cerebrale Durchblutungsstörungen, Insult	flach-euphorisch, liegt im Bett wegen körperlicher Schwäche, lebt in der Vergangenheit	redselig, konfabulierend	lobt kritiklos alle Bilder, schweift egozentrisch in Erinnerungen ab, wenig Mühegabe

b) Kausalfaktor Alkoholismus

Aus den Tabellen ist zunächst ersichtlich, daß sich bei den Alkoholikern kein einheitlicher Gemütszustand zeigte, wie auch erwartungsgemäß das Verhalten gegenüber Personen und Testuntersuchungen durchaus uneinheitlich war. Neben indifferenter Stimmung fanden sich alle Variationen vom Depressiven bis zum (flach) Euphorischen. Im Verhalten gegenüber anderen Personen zeigte sich einerseits die jedem schwereren amnestischen Psychosyndrom entsprechende Abnahme der Sozialität, andererseits waren die Reste mitmenschlicher Beziehungen sehr verschieden. Die einen zeigten Redseligkeit, meist dann mit Konfabulationstendenz, andere waren still, abweisend, mißtrauisch oder auch freundlich. Ebenso sieht man bei den Testuntersuchungen alle denkbaren Möglichkeiten. Innerhalb der jeweils erhaltenen Leistungsfähigkeit stand lebhafte Mühegabe neben Unwilligkeit und Gereiztheit. Kritische Angleichung an die herabgesetzte Leistungsfähigkeit mit langsam-bedächtigem Arbeitstempo stand neben hastiger, überschneller Erledigung. Die einen entschuldigten sich für Minderleistungen, andere gingen großsprecherisch darüber hinweg. Dies fand sich mit einer Einschränkung (s. u.) bei Alkoholikern wie bei Kranken, deren Syndrom ohne Alkoholismus entstanden war. Im ganzen nahm dabei der Variationsreichtum möglicher Verhaltensweisen mit zunehmendem Schweregrad der Syndrome ab, ebenfalls wieder unabhängig von der Genese der Syndrome.

Ob damit die Frage einer pathoplastischen Bedeutung des Kausalfaktors hinsichtlich des Alkoholismus durchgehend verneint werden kann? Die Kritiklosigkeit der Alkoholiker ist bekannt; ihr unter Umständen frühzeitiger Verlust höherer Persönlichkeitswerte, wie Taktgefühl, ethische Haltungen usw., war auch bei unseren Alkoholikern häufig in der Vorgeschichte vermerkt. Handelt es sich hier nur um Persönlichkeitszuspitzungen einer Trinkerpersönlichkeit oder kann es sich nicht auch um lokalisatorisch-fakultative, durch die chronische Alkoholintoxikation bedingte, begleitende Stirnhirnsymptomatik handeln? Aber auch, wenn man den letzteren Gesichtspunkt bejaht, wird man den Alkohol nur insofern als pathoplastischen Faktor anerkennen, als er häufiger und eher zu einem Persönlichkeitsabbau führt als ein cerebraler Gefäßprozeß bzw. ein pathologisches Senium.

c) Bedeutung der prämorbiden Persönlichkeit und ihrer Reaktion auf Leistungseinbuße und jetziges Milieu

Spielte also der kausale Faktor keine oder bestenfalls eine untergeordnete Rolle bei der Pathoplastik der Syndrome, so war die prämorbide Persönlichkeit schon eher von Bedeutung.

Es ist einfühlbar, daß ein Alkoholiker, der bei jahrelangem Alkoholmißbrauch ein Schwinden seiner psychischen Leistungsfähigkeit erlebte und trotzdem weitertrank, eher bei einer Testuntersuchung seine Minderleistungen schuldbewußt vertuschen wird als etwa ein Kranker mit einem Gefäßprozeß. So waren denn auch die 4 Fälle (2, 9, 16, 22), die ihre selbstkritisch erlebte Minderleistung mit kleinen Ablenkungsmanövern u. a. vertuschen wollten, Alkoholiker. Demgegenüber wirkte das redselige Abschweifen mancher Seniler nicht verlegen, schuldbewußt, sondern folgte unbekümmert dem Weg des geringsten Energieaufwandes. Fall 25 dagegen, ein prämorbid gewissenhafter Postbeamter (Postencephalitiker), sagte ängstlich und stereotyp, wie erwähnt, bei jeder für ihn zu schwierigen Frage: „Ich will nicht lügen". — Es bedarf keiner weiteren Begründungen, daß z. B. Fall 10, der als tüchtiger Obergärtner jahrzehntelang in Fürstenhäusern tätig war, oder z. B. Fall 12, ein ehemals begabter, feinsinniger Kunstmaler sich anders und weniger primitiv mit ihrem jetzigen Milieu auseinandersetzten als haltlose Alkoholiker aus der gleichen Gruppe der leichten bis mittelschweren Syndrome. Es ist bekannt, wie das Verhalten der Kranken, die „äußere Fassade" auch bei schweren Syndromen die prämorbide Persönlichkeit noch in ihren Resten erkennen läßt. Daneben aber tritt die pathoplastische Bedeutung der Persönlichkeit mit zunehmendem Schweregrad des Syndroms und dem Abbau zum Apersonalen zurück. So könnte man z. B. geneigt sein, den ausgeprägten Sammeltrieb des ehemals erwerbstüchtigen Kaufmanns (Fall 32, 65 J.), der auf der Abteilung u. a. ein ganzes Kilogramm Zucker in die Tasche steckte, einfach als Enthemmung bzw. Zuspitzung der prämorbiden Persönlichkeit aufzufassen. Möglicherweise mit Recht. Aber auch z. B. Fall 41, ein haltloser Alkoholiker ohne ausgeprägten prämorbiden Besitztrieb, der schon frühzeitig seine Frau das Geld verdienen ließ und den Haushalt versorgte, steckte alles, was er fand, in die Tasche. So verselbständigten sich und dominierten bei den schweren und sehr schweren Syndromen primitive Formen des Selbsterhaltungstriebes, wie unter Umständen gesteigerte Nahrungszufuhr oder häufig gesteigertes Besitzstreben mit oft ausgeprägtem Sammeltrieb, unabhängig von der prämorbiden Persönlichkeit.

Persönlichkeitsnahe prämorbide Interessen, sofern sie nicht differenziert waren, konnten sich aber noch bei schwersten Syndromen durchsetzen. Fall 37, eine 49jährige Trinkerin, saß gänzlich stumpf und untätig auf der Abteilung umher, nahm aber gern an den Tanzfesten der Anstalt teil. Fall 39, ein 81jähriger Trinker, war völlig abgestumpft, ging aber nach Angaben des Pflegepersonals am Zahltag regelmäßig in die Wirtschaft, um seinen Most zu trinken. Die Bedeutung der Vitalität bei der Deutung der Gegenwartssituation wurde schon erwähnt. Die vitale Schicht hält am ehesten dem Abbau stand und kann noch sehr schwere Syndrome pathoplastisch färben. — Einige Senile (s. u.) sprachen wehmütig von ihren Erinnerungen, dagegen lebte z. B. die erwähnte vitale 80jährige (s. o.) in ihnen und deutete die Gegenwart aktiv und beharrlich entsprechend um, indem sie zur Tür lief und ihren (gestorbenen) Mann erwartete, um nach Hause zu fahren.

d) Bedeutung des Lebensalters

Löst man sich vom Begriff des Kalenderalters (Kehrer) und sieht das Altern als dynamisches Geschehen mit einem Überwiegen der Rückbildungstendenzen, so ist ein amnestisches Psychosyndrom stets zumindest mit einem partiellen Altern identisch. Die zunehmende Bereitschaft zu dieser partiellen Involution mit steigendem Lebensalter wurde schon erwähnt. So ist das partielle Altern mit amnestischem Psychosyndrom nicht völlig unabhängig vom Altern überhaupt, aber es wäre ein falscher Schluß, wollte man das amnestische Psychosyndrom in jedem Fall einer vorzeitigen (evtl. passageren) Vergreisung gleichsetzen. Das Kalenderalter des Betroffenen und mehr noch sein biologisches Alter geben den

Ausschlag, wie weit das amnestische Psychosyndrom als partielle Rückbildung neben einem (jüngeren) Individuum steht, oder ob es dem Altern der Persönlichkeit entspricht.

Klinisch zeigte sich dies zunächst bei unseren Fällen, indem nicht nur die leichteren Syndrome, sondern auch die Kranken mit niedrigerem Lebensalter eher dazu neigten, Zukunftswünsche zu äußern und insbesondere auf Entlassung zu drängen. Waren diese Wünsche auch oft völlig kritiklos und ohne Präzision, so symbolisierten sie doch, daß die Kranken vom Leben noch etwas erwarteten. Anders dagegen die Senilen, die im typischen Fall lieber von Erinnerungen sprachen und auch auf Befragen kaum Zukunftspläne oder -wünsche äußerten. Diese bekannte Vergangenheitsbezogenheit im höheren Lebensalter zeigte sich eindeutig, indem die acht Fälle, bei denen wir bei der Testuntersuchung ein häufiges Abschweifen in Erinnerungen notiert hatten, sich in folgendem Lebensalter befanden: Fall 19 = 74 J., F. 22 = 61 J., F. 28 = 64 J., F. 35 = 87 J., F. 39 = 81 J., F. 41 = 77 J., F. 42 = 74 J., F. 45 = 84 J.

Dieser Rückwendung in die Vergangenheit mit höherem Lebensalter kommt entgegen, daß die retrograden Amnesien der Senilen meist weiter zurückreichen als bei jüngeren Kranken mit unter Umständen gleich schwerem Syndrom. Dabei wird man nicht einfach sagen können, daß die Kranken deshalb in der Vergangenheit leben, weil ihre retrograde Amnesie die letzten Jahre und Jahrzehnte ausgelöscht hat, sondern die retrograde Amnesie dürfte auch deshalb klinisch mehr in den Vordergrund treten, weil sie der Bezogenheit der Kranken auf frühere persönliche Bedeutsamkeitsbereiche entgegenkommt. Als Ausdruck der Vergangenheitsbezogenheit zeigte sich wiederholt ein gesteigertes sprachliches Mitteilungsbedürfnis. Lebten jüngere Kranke mit mittelschwerem Syndrom unter Umständen noch handelnd in der Gegenwart, indem sie sich zu mechanischen Arbeiten heranziehen ließen, so handelte ein Teil dieser Senilen lieber sprechend, d. h. vor allem Erinnerungen reproduzierend. So hebt sich der Typ der von KRAEPELIN beschriebenen Presbyophrenen ab, die trotz schwerer Urteilsschwäche Interesse, Anteilnahme, Mitteilungsbedürfnis, selbst Geschwätzigkeit zeigen sollen. MEGGENDORFER erwähnt, daß diese Kranken wohl auch geistig reger seien, aber bei unseren Testuntersuchungen zeigte sich, daß derartige Senile zwar mehr sprachen, sich aber gegenüber neuen Testaufgaben in gleichem Maße uninteressiert zeigten wie die jüngeren. Hier entschied jeweils die Schwere des Syndroms.

MEGGENDORFER erwähnt ferner im Anschluß an KRAEPELIN, daß man bei den Presbyophrenen eher den Eindruck gewinne, daß ihr Gemüt weniger leide als beim Alkoholiker mit amnestischem Psychosyndrom. Dies scheint zumindest so. Es ist aber noch offen, ob es mehr die prämorbide Persönlichkeit des Alkoholikers ist oder eine evtl. lokalisatorisch-fakultative Wirkung des Alkohols selbst, die einen Einfluß auf die Gemüthaftigkeit des Kranken hat. Wichtig ist vor allem aber das Lebensalter selbst, denn auch Kranke, die jahrzehntelang schwere Alkoholiker waren und ein hohes Lebensalter inzwischen erreicht hatten, unterschieden sich nicht grundsätzlich in ihrem Verhalten von den Senilen, die nie Alkoholiker waren. Neben einer Zunahme gefühlsbetonten Verhaltens mit Wehmütigkeit, Rührseligkeit, Affektlabilität u. a. im höheren Lebensalter, nahmen diese Kranken auch eher Anteil an dem, was man ihnen erzählte. Auffallend zeigte sich dies beim

Vorlesen der Max-Geschichte. Senile hörten eher zu, nahmen Anteil mit Zwischenrufen, freuten sich, daß man den Max fand (auch wenn die reproduzierende Gestaltung dann völlig versagte). Im ganzen scheint es uns, daß neben der prämorbiden Persönlichkeit vor allem das (biologische) Lebensalter selbst im Bereich der Affektivität die amnestischen Psychosyndrome färbt. Nicht nur, weil das höhere Lebensalter eher mit den schwereren Syndromen verknüpft ist, sondern weil dem höheren Lebensalter eine eigene biologische Bedeutung im Ablauf des Lebens und dem psychisch Alternden eine eigene psychische Struktur eigen ist.

Die Zahl unserer Kranken mit sicheren cerebralen Durchblutungsstörungen ist zu gering, um einen wesentlichen kasuistischen Beitrag zu der Frage zu liefern, ob die Affektivität in Zusammenhang mit cerebralen Durchblutungsstörungen bei amnestischen Psychosyndromen besonders alteriert ist. Unsere Kranken mit cerebralen Durchblutungsstörungen unterschieden sich allerdings nicht von den anderen. Meist dürfte es ein Rückschritt in das Stadium der kausal-diagnostischen Ära sein, wenn auf Grund rein psychopathologischer Kriterien, d. h. der veränderten Affektivität, eine Cerebralsklerose diagnostiziert wird, es sei denn man findet Herdsymptome.

Gewöhnlich entscheidet das niedrigere Alter, das Fehlen anderer Schädigungen, der Verlauf und andere klinische Symptome, insbesondere auch subjektive Beschwerden (Kopfschmerzen, Schwindelgefühle), die für ein Gefäßleiden sprechen.

Auch wenn man die fließenden Übergänge zwischen amnestischen Psychosyndromen im mittleren und höheren Lebensalter bei Kranken berücksichtigt, wird man Wyrsch zustimmen, wonach die Wesensänderung der Alten als etwas Neues zum amnestischen Psychosyndrom hinzutreten kann. Wir möchten dieses Neue jedoch nicht derartig grundsätzlich abgrenzen wie etwa eine epileptische Wesensänderung, die sich zu einem amnestischen Psychosyndrom gesellt, denn das amnestische Psychosyndrom ist bereits partielle Involution, d. h. Altern. So erklärt es sich, daß die Grundprinzipien abnormen psychischen Alterns, die kürzlich von Schulte und Harlfinger im Anschluß an F. A. Kehrer u. a. aufgestellt wurden, sich nur mit wenigen Einschränkungen auch auf die Psychopathologie der amnestischen Psychosyndrome im *mittleren* Lebensalter übertragen lassen. Schulte und Harlfinger nennen als die drei Grundprinzipien abnormen psychischen Alterns: 1. Nachlassen der vitalen Dynamik: Sie äußere sich in „Verlangsamung psychischer Abläufe, Nachlassen der Spannkraft und Anpassungsfähigkeit. Die Strebungen und damit die Schwung- und Richtungskräfte des Willens verringern sich. Es findet sich eine Verarmung an Einfällen, an Initiative und Produktivität . . .“ (Zitat Schulte und Harlfinger). 2. Enthemmungsvorgänge. Diese könnten sowohl eine Zuspitzung als auch eine Nivellierung der Charaktereigenschaften zur Folge haben. F. A. Kehrer hebt folgende Typen der Wesensveränderungen hervor, die sich allerdings nicht nur auf Enthemmungsvorgänge zurückführen lassen: 1. Zuspitzung, 2. Demaskierung, 3. Milderung unerfreulicher Züge, 4. Umschlag ins Gegenteil (z. B. junge Hure, alte Betschwester), 5. (selten) Neuauflage von Charakterzügen. Als drittes Grundprinzip nennen Schulte und Harlfinger die Folgen psychischer Werkzeugstörungen, worunter sie Beeinträchtigungen der Wort- und Namenfindung, der Merkleistungen u. a. verstehen.

Überträgt man diese Grundprinzipien abnormen psychischen Alterns auf unsere Kranken mit amnestischen Psychosyndromen im mittleren Lebensalter, so gewannen sie jeweils um so mehr Bedeutung, je schwerer die Syndrome waren. Ein wichtiger Unterschied scheint uns zu sein, daß das sog. Nachlassen der vitalen Dynamik im Sinne von SCHULTE und HARLFINGER im höheren Lebensalter eine ausgeprägtere Rolle spielt, auch wenn es sich noch um leichtere amnestische Psychosyndrome handelt. Während zwar beide Gruppen eine verminderte geistige Initiative zeigten, entfalteten die jüngeren Kranken doch eher eine vitale Aktivität im Rahmen mechanischer Arbeiten und innerhalb ihres eingeengten Interessenkreises, wie wir bereits erwähnten. Auch wenn wir die Eigenschaften aufzählen, die nach F. A. KEHRER am häufigsten abnormes Altern charakterisieren, besonders Selbstgefälligkeit, Neid, Mißtrauen, Engherzigkeit, hypochondrische Selbstbeobachtung, Geiz, Verarmungs- und Neuerungsfurcht, gesteigerte Fremdbeeinflußbarkeit, Halsstarrigkeit, Rührseligkeit, Affektinkontinenz, Geschwätzigkeit, Mißverhältnis von Libido und Potenz, so können wir KEHRER nur beipflichten, daß erst die Häufung dieser Eigenschaften gerognomonisch ist. Ergänzen möchten wir, daß auch unsere Alkoholiker mit amnestischen Psychosyndromen im mittleren Lebensalter bereits eine beginnende Häufung dieser Eigenschaften zeigten. Also auch von dieser Seite zeigen sich die nahen Beziehungen zwischen partieller Rückbildung mit amnestischem Psychosyndrom und psychischem Altern überhaupt. Der wesentlichste Unterschied zum mittleren Lebensalter lag bei unseren Kranken in der ausgeprägteren Vergangenheitsbezogenheit der alten mit allen ihren Folgen gegenüber den jüngeren mit ihrer eher lebhafteren Gegenwarts- und Zukunftsbezogenheit. Abgesehen davon, daß sich die schwersten Syndrome nur im hohen Lebensalter fanden.

e) Kombination mit weiteren psychischen Abartigkeiten

Das amnestische Psychosyndrom als unspezifische Reaktion des Gehirns auf diffuse Schädigungen kann sich naturgemäß mit allen psychischen Abartigkeiten kombinieren, die der Psychopathologie geläufig sind. Wir können mit unserer Kasuistik zu dieser Fragestellung nur einen kleinen Beitrag liefern.

Zumal der Binet-Simon-Kramer-Test ein Intelligenz-Test ist, war es zu erwarten, daß Minderbegabung die von uns geforderten Leistungen in den Aufgaben beeinträchtigen mußte. Es befanden sich keine ausgeprägt Schwachsinnigen unter unseren Kranken, nur in zwei Fällen (F. 20 u. F. 36) möchten wir von einer Minderbegabung sprechen, obwohl bei Fall 20 der Volksschulbesuch dieser Patientin normal gewesen sein soll. Diese Kranke zeigte bei einem sonst nur mittelschweren Syndrom Minderleistungen, die erst einem sehr schweren Syndrom zugekommen wären. Schon bei den Binet-Simon-Bildern (mit Ausnahme des Blindekuh-Bildes) blieb sie bei der Beschreibung von Details und erfaßte nicht den Zusammenhang. Sie erfaßte nicht einmal die leichte Aufgabe „Rechteck zusammensetzen“, alle schwierigeren Aufgaben, wie „Analogien bilden“ u. a., begriff sie erst recht nicht. Man gewann bei dieser Kranken den Eindruck, daß die Leistungsfähigkeit eines mittelschweren amnestischen Psychosyndroms durch die prämorbide Minderbegabung zusätzlich herabgesetzt wurde.

Bei Fall 21 wurde das Verhalten wie die Testleistungen durch eine cyclothym hypomanische Grundstimmung beeinflußt. Positiv wurden die Leistungen der Patientin beeinflußt, indem sie ungewöhnlich viele Rorschachdeutungen gab (32 Antworten), sehr rasch auffaßte und die Aufgaben, die sie lösen konnte, schneller als Normale löste. Durch dieses rasche Arbeitstempo kam sie z. B. besser mit dem Zusammenzählen der Personenzahl zurecht, da sie die Vorergebnisse besser zusammenhielt. Sie sah auch eher Kleindetails auf Bildern und erwähnte diese, wurde aber dadurch auch behindert, Zusammenhänge zu erkennen. Sie war leichter ablenkbar als andere Kranke. Kam es bei schwierigen Dauerleistungen zum typischen Leistungsnachlaß, so verlangsamte sie ihr rasches Tempo nicht, sondern schweifte redselig auf Definitionen ab. Diese Art der Lösung von der Aufgabe fand sich allerdings auch bei anderen besonders redseligen Kranken, wie erwähnt.

Fall 7 und Fall 8 zeichneten sich durch einen ausgeprägten Antriebsmangel aus, obwohl es sich um prämorbid aktive Persönlichkeiten handelte und jetzt nur ein leichtes bis mittelschweres amnestisches Psychosyndrom vorlag. In einem Fall handelte es sich um einen Alkoholiker, im anderen um einen Kranken mit cerebralen Durchblutungsstörungen und mehreren Insulten. Beide waren außerdem kritiklos gegenüber ihrer Störung. Man hat derartig ausgeprägte Antriebsstörungen, bei denen die Antriebsminderung also schwerer war als dem Grad des amnestischen Syndroms entsprach, oder bei denen ein amnestisches Psychosyndrom unter Umständen auch fehlte, als Stammhirndemenz beschrieben (s. o.). Bei unseren beiden Kranken konnte man auf Grund ihres Mangels an Selbstkritik mit gleichem Recht von einer begleitenden frontalen Antriebsminderung sprechen. Wir möchten uns daher einer lokalisatorischen Zuordnung enthalten und von einer Kombination des amnestischen Syndroms mit einem hirnlokalen Psychosyndrom (M. Bleuler) sprechen, die jeweils die Antriebshaftigkeit eines Kranken mit amnestischem Psychosyndrom besonders färben kann (s. Kap. „Energetischer Faktor").

Beim typischen amnestischen Psychosyndrom hat man keinen Anlaß, an der Bewußtseinshelligkeit zu zweifeln. Das Bewußtsein ist unter Umständen eingeengt, aber nicht getrübt. Es war ein besonderes Verdienst von Walther-Büel, in seiner „Psychiatrie der Hirngeschwülste" auf eine Trennung der amnestischen Psychosyndrome von den Trübungssyndromen besonderen Wert gelegt zu haben. Ausgeprägte Bewußtseinstrübungen haben wir daher nicht untersucht, dagegen neigen wir dazu, bei den Fällen 18, 31, 38, 44 von einer begleitenden leichten Bewußtseinstrübung zu sprechen. Man wird nicht fehlgehen, wenn man bei sehr schweren amnestischen Psychosyndromen mit weiterer Abnahme der psychischen Energetik (bes. agonal) von einer hinzutretenden Bewußtseinstrübung spricht. Wie weit man diese von einer gesteigerten Schläfrigkeit abgrenzt, scheint uns bei diesen Kranken, die eine gesteigerte Schlafbereitschaft am Tage zeigten, mehr ein physiologisches Problem (fehlende Erholbarkeit bei typischer Bewußtseinstrübung) als ein psychopathologisches zu sein. Das Wesentlichste war, daß bei diesen Kranken alle psychischen Abläufe und schon die Auffassung (auch leichter Aufgaben) verlangsamt waren. Typisch hierfür war auch das sehr starke Wechseln der Leistungen an folgenden Tagen mit geringerer Benommenheit bzw. Trübung. Bemerkenswert war, daß Fall 38 nicht, wie die Kranken ohne begleitende Bewußtseinstrübung, sehr kurze Zeitstrecken weitgehend richtig schätzte, sondern die drei Minuten, in denen sich Referent entfernt hatte, auf eine Stunde schätzte. Drei dieser vier Kranken gähnten bei der Untersuchung wiederholt, ihre Aufmerksamkeit mußte in stärkerem Maße angeregt werden, als bei anderen entsprechenden Fällen.

Wir erwähnen noch Fall 18 und Fall 40 mit leichter sensorischer bzw. motorischer Aphasie. Die Fälle wurden durch diese Werkzeugstörung an der Lösung der sprachlich-begrifflichen Aufgaben behindert. Damit haben wir unsere Kasuistik zu dieser Fragestellung erschöpft.

IX. Amnestische Psychosyndrome und Demenz

Wie aus dem historischen Überblick ersichtlich ist (s. o.), wurde der Begriff der Demenz von jeher sehr uneinheitlich gefaßt. Standen früher vielfach kausaldiagnostische Gesichtspunkte im Vordergrund und dementsprechend viele je nach Ursache verschiedene Demenztypen, so wurde die Demenz in unserem Jahrhundert zu einem Leistungsbegriff. Neben den kausalen Gesichtspunkt (organische, paralytische, arteriosklerotische, senile u. a. Demenz) trat der funktions- und leistungspsychologische Aspekt (amnestische, apperceptive und strukturelle Demenz, GRUHLE).

Aus der Fülle der Probleme interessiert uns hier in erster Linie die Stellung der amnestischen Psychosyndrome zur Demenz. Es scheint uns hier zweckmäßig, sich bei der Definition der Demenz eng an den Leistungsbegriff zu halten, dessen Negativum sie darstellt, d. h. der Intelligenz. Wählt man hierzu die vielfach anerkannte Definition von STERN: „Intelligenz ist die personale Fähigkeit, sich unter zweckmäßiger Verfügung über Denkmittel auf neue Forderungen einzustellen", so ist mit dieser Umschreibung die entsprechende Minderleistung der Demenz schon erfaßt. Die klinische Voraussetzung ist lediglich, daß diese Fähigkeit einmal bestanden hat und daß die gegenwärtige Minderleistung nicht nur die Folge einer passageren Bewußtseinsalteration ist. Der Praxis ist allerdings mit dieser weiten Fassung des Demenzbegriffes oft wenig gedient, so daß sich hier im Sinne von K. SCHNEIDER die enge Fassung empfiehlt. Man versteht bei der engen Fassung bekanntlich unter Demenz im wesentlichen eine erworbene *Urteilsschwäche*, auf die es ja bei den Fragen der Geschäftsfähigkeit, Zurechnungsfähigkeit usw. in erster Linie ankommt.

Die Stellung der amnestischen Psychosyndrome zur Demenz hing jeweils davon ab, ob in dem amnestischen Psychosyndrom ein mehr peripherer Ausfall mnestischer Leistungen oder ein umfassender Leistungsabbau gesehen wurde. Es wäre nun verwunderlich, wollte man sagen, daß eine diffuse Hirnschädigung nur im jugendlichen Alter die intellektuelle Leistungsfähigkeit herabsetzt, während sie im mittleren und höheren Alter mehr das Gedächtnis schädigt. Wenn auch eine diffuse Hirnschädigung in der Jugend anerkannterweise zum Schwachsinn (v. KRAFFT-EBING, M. BLEULER u. a.) und in fortgeschrittenem Lebensalter zum amnestischen Psychosyndrom führen kann, so leidet in beiden Fällen in erster Linie die geistige Fähigkeit, *neue* Aufgaben zu bewältigen. Im höheren Lebensalter tritt diese Einbuße zunächst zurück, da die geistige Entwicklung bereits abgeschlossen ist und geistige Neuleistungen weniger gefordert werden. Bei den leichteren amnestischen Psychosyndromen sind es daher auch zunächst mehr die mnestisch-energetischen und charakterologischen Vorbedingungen intellektueller Leistungen (GRUHLE = Intelligenz als Werkzeug des Charakters), die betroffen sind — aber schon bald auch die Leistungen selbst. Dem entspricht, daß dem Schweregrad des amnestischen Psychosyndroms weitgehend ein bestimmter Schweregrad der Demenz zukommt, wie unsere Fälle zeigten (s. nachfolgende Tabellen).

Man weiß, daß Demenz nicht an amnestische Psychosyndrome obligat gebunden ist, denn es gibt viele Möglichkeiten, die höchst differenzierte menschliche Leistungsfähigkeit, nämlich die Leistungsfähigkeit gegenüber neuen Aufgaben, zu beeinträchtigen. Aber man wird sagen können, daß im amnestischen Psychosyndrom diese Leistungsfähigkeit besonders typisch und nach Schweregraden übersehbar nachläßt. Verschiebungen ergeben sich, indem wir bei jüngeren Kranken wiederholt ein besseres energetisches Niveau der Leistungen fanden (z. B. raschere und bessere Auffassungsfähigkeit u. a.) als im höheren Lebensalter mit gleich schweren amnestischen Psychosyndromen.

Die verschiedenen Ansichten, die früher amnestische Psychosyndrome einer Demenz gleichsetzten oder nicht, erklären sich mit einseitigen Funktionsanalysen. Zunächst war für die amnestischen Psychosyndrome auf lange Zeit BONHOEFFERs Satz anerkannt: „... der formale Denkvorgang weist im übrigen kaum eine Schädigung auf. Die Kranken kombinieren, soweit es ihre Merkfähigkeit zuläßt, richtig ...“ PICK sprach demgegenüber von einem Zerfall des Gedankenverlaufes, bei dem jede determinierende Tendenz (ACH) und Obervorstellung (LIEPMANN) fehle. Auch hinsichtlich der Reproduktionstendenz sei vielfach ein verständlicher Zusammenhang nicht erkennbar. Es ist allerdings einschränkend zu bemerken, daß PICK von den situativen Desorientierungen seiner Kranken ausging, die wenig mit dem Wesen der Denkleistungen zu tun haben. Die Tatsache, daß manche Kranken sich in früheren Situationen wähnen, ist weniger die Folge falscher Denkvorgänge als vielmehr einer eigenen psychoorganischen Reaktionsform, die deutliche Beziehungen zur Erregungslage und zur Vitalität der Kranken hat (s. o.). BÜRGER-PRINZ und KAILA leisteten auch zu dieser Frage einen wesentlichen Beitrag, indem sie 1930 formulierten, daß die Störungen des Denkens „viel weiter“ gingen als PICK es vertreten habe. Sie betonten besonders die Verarmung des Denkens, die Auffassungsstörungen mit „Zerstückelung“ (Gestaltzerfall) an abstrakten Bildern u. a. Damit hatte man sich vor allem von einer einseitigen Funktionsanalyse entfernt und die komplexe Gesamtleistung gegenüber neuen Aufgaben in den Mittelpunkt gerückt. Nur weil dieser Gesichtspunkt nicht genügend beachtet wurde, war es möglich, daß z. B. KNAPP 1906 in einer Monographie über „polyneuritische Psychosen“ schrieb: „Von Demenz ist nie etwas zu merken.“

Wir stimmen BUMKE zu, wonach man die Demenz so wenig als einen einheitlichen Zustand auffassen solle als ihr Gegenstück, die Intelligenz. Es gäbe sehr verschiedene Störungen, die nur zu dem gemeinsamen Resultat einer verringerten Leistungsfähigkeit führen. Es wäre daher unseres Erachtens auch gänzlich unbefriedigend, wollte man die amnestische Demenz etwa einer apperceptiven und strukturellen Demenz gegenüberstellen, ohne sich daran zu erinnern, daß es fließende Übergänge gibt bei diffusen Hirnschädigungen. Bei den leichteren

Syndromen überwiegt im mittleren und höheren Lebensalter gewöhnlich die mnestische Minderleistung, während mit der Fülle früher erworbener Fähigkeiten auch neue Testaufgaben weitgehend gelöst werden. Aber schon bald finden sich apperceptive Störungen, die sich z. B. auf Bildern in dem mangelnden Gestaltaufbau zeigen und schließlich dazu führen, daß die meisten oder alle Aufgaben nicht mehr aufgefaßt werden, da sich der Kranke nicht mehr auf die *Kategorie* derart persönlichkeits- und lebensferner Aufgaben einstellen kann. In diesem Stadium wird man auch bereits von einer strukturellen Demenz sprechen. Dies aber nur im Hinblick auf den Endeffekt, denn es finden sich bei Stirnhirnschädigungen (bes. bei der Paralyse) Leistungsminderungen, die man auch bei nur leichteren amnestischen Psychosyndromen als strukturelle Demenz anspricht. Es sind also auch hier jeweils neben dem Schweregrad der amnestischen Psychosyndrome eine lokalisatorische fakultative Symptomatik und die prämorbide Leistungsfähigkeit zu berücksichtigen.

X. Zusammenfassungen der Ergebnisse

I. Historischer Überblick

a) Von ätiologisch determinierten Erkrankungen und Abnormitäten zur Lehre von den Symptomenkomplexen

Die Geschichte der Psychiatrie zeigt die Entwicklung vom eingleisig kausalen Denken zur mehrdimensionalen Betrachtungsweise im Sinne KRETSCHMERs und BIRNBAUMs, von der Lehre vorwiegend exogen ätiologisch determinierter Krankheitseinheiten zu vielschichtig bedingten Symptomenkomplexen. Die Entwicklung führte einerseits zu der Aufstellung endogener Formenkreise; im Rahmen exogener Psychosen führte sie andererseits zu einer zunehmenden Entmachtung der exogenen Noxe. Diese setzte in unserem Fachgebiet ein mit BONHOEFFERs Konzeption von den exogenen Prädilektionstypen, die in geringer Zahl und in nicht mehr durchschaubarem Zusammenhang einer Vielzahl äußerer Ursachen gegenüberstehen. Sie führte weiter zu zunehmender Beachtung der Reaktionslage des Organismus.

b) Entwicklung klinischer Auffassungen von den amnestischen Psychosyndromen

In den wechselnden Auffassungen von den amnestischen Psychosyndromen (M. BLEULER) läßt sich diese historische Entwicklung mühelos ablesen, wie zunächst an Beispielen aus der Literaturgeschichte FRIEDREICHs (1830) rekapituliert wurde. Diese werden bis zum 18. Jahrhundert weitgehend unter den Krankheitsformen des „Blödsinns" abgehandelt, wobei sich erst im 18. Jahrhundert systematische Gegenüberstellungen der Blödsinnsformen in der Jugend und denen im mittleren und höheren Lebensalter fanden. Nach einer ersten differenzierten Untersuchung der Gesetzmäßigkeiten des Gedächtnisabbaues durch RIBOT (1882) werden diese durch KORSAKOW (1890) innerhalb einer toxisch bedingten und mit Polyneuritis kombinierten Krankheitseinheit bearbeitet. Schon 1892 zeigte TILING, daß der Korsakowsche Symptomenkomplex auch nach traumatischen

Hirnschädigungen und ohne Kombination mit Polyneuritis auftreten kann. Seiner Suche nach Krankheitseinheiten entsprechend schlug KRAEPELIN trotzdem vor, von einer Korsakowschen Psychose zu sprechen. Der Begriff bekam besonders nach den Arbeiten BONHOEFFERs über den Alkoholismus eine Doppelbedeutung, indem man einerseits von einem Alkoholkorsakow im Sinne einer Krankheitseinheit sprach, andererseits das ätiologisch Unspezifische dieses Symptomenkomplexes hervorgehoben wurde.

Weitere Aufgliederungen dieses Symptomenkomplexes wurden durch SEELERT, STERTZ (obligate und fakultative bzw. akzessorische Symptome) u. a. durchgeführt. E. BLEULER schlug die Bezeichnung „organisches Psychosyndrom" statt „Korsakowsche Krankheit" vor. Da im Mittelpunkt dieses Syndroms mnestische Störungen stehen und diese nicht jedem organischen Psychosyndrom eigen sind, sprechen wir im Sinne von M. BLEULER von amnestischen Psychosyndromen.

II. Zur Genese der amnestischen Psychosyndrome

a) Hirnpathologie

Besonders im Hinblick auf die diffusen Hirnrindenveränderungen senil Dementer wird eine Zuordnung dieser Art von Hirnschädigungen zum amnestischen Psychosyndrom nicht bestritten. Problematisch bleiben die lokalisatorischen Zuordnungen zum Hirnstamm, insbesondere zu den Corpora mamillaria durch GAMPER u. a. Und zwar vor allem aus zwei Gründen. 1. Bei keinem der beschriebenen Fälle ließen sich diffuse Hirnschädigungen oder zumindest eine über den lokalen Befund hinausgehende Läsion mit Sicherheit ausschließen. 2. Die psychischen Symptome der Kranken von GAMPER u. a. waren uneinheitlich und entsprachen zum Teil nicht dem amnestischen Psychosyndrom. GAMPER stützte sich z. B. auch auf Fälle mit Delirium tremens. Nach unseren Untersuchungen läuft jedoch ein amnestisches Psychosyndrom nur im Ausnahmefall neben einem Delirium tremens her oder folgt diesem. Außer eigenen experimentell-psychologischen Untersuchungen stützten wir uns hierzu auf die Durchsicht der Krankengeschichten von 162 Fällen mit 182 Erkrankungen an Delirium tremens. Die teilweise guten Merkleistungen dieser Kranken für Zahlen u. a. wurden von uns erneut an einer Reihe von Fällen nachgewiesen. Aus den erwähnten Krankengeschichten ging ferner hervor, daß nur in 6 der 182 Alkoholdelirien Hinweise für amnestische Psychosyndrome verzeichnet waren.

b) Psychoorganische Reaktionslage

Bei der Beachtung der psychoorganischen Reaktionslage hatte zunächst WALTHER-BÜEL auf die Bedeutung des Lebensalters bei der Entstehung der psychischen Symptomatik bei Hirntumoren hingewiesen. Bei unseren 45 aus 10 verschiedenen Schweizer Anstalten ausgewählten Kranken mit amnestischen Psychosyndromen (davon 24 schwere Alkoholiker) zeigte sich die Bedeutung des Lebensalters für den Schweregrad der Syndrome.

Auf einer Übersichtstabelle wurde die prozentuale Altersverteilung dargestellt. Unter anderem zeigte sich, daß sich die höchste Zahl leichter bis mittelschwerer Syndrome (= 53,5%) im 6. Lebensjahrzehnt befand, bei den mittelschweren bis schweren Syndromen befand sie sich im 7. Lebensjahrzehnt (= 42,8%) und bei den schweren bis sehr schweren Syndromen im 9. Lebensjahrzehnt (= 43,7%). Aus den Vorgeschichten der Kranken konnte man entnehmen, daß eine Kombination von den verschiedensten diffusen Hirnschädigungen kumulierend die Entstehung amnestischer Psychosyndrome fördert (z. B. cerebrale Durchblutungsstörungen und Alkoholismus oder Schädeltrauma und Alkoholismus usw.).

Als weitere Möglichkeit der Untersuchung des „Terrains" (WALTHER-BÜEL) wurde auf die Ergebnisse M. BLEULERs und seiner Schule hinsichtlich genetischer Zusammenhänge zwischen endokrinem System und amnestischen Psychosyndromen hingewiesen. Es wurde ferner an die erb- und konstitutionsbiologischen Arbeiten von MEGGENDORFER u. a. erinnert.

III. Merkleistungen

a) Allgemeines

Durch WERNICKE wurde 1900 der Begriff der Merkfähigkeit geprägt. Dieser Begriff wurde sehr verschieden aufgefaßt. Da die reduzierten Merkleistungen im Mittelpunkt amnestischer Psychosyndrome stehen, kennzeichnen die verschiedenen Definitionen und Ergebnisse, die sich hierum gruppieren, die verschiedenen Auffassungen und Betrachtungsweisen von den amnestischen Psychosyndromen:

b) Merken und Assoziationen

Die Assoziationspsychologie legte die Dynamik mnestischer Leistungen in die Assoziationen. Sie vernachlässigte mit EBBINGHAUS u. a. bewußt die Persönlichkeit, die hinter den mnestischen Leistungen stand. Sie beeinflußte wesentlich die Arbeiten über die sog. Merkfähigkeit, besonders in den ersten Jahrzehnten dieses Jahrhunderts.

c) Merken als „Sonderfunktion"

Es wurde eine Reihe von Prüfungen entwickelt, die vorwiegend unter assoziationspsychologischem Aspekt Merkleistungen prüfen sollten. Für alle gilt, daß sie nicht eine „Merkfähigkeit" schlechthin untersuchen, sondern psychische Leistungen, die in mehr oder weniger enger Korrelation zu den Merkleistungen stehen. — Wir wählten hierzu bei unseren 45 Kranken aus: 1. Nachsprechen von Einzelziffern, 2. Nachsprechen von sinnvollen Sätzen, 3. die unmittelbare Wiedergabe einer kleinen Erzählung und 3a. einer etwas längeren Erzählung.

Bei diesen Aufgaben betrug der Mittelwert bei den 14 leichten bis mittelschweren Syndromen $M = 6{,}4$ (Ziffern) bei einer Streuung $s = 1{,}62$. Bei 13 mittelschweren bis schweren Syndromen betrug der Mittelwert $M = 5{,}0$ ($s = 0{,}77$), bei den schweren bis sehr schweren Syndromen $M = 4{,}6$ ($s = 0{,}88$). — Diese Ergebnisse wurden wie auch bei den Aufgaben 2, 3 und 3a im einzelnen statistisch ausgewertet.

Im ganzen zeigen die Ergebnisse, wie problematisch es ist, von hier aus den Schweregrad amnestischer Psychosyndrome und die Merkleistungen festzulegen. Man bedenke z. B., daß der Mittelwert nachgesprochener Einzelziffern leichter bis mittelschwerer Syndrome mit 6,4 kaum zwei Ziffern über dem Mittelwert der schweren bis sehr schweren Syndrome lag ($M = 4{,}6$). Letztere aber vergaßen z. T. innerhalb weniger Minuten und Stunden den größten Teil der Testuntersuchung, während dieser z. B. in der Gruppe der leichten bis mittelschweren Syndrome z. T. noch nach Wochen besser reproduziert werden konnte.

Ebenfalls zeigt sich statistisch (Nachsprechen von Sätzen mit verschiedenen Silbenzahlen, Nacherzählen kurzer Geschichten), daß einerseits Korrelationen zwischen den Leistungen bei diesen Aufgaben und dem Schweregrad der amnestischen Psychosyndrome bestehen, andererseits sind diese Korrelationen nur sehr grob und werden durch eine Reihe von Ausnahmen unterbrochen.

d) Merken und Gedächtnis

Es wurde vereinzelt und erwartungsgemäß vergeblich versucht, die Leistungen des Einprägens bzw. Merkens im Sinne einer Funktion mit eigenem Leistungsniveau von der Gedächtnisleistung abzuheben. Die Abgrenzung des Merkens bleibt jedoch rein „logisch" und ist als Voraussetzung zu jeder Gedächtnisleistung logisch zu fordern. Eine „psychologische" Abgrenzung bedeutet jeweils eine Gesichtspunktanalyse und keine Realanalyse.

e) Merken, Lernen, Wahrnehmen und andere psychische Leistungen

Das „spontane" Merken wurde von der Assoziationspsychologie zugunsten des „lernenden" Merkens vernachlässigt. Hinter diesen experimentellen Untersuchungen stand gewöhnlich der Vergleich mit einem photographischen Apparat, dessen Film rein passiv neue Eindrücke aufnimmt und festhält. Dementsprechend wurden experimentell-psychologisch weitgehend die Beziehungen zwischen Merken und den Weisen des Aufnehmens bzw. Wahrnehmens untersucht und die Dynamik der Persönlichkeit nicht oder nur wenig berücksichtigt.

f) Merken — Intendieren — Wirken

1930 wurde durch Bürger-Prinz und Kaila ein Standortwechsel vollzogen und der amnestische Symptomenkomplex unter dem Gesichtspunkt des Handelns und Wirkens des Betroffenen untersucht. Vorher fanden sich Ansätze durch Bergson, v. Monakow und Mourgue, den Arbeitskreis Lewin u. a. Als Modell dieser Merkuntersuchungen tritt der aktiv aufnehmende Magnet an die Stelle des passiv aufnehmenden Apparates. Es wird in diesem Zusammenhang auch an die biologische Bedeutung des Merkens erinnert, dessen enge Verflechtung mit dem Wirken uns v. Uexküll tierpsychologisch nahegebracht hat.

In Fortführung dieses Standortwechsels wurden von uns die Leistungen des Merkens und Wirkens innerhalb der Denkinitiative, die als höchster psychischer Leistungsvorgang am ehesten dem Abbau erliegt, untersucht.

Wir verwandten aus dem Binet-Simon-Kramer-Test u. a. folgende Tests: 1. Begriffsgegensätze erkennen. 2. Analogien bilden. 3. Wörter ordnen. 4. Wesensmerkmale zuordnen. 5. Zahlenreihen fortsetzen. 6. Würfel zählen (letzteres als Übergang zu Aufgaben, die weniger Denkinitiative erforderten, deren Vorlage eher anschaulich zur Lösung aufforderte und die weniger begrifflich-sprachliche als mehr handelnde Leistungen erforderten). 7. Labyrinth-Test. 8. Figuren nachlegen. 9. Dreieck-Kreuz-Kreis zeichnen.

Zu jedem Test wurden die Untersuchungsprotokolle von leichteren und schwereren Fällen angeführt. Der Schweregrad der Fälle ist im wesentlichen aus der Numerierung der Fälle ersichtlich, wobei Fall 1 den leichtesten und Fall 45 den schwersten Fall darstellen.

Neben Fälle mit normalen Leistungen, die nur bei der letzten Testgruppe (6.—9.) häufiger anzutreffen waren, traten Fälle mit durchgehend reduzierter Leistung und Fälle, die den Test nicht auffaßten. Besonders bemerkenswert war die relativ hohe Zahl derjenigen, die den Test auffaßten, dann im Sinne einer Hirnleistungsschwäche nachließen und schließlich von der Aufgabe (besonders bei den sprachlich-begrifflichen Tests) völlig abwichen. Es zeigte sich, daß mit dem Wirknachlaß ein Merknachlaß für diese Aufgaben häufig verknüpft war. Jeweils wurden bei den gleichen Kranken die meist wesentlich besseren Merk-Wirkleistungen außerhalb neuer Denkaufgaben gegenübergestellt.

Die Testergebnisse sollen auch als Anregung dienen bei der Testuntersuchung von Hirnleistungsschwächen relativ mechanische Dauerprüfungen (Kraepelin-Rechentest) durch solche Dauerprüfungen abzulösen bzw. zu ergänzen, die jeweils ein Höchstmaß an Denkinitiative erfordern.

g) Merk-Wirk-Kreise

Die Beobachtung des Verhaltens der Kranken gestattet es, beim amnestischen Psychosyndrom je nach Schweregrad folgende zunehmende Verengung ihres Merk-Wirkkreises festzustellen: Von dem spezifisch menschlichen, auf zeitliche und räumliche Distanz eingestellten Ergreifen und Bewirken zunächst Einengung auf einen quantitativ weniger umfassenden Kreis (leichtes Syndrom). Zunehmend geringere Intention neuer Eindrücke, insbesondere neuer Denkleistungen. Damit auch Rückgang aus einem vorwiegend abstrakten Merk-Wirkgefüge — sofern es bestand — auf den anschaulichen Gestaltkreis: „Wahrnehmendes Handeln“ (wie Stricken, Säuberungsarbeiten usw.). Weiterer Rückgang auf besonders ichnahe unmittelbare Merk-Wirkleistungen (Essen und Trinken, Besitz, Alkohol u. a.).

IV. Auffassung und Synthese einzelner Figuren und sinnvoller Zusammenhänge-Gestaltfaktor

Es wurden drei Ansatzpunkte für die Untersuchung nach gestaltspsychologischen Gesichtspunkten gewählt: 1. Vorwiegend Leistungen der Auffassung = Wahrnehmung einzelner Bilder und zusammenhängender Bilderserien und sprachliche Wiedergabe der Ergebnisse durch den Kranken. 2. Vorwiegend Leistungen des Handelns = wahrnehmende Gestaltung bzw. gestaltende Wahrnehmung, indem der Kranke zerschnittene Tierbilder richtig zusammenfügen mußte oder Vorlagen nachbilden sollte (Plättchen nachlegen), Figuren abzeichnete und Dreiecke zu einem Rechteck zusammenfügte. Ferner sprachliche Wiedergabe kleiner Geschichten. 3. Gestaltleistungen bei der Wahrnehmung der gegenwärtigen Gesamtsituation (s. situative Orientierung).

Bei den vorwiegenden Auffassungs-Leistungen gelangen bei den leichteren Syndromen noch adäquate Gestaltserfassungen auf Einzelbildern, wie auch auf kleinen Bilderreihen. Zu einem zunehmenden Versagen kam es jedoch schon in der Gruppe der mittelschweren Syndrome bei der Bildergeschichte mit 6 Bildern. Hier wurden weder Einzelheiten genügend herausdifferenziert, noch die präzise Synthese der Bilderreihe durchgeführt, entsprechend der Störung der integralen und differentialen Gestaltfunktion im Sinne von CONRAD. Mit zunehmendem Schweregrad der Syndrome zeigte sich der mangelnde Gestaltaufbau bereits bei Einzelbildern. Mangelnde Gestaltsynthese ging Hand in Hand mit unzureichender Gestaltanalyse, indem Details immer unvollkommener oder erst nach wiederholter Fremdanregung differenziert wurden (z. B. beim Beachten fehlender Teile an Gegenständen u. a.).

In den vorwiegenden Leistungen des Handelns zeigte sich bei den leichteren Fällen die erwähnte mangelnde Differenzierung von Details (z. B. ungenaue Plättchenzahl beim Nachlegen). Ferner zeigte sich mit zunehmendem Schweregrad eine abnehmende energetische Bereitschaft (s. energetischer Faktor) zum Gestaltaufbau. So fügten schwere Fälle selbst dann unvollständige Gestalten nicht mehr zusammen (z. B. zerschnittene Tierbilder), wenn die Bildhälften nur durch einen kleinen Abstand getrennt vor ihnen lagen.

Der Gestaltaufbau war in engem Zusammenhang mit der totalisierenden und unzureichend differenzierenden Auffassung beeinträchtigt. Figuren wurden bei den schwereren Fällen daher nur noch grob schematisch nachgelegt oder gezeichnet, bis bei den schwersten Fällen jede Gestaltleistung dieser Art, wie auch bei der Wiedergabe von kleinen Geschichten, unterblieb.

Eine Störung der Figur-Hintergrundbildung zeigte sich vereinzelt schon bei den leichteren und immer ausgeprägter bei den schwereren Syndromen, indem beim Labyrinth nur einzelnen Strichen nachgefahren wurde und es nicht mehr gelang, die Figur eines Ganges vom Hintergrund des Labyrinths abzuheben.

V. Energetischer Faktor

a) Vorwiegend Leistungen der Auffassung

Die Störungen energetischer Faktoren bei amnestischen Psychosyndromen wurden in den Mittelpunkt gerückt. Mangelnde Gestaltanalyse und -synthese stehen in engem Zusammenhang mit einer Minderung des energetischen Faktors.

b) Vorwiegend Leistungen des Handelns

Typisch bei den amnestischen Psychosyndromen ist nach unseren Ergebnissen das Einsetzen des energetischen Verlusts bei der geistigen Initiative. Bei schwereren Syndromen werden zunehmend auch altgewohnte Handlungen betroffen und verlieren an zielstrebiger Energetik. Schließlich ist es berechtigt — wie bei antriebsgeminderten Stirnhirnverletzten — von einer Apraxie der Handlungsfolge zu sprechen, die sich weitgehend aus der Minderung des energetischen Faktors ableiten läßt. Auf die engen Zusammenhänge zwischen Leistungsfähigkeit und interessierter, d. h. aktiver Leistungsentfaltung wurde hingewiesen.

c) Phänomenologie

Die phänomenologische Unterscheidung der Fremd- und Eigenanregbarkeit (GRUHLE) zeigt bei den amnestischen Psychosyndromen, daß die Eigenanregbarkeit stets mehr oder weniger beeinträchtigt ist, während auf Fremdanregung gewöhnlich wesentlich verbesserte Leistungen erzielt werden.

d) Energetischer Faktor und mnestische Leistungen

Die oben erwähnten sog. Merkprüfungen mit Einzelziffern u. a. können auch energetisch gesehen werden, wie auch bereits von Aufmerksamkeits- bzw. Gedächtnisspannweite in diesem Zusammenhang gesprochen wurde.

Das komplexe Problem der Bedeutung des energetischen Faktors beim amnestischen Psychosyndrom wird im Einzelfall kompliziert durch fakultativ begleitende hirnlokal bedingte energetische Störungen. Es wurde dies an zwei Fällen ausgeführt, die weitgehend einer Stammhirndemenz (Stertz) bzw. einem hirnlokalen Psychosyndrom (M. Bleuler) mit hochgradiger Antriebsgestörtheit bei nur relativ leichtem amnestischen Psychosyndrom entsprachen.

e) Energetik psychischer Abläufe

Die Verlangsamung des Ablaufs psychischer Leistungen war bei unseren Kranken uneinheitlich und wesentlich von dem persönlichen Tempo, Temperament, Leistungs- bzw. Kompensations-Willen, d. h. der Persönlichkeit, — zumindest bei den leichteren Syndromen — bestimmt. Mit zunehmendem Schweregrad ließ die Bedeutung der Persönlichkeit für die Energetik der psychischen Abläufe nach.

Auffallend waren bei unseren Kranken die relativ gering ausgeprägten Ermüdungssymptome bei mehrstündiger Untersuchung. Oft zeigte sich von Aufgabe zu Aufgabe Leistungsnachlaß innerhalb weniger Minuten, während sich das jeweilige Anfangsniveau wenig änderte. Es fehlten ihnen oft die Vorbedingungen echter Ermüdung, nämlich die anhaltende Anspannung. Dies galt mehr für die schwereren und weniger für die leichteren Syndrome.

VI. Die situative Orientierung

a) Allgemeines

Eine vorwiegend funktionale Betrachtungsweise amnestischer Psychosyndrome sah in erster Linie den Ausfall und kaum das veränderte Sosein dieser Kranken, die in ihrer eigenen Welt lebten. Zur Interpretation des Soseins unserer Kranken folgten wir den Gesichtspunkten der personalistischen Psychologie von W. Stern. Er sieht die zentrifugale Auseinandersetzung von Person und Welt, wie die zentripetale Wirkung der Welt auf die Person in den drei Bereichen: Biosphäre, Gegenstandswelt und Werte-Welt.

Die Beachtung der situativen Umorientierung beim amnestischen Psychosyndrom hat jeweils Schweregrad des Syndroms, Alter der Kranken, erhaltene Aktivität und Vitalität und die prämorbide Persönlichkeit zu berücksichtigen.

Der Weg des Abbaus setzt ein in der Werte-Welt, von der Persönlichkeit zum personalen und bei den schwersten Fällen schließlich zum apersonalen Zustand.

Im mittleren Bereich zwischen Ich- und Gegenstandswelt kommt es von zunehmender Situationseinengung bis zum Situationszerfall bei den schwersten Fällen, der schließlich selbst den Bereich der hier dominierenden Biosphäre betrifft. Es ist erforderlich, hiervon eine besondere Form der Situationsangleichung, die nicht obligat mit einem amnestischen Psychosyndrom verbunden ist, abzugrenzen. Wir nannten sie „aktive retrograde Umdeutung der Gegenwartssituation" und haben sie in einer früheren Arbeit mit ihren verschiedenen Variationen als besondere psychoorganische Reaktionsform beschrieben.

Zur Veranschaulichung der „Sonderformen" situativer Orientierung bei amnestischen Psychosyndromen wurde u. a. über 5 Fälle berichtet und ein Schema über situative Umorientierungen bei psychoorganischen Syndromen entworfen.

b) Konfabulationen

Unter Konfabulationen versteht man gewöhnlich mehr oder weniger mißglückte sprachliche Situationsangleichungen, während zunächst versucht wurde, die Konfabulationen auf den Ausfall anderer Funktionen (besonders der sog. Merkfähigkeit) zurückzuführen. A. PICK verschob den Blickpunkt und betonte die Tendenz des Psychischen zum Aufbau von Zusammenhang, Gestalt und Sinngebung. Wie weit diese Tendenz sich beim amnestischen Psychosyndrom auswirkt, hängt sowohl von der affektiven Erregungslage (E. BLEULER), der geistigen Regsamkeit auf Fremdanregung (KÖRNER) als auch von der prämorbiden und durch die Krankheit veränderten Persönlichkeit ab. Dementsprechend bestanden bei unseren Kranken viel geringere Korrelationen zwischen Konfabulationen und dem Grad einer Merkschwäche als zur Persönlichkeit des Betroffenen.

c) Die personale Orientierung in Zeit und Raum bei amnestischen Psychosyndromen

Man kann mit wenigen Einschränkungen die zeitliche Desorientierung als einen Gradmesser amnestischer Psychosyndrome ansehen. Eine Übersicht über 31 unserer Kranken zeigt, daß erwartungsgemäß die schlechtesten Leistungen zeitlicher Orientierung Tag und Monat, die etwas besseren Jahreszeit und Jahr betrafen.

Die zeitliche Desorientierung in der objektiven Zeit wurde nach personalistischen bzw. anthropologischen Gesichtspunkten untersucht.

Die Häufigkeit situativer und örtlicher Desorientierung bei unseren Kranken wurde in einer Tabelle zusammengefaßt und im einzelnen besprochen.

d) Zeiterleben, Zeitschätzungen

Während im Normalfall eine größere Zahl von Eindrücken in einem längeren Zeitraum stattfindet als eine kleinere Anzahl, setzt sich doch die subjektive Seite des Zeiterlebens häufig durch und zeigt, wie lang dem Subjekt die Zeit erschien — unter Umständen in krassem Mißverhältnis zur objektiven Zeit.

Die Kranken mit amnestischen Psychosyndromen klagen trotz geringer Zahl und Intensität erlebter Eindrücke im allgemeinen nicht über Langeweile. Ihre Zeit verliert an Bedeutung und damit Beachtung. Affektiv gefärbtes Zeiterleben im Hinblick auf erwünschte Ziele oder gefürchtete Ereignisse tritt zurück. Das Zeiterleben dreht sich schließlich nur noch um die Vitalzeit, die sich nach den äußeren Merkmalen der Mahlzeiten, von Hell und Dunkel und den inneren Gemeinempfindungen (Hunger, Müdigkeit) richtet.

Kurze und lange Zeitstrecken wurden in der weit überwiegenden Zahl der Fälle unterschätzt. Bei langen Zeitstrecken war das ausgeprägter als bei kurzen. Je schwerer die Syndrome waren, um so mehr wurden die Zeitstrecken unterschätzt. Einzelheiten hierzu wurden in einer Tabelle dargestellt. Diese gestörten Leistungen der Kranken zeigen, wie sehr die bewußt-rationalen Schätzungen zurückliegender Zeitstrecken auf Erlebnisintensität und einen mnestisch fixierten Persönlichkeitszuwachs angewiesen sind.

Der Abbau der Leistungen des Schätzens zurückliegender Zeitstrecken setzt ein bei der vornehmlich rationalen, denkenden, mnestisch gestützten Chronometrie (Chronometrie, Chronologie und Chronognosie im Sinne von Boumann und Grünbaum), dem Aufbau einer zurückliegenden Zeitgestalt, umfaßt sodann die Einordnung der Erlebnisse in die Person bzw. die innere Lebensgeschichte, die das Wissen um Zeit ergänzt, es mit einer persönlichen Zeitmarke versieht (an meinem letzten Geburtstag usw.) und es so zur Erinnerung werden läßt (Chronologie). Erst zuletzt wird auch der präsensorielle, sog. primitive Zeitsinn, die Chronognosie betroffen.

VII. Reproduktionsfähigkeit

a) Mnemasthenie für Einzelbenennungen und allgemeine Reproduktionsschwäche

Der psychische Effekt der streng organisch fundierten Hirnleistung, die sowohl einprägend wie reproduzierend Einzelnes aus Gesamthaftem abhebt, ist mit einem Januskopf zu vergleichen, der gleichzeitig in die Zukunft und in die Vergangenheit schaut. Im physiologischen Untergrund hat diese Hirnleistung naturgemäß noch keine Beziehung zum Zeiterleben, d. h. zur Auseinandersetzung mit Zukunft und Vergangenheit. Im Psychischen richtet sich die Abhebung des Einzelnen aus dem Gesamthaften gleichzeitig in die Zukunft, wie auch in die Vergangenheit. Das bedeutet, daß bei ihrer Störung sowohl die Richtung in die personale Zukunft (Einprägen) wie in die Vergangenheit (Reproduzieren) betroffen ist. Dabei setzen sich lediglich rein physiologisch bedingte Gesetzmäßigkeiten durch, indem das Neue früher und stärker betroffen wird als das Alte, nie aber das Neue ohne das Alte.

Das Einprägen bzw. Reproduzieren der Benennungen von Einzelbegriffen stellt naturgemäß die höchste Anforderung an die Hirnleistungsfähigkeit. Bei der Reproduzierbarkeit von Einzelbenennungen beeinflussen sich folgende Faktoren gegenseitig: 1. Die Persönlichkeitsnähe des damit benannten Begriffes. 2. Der Umfang des damit bezeichneten Begriffes und — damit teilweise Hand in Hand gehend — die Häufigkeit bereits erfolgter Reproduktionen. 3. Die Zeitspanne zwischen Einprägen und Reproduzieren. 4. Das Lebensalter, in dem eine Benennung eingeprägt wurde.

Um einen vergleichbaren Maßstab für die Reproduktionsfähigkeit von Einzelbenennungen zu haben, wählten wir bei unseren 43 Schweizer Patienten die Kantonsnamen der Schweiz. Wir gingen davon aus, daß die weit überwiegende Zahl normal intelligenter Schweizer die Namen der 19 Voll- und 6 Halbkantone mühelos aufzählen kann. Die Zahl der jeweils reproduzierbaren Kantonsnamen wurde der Zahl der Rorschachdeutungen in einer Tabelle gegenübergestellt. Mit zunehmendem Schweregrad der amnestischen Psychosyndrome nimmt die Zahl reproduzierbarer Kantonsnamen wie auch der Rorschachdeutungen im Durchschnitt ab.

b) Die sog. amnestische Aphasie

Der Übergang von den Wortfindungsstörungen über die Eigennamenamnesie bis zur sog. amnestischen Aphasie ist ein fließender, sofern die letztere Ausdruck eines allgemeinen amnestischen Psychosyndroms ist. Auf die Problematik des Begriffes amnestische „Aphasie“ wurde hingewiesen.

Die Frage, welche Folgen sich aus dem Verlust bzw. der Verarmung an Sprachzeichen für das Denken ergeben, wurde gewöhnlich danach beantwortet, wie die Verknüpfung von Sprechen und Denken jeweils gesehen wurde. Zur Untersuchung dieses Problems wurden u. a. die von uns wörtlich notierten Antworten der 16 Kranken mit schweren bis sehr schweren Syndromen nach der Aufforderung zum Aufzählen sämtlicher Kantone der Schweiz in einer Tabelle angeführt, besprochen und den Leistungen der Kranken mit leichteren amnestischen Psychosyndromen gegenübergestellt. Während bei den leichteren Fällen die Minderleistung im Sinne einer Wortfindungsstörung mehr oder weniger selbstkritisch erlebt wurde, verknüpfte sich bei den schwersten Fällen mehr und mehr egozentrische Reproduktion (Nennen des Geburts- und Wohnortes u. a.) mit unzureichender kategorialer Einstellung auf das Aufzählen von Kantonen. Der Begriff der kategorialen Einstellung wurde in Anlehnung an die personalistische Psychologie von W. STERN erläutert. Der Weg der in der Jugend entwickelten Entpersönlichung der Beziehungen zwischen Ich und Welt macht bei den amnestischen Psychosyndromen eine rückläufige Entwicklung durch. Die Benennung verliert immer mehr ihre Stellung als unpersönliches Zeichen und wird dementsprechend nur noch in Ansätzen verwandt. Bei den leichteren Fällen hat die Sprache für den Betreffenden noch volle Darstellungsfunktion, das Wort wird als Zeichen für etwas innerhalb einer bestimmten geforderten Leistung (Kantone aufzählen) gesucht. Die Nachteile, die sich aus dieser Leistungsminderung im Hinblick auf die Beziehungen zwischen Sprache und Denken für das Denken ergeben, sind durchaus sekundärer Art.

Bei den schweren Syndromen dient die Reproduktion von Namen immer mehr der Wiedergabe persönlichkeitsnaher Inhalte. Daneben bilden sich die kategorialen Fähigkeiten zur Verfügung über ich-neutrale Inhalte zurück. Dies wirkt sich nicht nur beim Reproduzieren von Namen aus, sondern auch bei vielen Tests, bei denen kategoriale Leistungen, wie Auffassen von „Begriffsgegensätze erkennen“, „Analogien bilden“ usw. zunächst noch möglich sind, aber oft innerhalb von wenigen Minuten aus den Augen verloren werden, oder — bei schwereren Syndromen — überhaupt nicht mehr aufgefaßt werden. Das mangelhafte Reproduzieren von Namen, das in diesem Stadium schon so ausgeprägt ist, daß man traditionsgemäß hier schon von amnestisch-aphasischen Störungen spricht, verschlechtert sich damit aus folgenden Gründen immer mehr: 1. Rein physiologisch bedingt lassen diese mnestischen Leistungen nach. 2. Die Persönlichkeit wird mehr und mehr mit dem Syndrom identisch. Sie findet die Namen nicht nur schwerer oder gar nicht mehr, sondern sie sucht sie auch weniger. Mit der Einschrumpfung des Merk-Wirkkreises, wie oben beschrieben, läßt auch die kategoriale Einstellung auf das Verfügen-Wollen über ich-neutrale Inhalte — in diesem Fall über Kantonsnamen — nach.

Bei den schwersten Syndromen schließlich werden Kantone nur noch in kurzen, alteingeschliffenen Reihen aufgezählt, (wie z. B. die drei ältesten Kantone „Schwyz, Uri, Unterwalden"). Es treten immer mehr Kantone in den Vordergrund, die der Persönlichkeit nahestehen. Es wird immer weniger die kategoriale Einstellung auf die geforderte Leistung vollzogen. Persönlichkeitsnahe Ortschaften werden aufgezählt, und unter Umständen bleibt jede Kantonsaufzählung aus. In diesem Stadium aber wurde auch keine der geforderten abstrakten Testaufgaben mehr aufgefaßt. Diese Anforderungen entsprachen nicht mehr dem Abgesunkensein der Persönlichkeit, indem nur noch unmittelbar ichnahe, sog. präkategoriale Beziehungen zwischen Person und Welt möglich sind. Die Sprache, d. h. die Benennung wird hier weniger als unpersönliches Zeichen verwandt, sondern der Name wird wieder ein Teil „meiner" Sache und nähert sich damit ihrer Funktion im Kleinkindesalter.

Danach möchten wir also die Frage nach der Bedeutung der Wortfindungsstörungen bzw. der sog. amnestischen Aphasie bei amnestischen Psychosyndromen weniger aus den Beziehungen der Sprache zum Denken ableiten, als vielmehr von der wechselnden Bedeutung der Sprachzeichen für die Person. Änderungen der kategorialen Beziehungen zur Umwelt sind damit nicht eine grundsätzliche Voraussetzung oder Folge bei Wortfindungsstörungen bzw. sog. amnestisch-aphasischen Störungen, sondern schieben sich bei den zunehmend schweren amnestischen Psychosyndromen immer mehr in den Vordergrund und sind bei den leichteren Syndromen bedeutungslos.

c) Retrograde Amnesie

Wir folgen Bürger-Prinz und Büssow, wonach bei der retrograden Amnesie möglichst wenig Psychologie und möglichst viel Hirnphysiologie am Platze ist. Befriedigende physiologische Theorien retrograder Amnesien fehlen allerdings noch.

VIII. Pathoplastik

a) Allgemeines

Eine erschöpfende Darstellung der Pathoplastik bei unseren Kranken mit amnestischen Psychosyndromen im Sinne einer Strukturanalyse (Birnbaum) bzw. einer mehrdimensionalen Betrachtungsweise (Kretschmer) entsprach nicht dem Ziel dieser Arbeit. Die Pathoplastik hat vornehmlich Bedeutung bei den leichteren Syndromen und hat jeweils 1. prämorbide Persönlichkeit, 2. Reaktion auf evtl. selbstkritisch erlebte Leistungseinbuße und das veränderte Milieu (Anstalt), 3. Lebensalter und 4. evtl. Kombination mit anderen psychischen Abnormitäten zu berücksichtigen. Diese psychischen Abnormitäten sind entweder auf die Anlagen des Kranken (Schwachsinn, Bereitschaft zu endogenen Psychosen) zurückzuführen oder durch die besondere Art der Hirnschädigung bedingt, d. h. lokalisatorisch fakultativ (aphasische bzw. apraktische Werkzeugstörungen, Stirnhirnsyndrom u. a.).

b) Kausalfaktor Alkoholismus

Wir untersuchten die 24 unserer Fälle, deren amnestisches Psychosyndrom ausschließlich oder zumindest teilweise in Zusammenhang mit einem chronischen

Alkoholmißbrauch entstanden war. Das Verhalten dieser 24 Kranken wurde in Tabellen nach folgenden drei Gesichtspunkten erfaßt: 1. Allgemeines Verhalten, insbesondere Affektivität, 2. Besonderheiten im Verhalten gegenüber anderen Personen, 3. Verhalten gegenüber Testuntersuchungen. Dem wurde das Verhalten der übrigen 21 Kranken ohne Alkoholmißbrauch gegenübergestellt. Danach war es nicht möglich, den Persönlichkeitstyp eines sog. „Alkoholkorsakow" zu umreißen.

c) Bedeutung der prämorbiden Persönlichkeit und ihrer Reaktion auf Leistungseinbuße und jetziges Milieu

Spielt der kausale Faktor keine oder bestenfalls eine untergeordnete Rolle bei der Pathoplastik der Syndrome, so ist die prämorbide Persönlichkeit schon eher von Bedeutung, die aber mit zunehmendem Schweregrad der Syndrome und dem Abbau zum Apersonalen zurücktritt.

d) Bedeutung des Lebensalters

Dem Lebensalter kommt eine besondere pathoplastische Bedeutung zu. Abgesehen davon, daß wir die schwersten Syndrome nur in hohem Lebensalter sahen, war wesentlich die ausgeprägtere Vergangenheitsbezogenheit der Alten mit allen ihren Folgen gegenüber den Jüngeren mit ihrer lebhafteren Gegenwarts- und Zukunftsbezogenheit. Wichtig ist ferner das Nachlassen der vitalen Dynamik, das im höheren Alter eine ausgeprägtere Rolle spielt, auch wenn es sich noch um leichtere amnestische Psychosyndrome handelt.

e) Kombination mit weiteren psychischen Abartigkeiten

Das amnestische Psychosyndrom als unspezifische Reaktion des Gehirns auf diffuse Schädigungen kann sich naturgemäß mit allen psychischen Abartigkeiten kombinieren, die der Psychopathologie geläufig sind. Es konnte mit unserer Kasuistik zu dieser Fragestellung nur ein kleiner Beitrag geliefert werden. Insbesondere wurden erwähnt: Intelektuelle Minderbegabung, hypomanische Grundstimmung, hirnlokales Psychosyndrom, Bewußtseinstrübung, sensorische bzw. motorische Aphasie.

IX. Amnestische Psychosyndrome und Demenz

Wie u. a. in unserem historischen Überblick gezeigt wurde, standen früher vielfach kausaldiagnostische Gesichtspunkte im Vordergrund und dementsprechend viele je nach Ursache verschiedene Demenztypen (organische, paralytische, arteriosklerotische, senile u. a. Demenz). Dazu kam der funktions- und leistungspsychologische Aspekt (amnestische, apperceptive und strukturelle Demenz).

Es schien uns zweckmäßig, sich bei der Definition der Demenz eng an den Leistungsbegriff zu halten, dessen Negativum sie darstellt, d. h. an die Intelligenz. Wir legten dabei die Definition der Intelligenz von W. Stern zugrunde. Dementsprechend ist Demenz die Verminderung der personalen Fähigkeit, sich unter zweckmäßiger Verfügung über Denkmittel auf neue Forderungen einzustellen. Für die Praxis hat daneben die enge Fassung des Begriffes der Demenz durch

Kurt Schneider, der in ihr eine erworbene Urteilsstörung sieht, ihre volle Gültigkeit. Innerhalb der amnestischen Psychosyndrome gibt es fließende Übergänge von der sog. amnestischen zur apperceptiven und strukturellen Demenz. Bei den leichteren Syndromen überwiegt im mittleren und höheren Lebensalter gewöhnlich die mnestische Minderleistung, während mit der Fülle früher erworbener Fähigkeiten auch neue Testaufgaben weitgehend gelöst werden. Es folgen apperceptive Störungen, die sich z. B. bei Bildertests in dem mangelnden Gestaltaufbau zeigen und schließlich dazu führen, daß die meisten oder alle Aufgaben nicht mehr aufgefaßt werden, da sich der Kranke nicht mehr auf die Kategorie derart persönlichkeits- und lebensferner Aufgaben einstellen kann. In diesem Stadium wird man auch bereits von einer strukturellen Demenz sprechen. Dies aber nur im Hinblick auf den Endeffekt, denn es finden sich bei Stirnhirnschädigungen (besonders bei der Paralyse) Leistungsminderungen, die man auch bei nur leichteren amnestischen Psychosyndromen als strukturelle Demenz anspricht. Es sind also auch hier jeweils neben dem Schweregrad der amnestischen Psychosyndrome eine lokalisatorische fakultative Symptomatik und die prämorbide Persönlichkeit zu berücksichtigen.

XI. Übersichtstabellen über Testergebnisse

Sämtliche Tests, mit Ausnahme des Rorschachtests und des Aufzählens der Kantonsnamen, entnahmen wir dem *Binet-Simon-Kramer-Test*, der bisher als Intelligenztest bei Jugendlichen verwandt wurde.

1. Die *zeitliche Orientierung* wird deshalb den Tabellen vorangestellt, weil sie jeweils einen feinen Indicator für den Schweregrad der Syndrome darstellt.

genau . . . . = + + +
kleine Ungenauigkeiten, z. B. um einige Tage (mehr als 2 Tage) . . . . = + +
Monat oder Jahr ungenau . . . . = +
grob desorientiert . . . . = —

Weiteres hierzu s. S. 114ff.

2. *Binet-Bilder*

Richtige Zusammenhänge . . . . = + + +
Zusammenhänge, die nicht das ganze Bild einschließen . . . . = + +
Details . . . . = + bis — s. S. 72ff.

3. *Figuren nachlegen*

richtig . . . . = + + +
ungenau (falsche Plättchenzahl) . . . . . = + + bis +
unzureichend . . . . = — s. S. 56ff.

4. *Gegenstände auf Bildern benennen*

richtig . . . . = + + +
unpräzise . . . . = + + bis +
unzureichend . . . . = — s. S. 72ff.

5. Sätze nachsprechen

genau . . . . = +++
Weglassen von Beiworten . . . . = ++
Auslassen oder Entstellen von Bei- und Hauptworten . . . . = +
unzureichende Wiedergabe . . . . = — s. S. 23

6. Einzelziffern nachsprechen

Die Ziffernzahl wurde jeweils eingesetzt. s. S. 23

7. Figuren zuordnen

Den Patienten wurden 2 Karten vorgelegt, auf denen sich kleine geometrische Figuren befanden. Sie sollten angeben, wieviele Figuren auf beiden Karten gleichzeitig abgebildet waren.

Insgesamt waren 7 Figuren auf beiden Karten gleichzeitig zu finden.

über 5 richtig . . . . = +++
bis 5 richtig . . . . = ++
1—2 richtig . . . . = +
keine richtig . . . . = —

8. Tierbildhälften zusammensetzen

alle richtig . . . . = +++
2—3 richtig . . . . = ++
Nur 1 Bild oder mehr mit Hilfen . . . . . = +
kein Bild . . . . = — s. S. 78

9. Zwei Dreiecke zu einem Rechteck zusammensetzen

richtig und spontan . . . . = +++
erst nach Vorzeigen der Vorlage und nach Anregung . . . . = ++ bis +
unzureichend . . . . = — s. S. 78

10. Drei Aufträge ausführen

richtig . . . . = +++
in falscher Reihenfolge oder ungenau . . . = ++ bis +
unzureichend bzw. gar nicht . . . . = —

11. Dreieck, Kreuz, Kreis zeichnen und fortsetzen

richtig . . . . = +++
mit kleinen Entstellungen . . . . = ++
mit Auslassungen . . . . = +
unzureichend . . . . = — s. S. 60ff.

12. Fehlende Teile an Gegenständen auf Bildern erkennen

richtig und spontan . . . . = +++
nach Anregung richtig . . . . = ++
trotz Anregung nur teilweise . . . . = +
unzureichend . . . . = — s. S. 76

13. Geschichten nacherzählen (von Hanneli und Max)

normal . . . . = +++
zwar sinngemäß aber unter Auslassung von Details . . . . = ++
nur annähernd sinngemäß . . . . = +
unzureichend . . . . =— s. S. 24

14. Zusammenhang erkennen bei der leichten Bildergeschichte, die aus 4 Bildern besteht

richtiger Zusammenhang . . . . = +++
nur annähernder Zusammenhang . . . . . = ++
nur annähernde Beschreibung von Einzelbildern . . . . = +
unzureichend . . . . =— s. S. 73

15. Lücken in Gesichtern erkennen

spontan richtig . . . . = +++
nach Anregung richtig . . . . = ++ bis +
trotz Anregung unzureichend . . . . . . =— s. S. 76

16. Lücke an einer Hand erkennen

wie Nr. 15.

17. Sinnwidrigkeiten auf Bildern erkennen

richtig und spontan . . . . = +++
nur einzelne Zusammenhänge . . . . . . = ++ bis +
unzureichend . . . . =— s. S. 77

18. Sinnwidrigkeiten in Sätzen erkennen

richtig und spontan . . . . = +++
nach Anregung richtig . . . . = ++ bis +
unzureichend . . . . =—

19. Geometrische Figuren zeichnen

präzise . . . . = +++
Vernachlässigung von Feinheiten . . . . . ++ bis +
unzureichend . . . . =— s. S. 78ff.

20. Merkmalgruppen bilden

Den Patienten wurden Karten vorgelegt, auf denen Figuren abgebildet waren. Nach Farben und Formen konnte man mehrere Merkmalgruppen bilden.

von 3 Gruppen ab . . . . = +++
2 Gruppen . . . . = ++
keine . . . . =—

21. Würfel zählen

genau . . . . = +++
ungenau . . . . = ++
nur sichtbare Würfel . . . . = +
völlig unzureichend . . . . =— s. S. 50ff.

22. Zahlenreihen fortsetzen

richtig . . . . = +++
fortgesetzt, aber fehlerhaft . . . . = ++ bis +
nicht fortgesetzt . . . . = — s. S. 48ff.

23. Wesensmerkmale zuordnen

richtig . . . . = +++
ungenau . . . . = ++ bis +
unzureichend . . . . = — s. S. 44ff.

24. Begriffsgegensätze erkennen

genau . . . . = +++
ungenau . . . . = ++ bis +
unzureichend . . . . = — s. S. 35ff.

25. Analogien bilden

genau . . . . = +++
ungenau . . . . = ++ bis +
unzureichend . . . . = — s. S. 38ff.

26. Wörterordnen

wie Nr. 25 s. S. 41ff.

27. Personenzahl zusammenzählen

wie Nr. 25

28. Zusammenhang erkennen bei der schwierigeren Bildergeschichte, die aus 6 Bildern besteht

richtiger Zusammenhang . . . . = +++
nur annähernder Zusammenhang . . . . . = ++
nur annähernde Beschreibung von Einzelheiten . . . . = +
unzureichend . . . . = — s. S. 74ff.

29. Lücke auf dem Bild mit Stuhl erkennen

spontan richtig . . . . = +++
nach Anregung richtig . . . . = ++ bis +
unzureichend . . . . = —

30. Geschichte aus Stichwörtern erzählen

Die Patienten sollten aus folgenden Stichwörtern eine kleine Geschichte bilden:

Auto	Straße	Spital
Motorrad	rasch	Schädelbruch
Polizei	gefahren	Menschenmenge

normal . . . . = +++
unter Auslassung von Stichwörtern . . . . = ++ bis +
unzureichend . . . . = —

31. Labyrinth-Test

normal . . . . = + + +
nach Fehlern gelöst . . . . = + + bis +
unzureichend . . . . = — s. S. 53ff.

32. Zahl der Rorschachdeutungen

Hier wurde die Zahl der Antworten eingesetzt.

33. Zahl der Kantonsnamen, die genannt werden konnten

Die Zahl der genannten Kantone wurde eingesetzt. s. S. 122

Fall	1	2	3
Alter und Geschlecht	54 J./m	41 J./m	44 J./m
Diagnose = Amnestisches Psychosyndrom besondere Ursachen:	Alkoholismus	Alkoholismus	Alkoholismus
1. Zeitliche Orientierung	+++	++	
2. Zusammenhang auf Binet-Bildern erkennen a) Schneeballbild	+++	++	+++
b) Blindekuh-Bild	+++	++	+++
c) Fensterpromenade	+++	+++	+++
d) Fahrrad-Bild	+++	+++	+++
3. Figuren nachlegen	+++	++	++
4. Gegenstände u. Tiere auf Bildern benennen	+++	+++	+++
5. Sätze nachsprechen a) achtsilbig	+++	+++	+++
b) zehnsilbig	+++	+++	+++
c) sechzehnsilbig	+++	+++	+++
d) sechsundzwanzigsilbig	++	+++	++
6. Einzelziffern nachsprechen bis	6	8	8
7. Figuren zuordnen	+++	+++	++
8. Tierbildhälften zusammensetzen	+++	+++	++
9. 2 Dreiecke zu einem Rechteck zusammensetzen	+++	+++	+++
10. Drei Aufträge ausführen	+++	+++	+++
11. Dreieck, Kreuz, Kreis zeichnen u. fortsetzen	+++	+++	+++
12. Fehlende Teile an Gegenst. auf Bildern erkennen	+++	+++	+++
13. Geschichten nacherzählen Hanneli	+++	Patient	++
Max	+++	lehnt ab	++
14. Zusammenhang erkennen bei der leichteren Bildergeschichte, die aus 4 Bildern besteht	+++	+++	+++
15. Lücken in Gesichtern erkennen 1. Bild	+++	+++	++
2. Bild	+++	+++	++
16. Lücke an einer Hand erkennen	+++	+++	+++
17. Sinnwidrigkeiten auf Bildern erkennen a) Bild mit Schiff	+++	+++	+++
b) Bild mit Pappelallee	+++	+++	+++
c) Bild mit Waage	+++	+++	+++
18. Sinnwidrigkeiten in Sätzen erkennen	+++	+++	++
19. Geometrische Figuren zeichnen	+++	+++	+++
20. Merkmalgruppen bilden	+	++	+
21. Würfel zählen	+++	+++	+++
22. Zahlenreihen fortsetzen	+++	++	+++
23. Wesensmerkmale zuordnen	+++	++	++
24. Begriffsgegensätze erkennen	+++	+ (Pat. ist ermüdet)	++
25. Analogien bilden	+++	+++	++
26. Wörter ordnen	++	+++↘—	++
27. Personenzahl zusammenzählen	+++	+	+++
28. Zusammenhang erkennen b. d. schwierigeren Bildergeschichte, die aus 6 Bildern besteht	+++	+++	++
29. Lücke auf dem Bild mit Stuhl erkennen	+++	+++	+++
30. Geschichte aus Stichwörtern erzählen	++	+	+
31. Labyrinth-Test	+++/T.12—	+++	+++/T.12—
32. Zahl der Rorschachdeutungen	14	3	8
33. Zahl der Kantonsnamen, die genannt werden konnten	21	17	19

4	5	6	7	8	9
55 J./m	59 J./m	59 J./m	59 J./m	68 J./m	52 J./m
Alkoholismus	Schädeltrauma leichter Alkoholismus	Alkoholismus	Alkoholismus	Cerebrale Durchblutungsstörungen mit Insult, kompliziert durch leichte motorische Aphasie	Alkoholismus
+++	++	+++	+++	+++	++
+++	++	++	+	++	++
+++	+++	++	++	+++	++
	++	++	+	++	++
+++	+++	+++	+++	+++	++
+++	+++	+++	++	+++	
+++	+++	+++	+++	+++	+++
+++	+++	+++	+++	+++	+++
+++	+++	+++	+++	+++	+++
+++	+++	+++	+++	+++	+++
+++	+++	+++	+	++	++
7—8	5	6	8		6
+++	++	+++	++	+++	
+++	+++	+++	+++	++	+++
+++	+++	+++	+++	+++	
+++	+++	+++	++	entfällt wegen Lähmung	
+++	+++	+++	+++	+++	
+++		+++	+++	+++	
+++	+++	++	+++	+	—
+++	++	++	++	++	+
+++	++	++	++	+++	
+++	+++	+++	++	+	+++
+++	+++	++	++	—	
+++	+++	+++	+++	+++	
+++	++	+		+++	
+++	+	+		—	
+++	+++	+++		+++	
+++	+++	+++	+++	+++	
+++	++	+++	+++	+++	
++	++	+	—	++	
+++↘+	++	++	++	+	
+++	+++↘—	+++↘—	+++↘++	+	
+++↘++	++	++	—	+	
+++↘++	++↘—	+++↘—	+↘—	+++↘—	
+++↘++	+++↘—	++↘—	++	+	
+++	++↘—	++	+	++	
+++	+	++	+	—	
++	++	++	—	++	+++
+++	++	+++	++	++	+++
+++	++	++	+	++	
+++	+++↘—	+++	+++	+	+++
			— b. T. 12		
8	7	11	10	4	
ausgelassen	21	16	20	12	11
ab.gewiß norm.					

Fall	10	11	12
Alter und Geschlecht	81 J./m	51 J./m	76 J./m
Diagnose = Amnestisches Psychosyndrom, besondere Ursachen	Cerebrale Durchblutungsstörungen mit Insult	Alkoholismus	pathologisches Senium
1. Zeitliche Orientierung	++	++	++
2. Zusammenhang auf Binet-Bildern erkennen a) Schneeballbild	+++	+++	+++
b) Blindekuh-Bild	+++	+++	+++
c) Fensterpromenade	+++		+++
d) Fahrrad-Bild	+++	+++	+++
3. Figuren nachlegen	+++	+	+
4. Gegenstände und Tiere auf Bildern benennen	+++	+++	+++
5. Sätze nachsprechen a) achtsilbig	+++	+++	+++
b) zehnsilbig	+++	+++	+++
c) sechzehnsilbig	+++	+++	+++
d) sechsundzwanzigsilbig	—	++	++
6. Einzelziffern nachsprechen bis	4	6	4—5
7. Figuren zuordnen	+++	++	+++
8. Tierbildhälften zusammensetzen	+++	+++	+++
9. 2 Dreiecke zu einem Rechteck zusammensetzen	+++	+++	++
10. Drei Aufträge ausführen	++	+++	++
11. Dreieck, Kreuz, Kreis zeichnen und fortsetzen	++	+++	+++
12. Fehlende Teile an Gegenst. auf Bildern erkennen	++	+++	+++
13. Geschichten nacherzählen Hanneli	—	++	++
Max	++	++	++
14. Zusammenhang erkennen b. d. leichteren Bildergeschichte, die aus 4 Bildern besteht	+++	+++	+++
15. Lücken in Gesichtern erkennen 1. Bild	+++	++	—
2. Bild	+++	++	+++
16. Lücke an einer Hand erkennen	+++	+++	++
17. Sinnwidrigkeiten auf Bildern erkennen a) Bild mit Schiff		++	+++
b) Bild mit Pappelallee	++	+++	+++
c) Bild mit Waage		+++	+++
18. Sinnwidrigkeiten in Sätzen erkennen	+++	+++	++
19. Geometrische Figuren zeichnen	+++	+++	+++
20. Merkmalgruppen bilden	+	++	+
21. Würfel zählen	+++	+++	+++ ↘ +
22. Zahlenreihen fortsetzen	+++	+++ ↘ —	Pat. lehnt ab
23. Wesensmerkmale zuordnen	+++ ↘ ++	++	++
24. Begriffsgegensätze erkennen	+++ ↘ ++	+++ ↘ —	++
25. Analogien bilden	+++ ↘ +	+++ ↘ —	++
26. Wörter ordnen	+++	+++ ↘ ++	++
27. Personenzahl zusammenzählen	++	+++	++
28. Zusammenhang erkennen bei der schwierigeren Bildergeschichte, die aus 6 Bildern besteht	++	++	+
29. Lücke auf dem Bild mit Stuhl erkennen	+++	+++	
30. Geschichte aus Stichwörtern erzählen	+	++	+++
31. Labyrinth-Test	+++	++	+
32. Zahl der Rorschachdeutungen	8	5	12
33. Zahl der Kantonsnamen, die genannt werden konnten	entfällt	11	10

13	14	15	16	17	18
53 J./m	77 J./m	62 J./m	66 J./m	57 J./m	57 J./m
Alkoholismus	Pathologisches Senium Alkoholismus Schädeltrauma	Alkoholismus	Alkoholismus	Cerebrale Durchblutungsstörungen Insult	Cerebrale Durchblutungsstörungen, kompliziert durch Trübungssyndrom, leichte motorische Aphasie
++	+++	+	++	—	—
++	++	—	++	+++	+
+++	+++	+	++	++	++
+++	++	+	+++	++	++
+++	+++	++	+++	++	++
+++	++	+++	++	+	++
+++	+++	+++	+++	+++	+++
+++	+++	+++	+++	+++	+++
+++	+++	+++	+++	+++	+++
+++	+++	+++	+++	+++	++
+++	++	++	+++	++	+
6	9	6	5	5	6
+++	++	++	+++	+	++
+++	+++	+++	+++	+++	+++
+++	+++	+++	++	+++	+++
+++	++	+++	+++	+++	++
+++↘++	+++	+++	+++	+++	++
+++	++	+++	+++		+++
++	+	+	++	+	+
+	+	—	+	—	—
+++	+++	+++	+++	+++	+++
+++	+++	++	++	++	+
+++	+++	+++	+++	++	+
+++	+++	+++	+++		+++
+++	+	+++	+++	+++	+
+++	++	+	++	+++	+
+++	+++	+++	+++	+++	+++
+++	+++		+++	+++	+++
+++	+++	++	+++	+++	++
++↘—	—	++	+++	+	++
+++↘++	++	+++	+++	+++	+++↘—
+++↘—	Pat. verstand d.Aufg. nicht	+++↘—	+++↘—	+++↘—	++↘—
+++↘—	+	+++↘—	+++↘—	+++ ↘+↗ +++	++
+++↘—	+++↘—	+++↘—	++	+	— (motor. Aphasie)
+++↘—	Pat. faßt die Aufg. nicht auf	+++↘—	++	++↘+	— motor. Aphasie)
+++↘+	++↘—	—	++	++	—
	+	+	+++	++	—
++	—	++	+	++	+
+++	++	+++	++	++	+++
++	++	+	++	++	+
+++↘+	+++↘— (ab T.6)	+++↘—	+++/ T. 12—	+	+++↘—
5	8	10	9	19	9
17	8	15	14	23	15

Fall	19	20	21
Alter und Geschlecht	74 J./f	65 J./f	72 J./f
Diagnose = Amnestisches Psychosyndrom, besondere Ursachen	Alkoholismus und cerebrale Durchblutungs-störungen	Alkoholismus kompliziert durch leichte Minderbegabung	Alkoholismus kompliziert durch Hypomanie
1. Zeitliche Orientierung	+	++	++
2. Zusammenhang auf Binet-Bildern erkennen a) Schneeballbild	++	—	++
b) Blindekuh-Bild	++	+++	+
c) Fensterpromenade	++	—	++
d) Fahrrad-Bild	++	++	++
3. Figuren nachlegen	++	++↗+++	+++
4. Gegenstände und Tiere auf Bildern benennen	+++	+++	+++
5. Sätze nachsprechen a) achtsilbig	+++	+++	+++
b) zehnsilbig	+++	+++	+++
c) sechzehnsilbig	+++	+++	+++
d) sechsundzwanzigsilbig	+	—	++
6. Einzelziffern nachsprechen bis	5	6 (aber meist nur 4)	
7. Figuren zuordnen	++	++	++
8. Tierbildhälften zusammensetzen	+++	++	++
9. 2 Dreiecke zu einem Rechteck zusammensetzen	+++	—	+++
10. Drei Aufträge ausführen	—	+++	+++
11. Dreieck, Kreuz, Kreis zeichnen und fortsetzen	+++	+++	+++
12. Fehlende Teile an Gegenst. auf Bildern erkennen	++	+++	+++
13. Geschichten nacherzählen Hanneli	—	—	+
Max	+	+	—
14. Zusammenhang erkennen bei der leichteren Bildergeschichte, die aus 4 Bildern besteht	+++	—	+
15. Lücken in Gesichtern erkennen 1. Bild	++	+	+++
2. Bild	++	++	+++
16. Lücke an einer Hand erkennen	++	+++	+++
17. Sinnwidrigkeiten auf Bildern erkennen a) Bild mit Schiff	—	+	+
b) Bild mit Pappelallee	—	—	++
c) Bild mit Waage	+++	—	+
18. Sinnwidrigkeiten in Sätzen erkennen	+++	+++	+++
19. Geometrische Figuren zeichnen	+++	++	+++
20. Merkmalgruppen bilden	+	—	+
21. Würfel zählen	+++↘—	—	+++↘+
22. Zahlenreihen fortsetzen	—	—	R. 1: +++ ab R. 2: —
23. Wesensmerkmale zuordnen	+↘—	++↘—	+++↘—
24. Begriffsgegensätze erkennen		—	+++↘—
25. Analogien bilden	++	—	++↘—
26. Wörter ordnen	—	+++↘—	++
27. Personenzahl zusammenzählen	+	++	+++
28. Zusammenhang erkennen bei der schwierigeren Bildergeschichte, die aus 6 Bildern besteht	—	+	++
29. Lücke auf dem Bild mit Stuhl erkennen		++	++
30. Geschichte aus Stichwörtern erzählen	—	+	++
31. Labyrinth-Test	+++↘—	+++↘—	+++↘—
32. Zahl der Rorschachdeutungen	12	6	32
33. Zahl der Kantonsnamen, die genannt werden konnten	20	8	Patientin ist Polin

22	23	24	25	26	27
61 J./m	60 J./m	67 J./m	65 J./m	45 J./m	54 J./m
Alkoholismus	Alkoholismus	Alkoholismus	Encephalitis	Alkoholismus und Schädeltrauma	Alkoholismus
—	—	—	—	—	—
+++	++	+++	+	+++	+
+++	++	++	+	+++	++
+++	—	+++	—	+++	+
++	+	+++	++	+++	+++
++	++	+	—	++	++↘—
+++	+++	+++	+++	+++	+++
+++	+++	+++	+++	+++	+++
+++	+++	+++	+++	+++	+++
+++	+++	+++	+++	+++	+++
++	+	+	+++	++	+
6	5	4	5	4	4
+	++	++	+++	+++	+++
+++	+	+++	+++	+++	+++
++	++	++	—	+	+++
++	+	++	Patient ist unwillig	++	Patient ist ataktisch
++	++	++	+++	+++	Patient ist ataktisch
+++	++	+++	+++	+++	+++
++	—	+	—	—	—
+	++	—	—	—	—
+++	—	+++	++	+++	++
++	—	++	—	+	+++
++	+	++		++	++
+++	+++	+++	+++		+++
+++	—	++	++	++	+++
+++	—	—	—	++	—
+++	—	+++	++		++
+++	+++	+++	++	+++	+++
++	++	+++	+++	+++	Patient ist ataktisch
++	+	+	+++	+	+
++	+++↘—	+++↘—	++	+++	+↘—
++	—	—	+++	+++	Pat. lehnt ab
++↘—	+++↘—	+↘—	+ wendet sich dann ab	+++↘—	Pat. lehnt ab
+++↘—	++↘—	+↘—	+↘—	+++↘—	+++↘—
++	++↘+	—	+++↘—	++	Pat. lehnt ab
+	—	—	+++↘—	(Sprachschw. Tessiner!)	Pat. lehnt ab
++	—	—	—	++	Pat. lehnt ab
+	—	+	++	++	Pat. lehnt ab
+++	—	+++	+++	+++	++
++	—	—	—	Sprachschw.	—
+++↘—	++↘—	+++↘—	++	++	+++↘—
8		13	4	6	7
15	9	7	10	mind. 3, wurde nicht nachdr. erfragt	11

Fall	28	29	30
Alter und Geschlecht	64 J./f	80 J./f	82 J./m
Diagnose = Amnestisches Psychosyndrom, besondere Ursachen	Pathologisches Senium	Pathologisches Senium	Pathologisches Senium
1. Zeitliche Orientierung	—	—	—
2. Zusammenhang auf Binet-Bildern erkennen a) Schneeballbild	—	+	—
b) Blindekuh-Bild	—	—	—
c) Fensterpromenade	—	+	—
d) Fahrrad-Bild	—	—	++
3. Figuren nachlegen	++	—	+
4. Gegenstände und Tiere auf Bildern benennen	+++	++--	+++
5. Sätze nachsprechen a) achtsilbig	+++	++--	+++
b) zehnsilbig	+++	++--	+++
c) sechzehnsilbig	+	++	+++
d) sechsundzwanzigsilbig	—	++	++
6. Einzelziffern nachsprechen bis	4	6	6
7. Figuren zuordnen	++	—	—
8. Tierbildhälften zusammensetzen	+++	—	+
9. 2 Dreiecke zu einem Rechteck zusammensetzen	++	—	+++
10. Drei Aufträge ausführen	+	+	+
11. Dreieck, Kreuz, Kreis zeichnen und fortsetzen	—	—	++
12. Fehlende Teile an Gegenst. auf Bildern erkennen	++	++	++
13. Geschichten nacherzählen Hanneli	+	+	+
Max	—	+	—
14. Zusammenhang erkennen bei der leichteren Bildergeschichte, die aus 4 Bildern besteht	++	—	—
15. Lücken in Gesichtern erkennen 1. Bild	—	—	—
2. Bild	—	—	—
16. Lücke an einer Hand erkennen	+++		+
17. Sinnwidrigkeiten auf Bildern erkennen a) Bild mit Schiff	—	—	—
b) Bild mit Pappelallee	—	—	—
c) Bild mit Waage	—	—	+
18. Sinnwidrigkeiten in Sätzen erkennen	—	—	+++
19. Geometrische Figuren zeichnen	++	—	(1.Fig.) — (2.Fig.) ++
20. Merkmalgruppen bilden	—	—	+
21. Würfel zählen	—	—	+
22. Zahlenreihen fortsetzen	—	—	1. Reihe: + dann —
23. Wesensmerkmale zuordnen	—	—	—
24. Begriffsgegensätze erkennen	—	—	—
25. Analogien bilden	—	—	—
26. Wörter ordnen	—	—	—
27. Personenzahl zusammenzählen	—	—	—
28. Zusammenhang erkennen bei der schwierigeren Bildergeschichte, die aus 6 Bildern besteht	—	—	—
29. Lücke auf dem Bild mit Stuhl erkennen	—	++	—
30. Geschichte aus Stichwörtern erzählen	—	++	—
31. Labyrinth-Test	—	—	+ b.Taf.5 u.6 sonst: —
32. Zahl der Rorschachdeutungen	15	15	3
33. Zahl der Kantonsnamen, die genannt werden konnten	5	3	8

31	32	33	34	35	36
79 J./m	65 J./m	58 J./f	52 J./m	87 J./f	51 J./m
Pathologisches Senium kompliziert durch leichtes Trübungs-syndrom	Cerebrale Durch-blutungs-störungen	Encephalitis	Alkoholismus und Schädeltrauma	Cerebrale Durch-blutungs-störungen	Alkoholismus und Schädeltrauma kompliziert durch Debilität
—	—	—	—	—	—
+	+	+		—	++
+	—	+	++	—	
+	—	++	—	—	++
—	—	++	+	—	++
—	+	+	++	—	+
++	+++	+++	+++	+	+++
+++	+++	+++	+++	+++	+++
+++	++	+++	+++	+++	+++
+++	++	+++	++	+++	+
++	+		++	++	+
6	5	6	4	6	4
—	+	++	++	—	++
—	—	+++	++	—	++
—	+	+	+++	—	+++
(liegt zu Bett)	—	+	++	+	+++
—	—	—	+	—	+++↘+
—	++	+++	+	—	+++
—	++	—	—	++	—
—	+	—	—	++	—
—	—	+	+	—	—
—	—	++	—	—	++
—	—	++	++	—	++
—		+++	++	++	
—			—	—	++
—			++	—	—
—		+	++	—	—
—	++	+++	+++	+++	++
—	+	+++	+++	—	+++
—	—	—	+	+	+
—	+	++↘—	+++↘—	+↘—	+++↘—
—	—	—	Reihe I: +++ dann —	—	—
—	—	++↘—	nur Beispiel 1: +++ dann: —	—	—
—	—	—	++	—	+++↘—
—	—	—	—	—	
—	+	—	—	—	—
—	+	+	—	—	
—	—	+	—	—	—
++	+	—	++	—	+
—	+	+	+ (sprachl. behind. Tessiner)	—	Pat. lehnt ab
—	+	+++↘ — (b. T.10)	+++↘ — ab T.10	—	+++↘—
1	4	13	9	6	4
4	2	11	15	9	8

Fall	37	38	39
Alter und Geschlecht	49 J./f	86 J./m	81 J./m
Diagnose = Amnestisches Psychosyndrom, besondere Ursachen	Alkoholismus	Pathologisches Senium, leichte Trübung	Cerebrale Durchblutungsstörungen und Alkoholismus
1. Zeitliche Orientierung	—	—	—
2. Zusammenhang auf Binet-Bildern erkennen a) Schneeballbild	+	—	—
b) Blindekuh-Bild	—	+	—
c) Fensterpromenade	+	—	—
d) Fahrrad-Bild	—	—	—
3. Figuren nachlegen	—	—	—
4. Gegenstände und Tiere auf Bildern benennen	+++	+++	+++
5. Sätze nachsprechen a) achtsilbig	+++	++--	+++
b) zehnsilbig	+++	++--	+++
c) sechzehnsilbig	+	+++	++
d) sechsundzwanzigsilbig	—	++	—
6. Einzelziffern nachsprechen bis	5	4	5
7. Figuren zuordnen	—	+	—
8. Tierbildhälften zusammensetzen	—	++	—
9. 2 Dreiecke zu einem Rechteck zusammensetzen	—	—	—
10. Drei Aufträge ausführen	+		—
11. Dreieck, Kreuz, Kreis zeichnen und fortsetzen	+	+	—
12. Fehlende Teile an Gegenst. auf Bildern erkennen	+	++	—
13. Geschichten nacherzählen Hanneli	+	+	—
Max	—	+	—
14. Zusammenhang erkennen bei der leichteren Bildergeschichte, die aus 4 Bildern besteht	—	—	—
15. Lücken in Gesichtern erkennen 1. Bild	+	—	—
2. Bild	—	—	—
16. Lücke an einer Hand erkennen	—	—	—
17. Sinnwidrigkeiten auf Bildern erkennen a) Bild mit Schiff	—	—	—
b) Bild mit Pappelallee	—	—	—
c) Bild mit Waage	—	—	—
18. Sinnwidrigkeiten in Sätzen erkennen	—	+++	—
19. Geometrische Figuren zeichnen	—	+	—
20. Merkmalgruppen bilden	—	+	—
21. Würfel zählen	—	+	—
22. Zahlenreihen fortsetzen	—	—	—
23. Wesensmerkmale zuordnen	—	—	—
24. Begriffsgegensätze erkennen	—	—	—
25. Analogien bilden	—	—	—
26. Wörter ordnen	—	—	—
27. Personenzahl zusammenzählen	—	—	—
28. Zusammenhang erkennen bei der schwierigeren Bildergeschichte, die aus 6 Bildern besteht	—	—	—
29. Lücke auf dem Bild mit Stuhl erkennen	—	++	—
30. Geschichte aus Stichwörtern erzählen	—	—	—
31. Labyrinth-Test	—	—	—
32. Zahl der Rorschachdeutungen	8	3	4
33. Zahl der Kantonsnamen, die genannt werden konnten	1	8	3

40	41	42	43	44	45
89 J./m	77 J./m	74 J./f	82 J./f	77 J./m	84 J./f
Pathologisches Senium Cerebrale Durchblutungsstörungen kompliziert d. leichtere sensor. u. motor. Aphasie	Alkoholismus Pathologisches Senium?	Pathologisches Senium Alzheimer?	Alkoholismus und pathologisches Senium	Pathologisches Senium kompliziert durch leichtes Trübungssyndrom	Cerebrale Durchblutungsstörungen Insult
—	—	—	—	—	—
—	+	+	++	—	—
—	+	—	—	—	—
—	+	—	—	—	—
—	+	—	+	—	—
	—	—	—	—	—
+	++	++	++	+++	+++
+++	+++	+++	+++	+++	— (egozen-
+++	++	+++	+++	+++	— trische
—	—	++	—	—	— Verarbei-
—	—	—	—	—	— tung)
3	4	3	4	3	5
—	+	—	—	—	—
+	—	—	+	—	—
	—	—	—	—	—
—	—	—		—	—
—	+	Patientin ist gelähmt	—	—	—
—	—	—	—	—	—
—	+	—	—	—	—
—	—	—	—	—	—
—	—	—	—	—	—
—	—	—	—	—	—
—	—	—	—	—	—
—	—	—	—	+++	—
—	—	—	+	—	—
—	—	—	—	—	—
—	—	—	+	—	—
—	—	—	—	—	—
—	—	—	—	—	—
—	—	—	++↘—	—	—
	—	—	—	—	—
	—	—	—	—	—
	—	—	—	—	—
	—	—	—	—	—
	—	—	—	—	—
	—	—	—	—	—
	—		—	—	—
	—		—	—	—
	—		—	—	—
	—		+↘—	—	—
—	1	1	4	9	0
1	2	2	2	6	0

Schrifttum

Autoren, die als Vertreter einer bestimmten Richtung im Text erwähnt wurden, sind nicht in diesem Verzeichnis enthalten. Ebenfalls sind solche Autoren nicht aufgeführt, bei denen aus dem Text ersichtlich ist, von wem sie zitiert wurden.

Abramowitsch, G. B.: Zur Psychopathologie des Korsakowschen Syndroms. Zbl. ges. Neur. Psychiat. **94**, 395 (1939).

Ach, N.: Zit. Pick.

Baeyer, W. v.: Geistige Störungen bei Fleckfieber. Zugleich ein Beitrag zur Lehre von den Konfabulationen. Z. Neur. **175**, 225 (1942).

Bay, E.: Über die Beziehungen zwischen der sog. amnestischen und sensorischen Aphasie. Dtsch. Z. Nervenheilk. **177**, 1 (1957).

Beard, G.M.: Die Nervenschwäche (deutsch), Leipzig 1883.

Beling, I.: Über das Zeitgedächtnis der Bienen. Naturwissenschaften **1**, 63 (1930).

Benedek, L., u. A. Juba: Korsakowsyndrom, Störungen der zentral vegetativen Regulation und Hypothalamus. Arch. Psychiat. Nervenkr. **111**, 341 (1940).

— — Über das anatomische Substrat des Korsakowschen Syndroms. Schweiz. Arch. Neur. Psychiat. **46**, 178 (1941).

Bergson, H.: Materie und Gedächtnis. Jena 1919.

Bernstein, A.: Über eine einfache Methode zur Untersuchung der Merkfähigkeit resp. des Gedächtnisses bei Geisteskranken. Z. Psychol. **32**, 259 (1903).

Berze, J.: Zur Frage der Lokalisation psychischer Vorgänge. Arch. Psychiat. Nervenkr. **71** 546 (1924).

Betlheim, St., u. H. Hartmann: Über Fehlreaktionen bei der Korsakowschen Psychose. Arch. Psychiat. Nervenkr. **72**, 275 (1925).

Betzendahl, W.: Über traumatische Hirnstammläsion, insbesondere bei Detonationen nach Erfahrungen im Frontbereich. Arch. Psychiatr. Nervenheilk. **115**, 1 (1943).

Binder, H.: Über alkoholische Rauschzustände. Schweiz. Arch. Neurol. Psychiat. **35**, 209 (1935).

Binet-Simon-Kramer: Test. Solothurn: St. Antonius-Verlag 1953.

Binswanger, L.: Zum gegenwärtigen Stand der Lehre von den Wortfindungsstörungen. Schweiz. Arch. Neurol. Psychiat. **36**, 52 (1935).

Birenbaum, G.: Siehe K. Lewin.

Bleuler, E.: Mnemismus, Psychoide. Schweiz. Arch. Neurol. Psychiat. **33**, 177 (1933).

— Mechanismus, Vitalismus, Mnemismus. Schweiz. Arch. Neurol. Psychiat. **33**, 177 (1934).

— Lehrbuch der Psychiatrie. 9. Aufl. umgearb. v. M. Bleuler. Berlin-Göttingen-Heidelberg: Springer 1955.

Bleuler, M.: Endokrinologische Psychiatrie. Stuttgart: Georg Thieme 1954.

Boldt, K.: Studien über Merkdefekte. Mschr. Psychiat. Neurol. **17**, 97 (1905).

Bonhoeffer, K.: Die exogenen Reaktionstypen. Arch. Psychiat. Nervenkr. **58**, 58 (1917).

— Die akuten Geisteskrankheiten der Alkoholiker. 1. Auflage.

Boor, W. de: Psychiatrische Systematik. Berlin-Göttingen-Heidelberg: Springer 1954.

Borovski, W. M.: Experimentelle Untersuchungen über den Lernprozeß. Nr. 4 (Über Labilität der Gewohnheiten). Z. vgl. Physiol. **11**, 549 (1930).

Boumann, L., u. A. A. Grünbaum: Eine Störung der Chronognosie und ihre Bedeutung im betreffenden Symptomenbild. Mschr. Psychiat. Neurol. **73**, 1 (1929).

Brengelmann, J. C.: Der Aufbau des Gedächtnisses nach Allgemeinheitsgraden. Z. exp. angew. Psychol. **1**, 65 (1953).

Bumatay, E. F.: Predictability of performance at a locus in the learning process: A dynamic theory of learning. J. gen. Psychol. **21**, 187 (1939).

Bumke, O.: Zit. Pfeiffer.

BUNCH, M. E., and W. R. LUND: An experiment on backward associations in animal learning. J. comp. Psychol. **13**, 143 (1932).
BÜRGER, H.: Zur Psychologie des amnestischen Symptomenkomplexes. Arch. Psychiat. Nervenkr. **81**, 348 (1927).
BÜRGER-PRINZ, H., u. H. BÜSSOW: Über das amnestische Syndrom. Allg. Z. Psychiat. **121**, 195 (1943).
— u. M. KAILA: Über die Struktur des amnestischen Symptomenkomplexes. Z. Neur. **124**, 553 (1930).
CONRAD, K.: Über differentiale und integrale Gestaltfunktion und den Begriff der Protopathie. Nervenarzt **19**, 315 (1948).
— u. G. ULE: Ein Fall von Korsakow-Psychose mit anatomischem Befund und klinischen Betrachtungen. Dtsch. Z. Nervenheilk. **165**, 430 (1951).
— Zur Psychopathologie des amnestischen Symptomenkomplexes. Gestaltanalyse einer Korsakowschen Psychose. Dtsch. Z. Nervenheilk. **170**, 35 (1953).
CZECHMANEK, K.: Ein Korsakow-Syndrom bei traumatischer Schädigung des Hypothalamus durch Granatsplitter. Nervenarzt **25**, 158 (1954).
DIEHL, A.: Zum Studium der Merkfähigkeit. Eine experimental-psychologische Untersuchung. Mit einem Vorwort von Prof. Dr. AUG. FOREL. Berlin: Karger 1902.
DOMNICK, O.: Ref. üb. ROOSEN; siehe diesen. Zbl. ges. Neurol. Psychiat. **100**, 452 (1941).
DORCUS, R. M., and W. L. GRAY: The effectiveness to food and electric shock in learning and retention by rats when applied at critical points in the maze. J. comp. Psychol. **14**, 191 (1932).
EBBINGHAUS, H.: Über das Gedächtnis. Leipzig: Duncker und Humblot 1885.
— Grundzüge der Psychologie, 4. Aufl., 1. Band. Leipzig: Veit u. Comp. 1902.
EHRENFELS, CHR. v.: Zit. ROHRACHER.
EHRENWALD, H.: Über den Zeitsinn und die gnostische Störung der Zeitauffassung beim Korsakow. Z. Neur. **134**, 512 (1931).
ELKIN, D.: Über den Einfluß des Rhythmus und des Tempos auf den Gedächtnisprozeß. Arch. Psychol. **64**, 81 (1928).
ESSEN, JAC. VAN: Das Problem des tierischen Raumgedächtnisses. Z. Psychol. **132**, 335 (1934).
EWALD, G.: Psychosen bei akuten Infektionen, bei Allgemeinleiden und bei Erkrankung innerer Organe. Handbuch der Geisteskrankheiten, O. BUMKE, 3. Teil 1928.
— Die Bewußtseinstrübung bei symptomatischen Psychosen. Mschr. Psychiat. Neurol. **99**, 411 (1938).
— Psychosen bei akuten Infektionen, bei Allgemeinleiden und bei Erkrankung innerer Organe. Handbuch der Geisteskrankheiten. O. BUMKE, Ergänzungsband, 1. Teil, S. 205, 1939.
— Zur Frage der Lokalisation des amnestischen Symptomenkomplexes. Allg. Z. Psychiat. **115**, 220 (1940).
FAUST, C.: Zur Symptomatik frischer und alter Stirnhirnverletzungen. Arch. Psychiat. Nervenkr. **193**, 78 (1955).
FINZI, J.: Zit. KRAEPELIN.
FISCHEL, W.: Psychiatrie und Tierpsychologie. Mschr. Psychiatr. Neurol. **90**, 216 (1935).
FÖRSTER, H.: Das Gedächtnis. Eine quantenphysikalische Untersuchung. Wien: Deuticke 1948.
FRIEDREICH, J. B.: Versuch einer Literärgeschichte der Pathologie und Therapie der psychischen Krankheiten. Würzburg: Carl Strecker 1830.
FRÖBES, J.: Lehrbuch der experimentellen Psychologie. 2. Bd. Freiburg 1923.
GAMPER, E.: Die Korsakowsche Psychose in ihren Beziehungen zum Hirnstamm. Klin. Wschr. **1928**, 1985.
— Schlaf, Delirium tremens, Korsakowsches Syndrom. Arch. Psychiat. Nervenkr. **86**, 294 (1929).
GEHLEN, A.: Der Mensch. Seine Natur und seine Stellung in der Welt. 5. Aufl. Bonn: Athenäum-Verlag 1955.
GOLDSTEIN, K.: Merkfähigkeit, Gedächtnis und Assoziation. Z. Psychol. **41**, 38, 117 (1906).
— Das Wesen der amnestischen Aphasie. Schweiz. Arch. Neurol. Psychiat. **15**, 163 (1924).

GOLANT-RATNER, R., u. IRAKLIUS MENTESCHASCHWILI: Zur Frage der Störungen des Behaltens (Gedächtnisstörungen) bei progressiver Paralyse. Zugleich ein Beitrag zur Pathologie des Gedächtnisses. Mschr. Psychiat. Neurol. **85**, 222 (1933).

GREGOR, A.: Beiträge zur Kenntnis der Gedächtnisstörung bei der Korsakowschen Psychose. Mschr. Psychiat. Neurol. **21**, 19 und 148 (1907).

— Beiträge zur Psychopathologie des Gedächtnisses. Mschr. Psychiat. Neurol. **25**, 218, 339 (1909).

GRUHLE, H. W.: Symptomatische Psychosen. Handbuch der inneren Medizin. 3. Teil: Neurologie. S. 1228. Berlin-Göttingen-Heidelberg: Springer 1953.

— Grundriß der Psychiatrie. 14. verb. Aufl. d. Psychiatr. Diagnostik v. JULIUS RAECKE. München: J. F. Bergmann 1947.

GRÜNTHAL, E.: Zur Kenntnis der Psychopathologie des Korsakowschen Symptomenkomplexes. Mschr. Psychiat. Neurol. **53**, 89 (1923).

— Über das Symptom der Einstellungsstörung bei exogenen Psychosen. Z. Neur. **92**, 255 (1924).

— Über die Erkennung der traumatischen Hirnverletzung. Berlin 1936.

— Über das Corpus mamillare und den Korsakowschen Symptomenkomplex. Confinia neur. (Basel) **2**, 64 (1939).

— u. G. E. STÖRRING: Über das Verhalten bei umschriebener völliger Merkunfähigkeit. Mschr. Psychiat. Neurol. **74**, 354 (1930).

— — Entgegnung zu Schellers Darlegung in Nervenarzt **21**, 49 (1950). Völliger isolierter Verlust der Merkfähigkeit, organische CO-Schädigung oder hysterische Verdrängung? Nervenarzt **21**, 522 (1950).

— — Abschließende Stellungnahme zu der vorstehenden Arbeit von H. VÖLKEL und R. STOLZE über den Fall B. Mschr. Psychiat. Neurol. **132**, 309 (1956).

GRZIMEK, B.: Gedächtnisversuche mit Pferden. Z. Tierpsychol. **6**, 445 (1949).

HAASE, H.-J., u. A. KRANTZ-GROSS: Untersuchungen mit dem Kraepelin-Rechentest. Unveröffentlicht.

HAASE, H.-J.: Die aktive retrograde Umdeutung der Gegenwartssituation. Psychopathologische und klinische Abgrenzung einer besonderen psychoorganischen Reaktionsform. Nervenarzt **28**, 250 (1957).

— Über Vorkommen und Deutung des psychomotorischen Parkinsonsyndroms bei Megaphen- bzw. Largactil-Dauerbehandlung. Nervenarzt **25**, 486 (1954).

— Über Begriff und Wirkungsweise des therapeutisch erstrebten psychomotorischen Serpasil- (Rauwolfiaalkaloid) und Largactil- (Megaphen-) Parkinsonsyndroms. Mschr. Psychiat. Neurol. **131**, 201 (1956).

— Zur Heredität des Alters und seiner Erkrankungen. Med. Klin. **52**, 1850 (1957).

HÄFNER, H.: Psychopathologie des Stirnhirns 1939—1955. Fortschr. Neurol. Psychiat. **25**, 205 (1957).

HAUG, K.: Depersonalisation und verwandte Erscheinungen. Handbuch der Geisteskrankheiten. O. BUMKE. Erg. Bd., 1. T. Berlin: Springer 1939.

HEILBRONNER, K.: Zit. HAUG.

HENNIG, R.: Neue Beobachtungen an einem Fall von abnormem Datengedächtnis. Z. Psychol. **106**, 107 (1928).

HOCHE, A. E.: Die Bedeutung der Symptomenkomplexe in der Psychiatrie. Z. Neur. **12**, 540 (1912).

HORST, L. VAN DER: Über die Psychologie des Korsakowsyndroms. Mschr. Psychiat. Neurol. **83**, 65 (1932).

JASPERS, K.: Allgemeine Psychopathologie. Berlin und Heidelberg: Springer 1946.

KAHLBAUM, L. K.: Über das Spannungsirresein. Vortrag. Ref. Arch. Psychiat. Nervenkr. **2**, 502 (1870).

— Die Katatonie. Berlin 1874.

KAHN, E.: Persönliche Mitteilung.

KALBERLAH, FR.: Über die akute Commotionspsychose, zugleich ein Beitrag zur Aetiologie des Korsakowschen Symptomenkomplexes. Arch. Psychiat. Nervenkr. **38**, 402 (1904).

KATZ, D.: Der soziopsychologische Faktor als Organisator unseres Gedächtnisses. Schweiz. Z. Psychol. **4**, 252 (1952).

KEHRER, F. A.: Vom seelischen Altern. 2. verb. u. erw. Auflage. Münster i. W.: Achendorffsche Verlagsbuchhdlg. 1952.
— Über das psychische Altern des Menschen. Dtsch. med. Wschr. **1954**, 1553, 1587.
KEHRER, H. E.: Zur Differentialdiagnose hirnatrophischer Prozesse. Nervenarzt **26**, 212 (1955).
KERSCHBAUM, P.: Untersuchungen zur psychologischen Struktur der Merkfähigkeitsstörung bei traumatischer Schädigung des Hypothalamus. Z. exp. angew. Psychol. **1**, 244 (1953).
KLAESI: Zit. LLAVERO.
KLEIST, K.: Die psychomotorischen Störungen und ihr Verhältnis zu den Motilitätsstörungen bei Erkrankungen der Stammganglien. Mschr. Psychiat. Neurol. **52**, 253 (1922).
— Bericht über die Gehirnpathologie in ihrer Bedeutung für Neurologie und Psychiatrie. Z. Neur. **158**, 159 (1937).
KNAPP, A.: Die polyneuritischen Psychosen. Wiesbaden: J. F. Bergmann 1906.
KOFFKA: Zit. ROHRACHER.
KOGERER, H.: Beitrag zur Psychologie der Gedächtnisstörungen. Allg. Z. Psychiat. **76**, 774 (1920).
KÖHLER, W.: Psychologische Probleme. Berlin 1933.
KOHNSTAMM, O.: Über das Krankheitsbild der retro-anterograden Amnesie und die Unterscheidung des spontanen und des lernenden Merkens. Mschr. Psychiat. Neurol. **41**, 373 (1917).
KÖRNER, G.: Zur Psychopathologie des amnestischen Syndroms. Die Konfabulation der Korsakowkranken. Mschr. Psychiat. Neurol. **90**, 177 (1935).
KORSAKOW, S. S.: Über eine besondere Form psychischer Störung, kombiniert mit multipler Neuritis. Arch. Psychiat. Nervenkr. **21**, 669 (1890).
— Eine psychische Störung, kombiniert mit multipler Neuritis. Allg. Z. Psychiat. **46**, 475 (1890).
— Erinnerungstäuschungen (Pseudoreminiszenzen) bei polyneuritischer Psychose. Allg. Z. Psychiat. **47**, 390 (1891).
KRAEPELIN, E.: Über die Merkfähigkeit. Mschr. Psychiat. Neurol. 8, 245 (1900).
— Hundert Jahre Psychiatrie. Berlin: Springer 1918.
KRAFFT-EBING, R. v.: Über die durch Gehirnerschütterung und Kopfverletzung hervorgerufenen psychischen Krankheiten. Erlangen: Enke 1868.
KRAUSS, ST.: Untersuchungen über Aufbau und Störung der menschlichen Handlung. I. Teil: Die Korsakowsche Störung. Arch. Psychol. **77**, 649 (1930).
KRISCH, H.: Die organischen einschließlich der exogenen Reaktionstypen (Entwurf einer psychiatrischen Syndromenlehre auf klinisch-biologischer Grundlage). Berlin: S. Karger 1930.
LASHLEY, K. S.: Studies of cerebral function in learning. XI. The behaviour of the rat in latch box situations. Comp. Psychol. Monogr. **11**, 5 (1935).
LERSCH, K.: Der Aufbau des Charakters. Leipzig 1938.
LEWIN, K.: Untersuchungen zur Handlungs- und Affektpsychologie. VIII. BIRENBAUM, G.: Das Vergessen einer Vornahme. Isolierte seelische Systeme und dynamische Gesamtbereiche. Psychol. Forsch. **13**, 218 (1930).
LLAVERO, F.: Die psycho-cerebro-spinale Dekompensation. Mschr. Psychiat. Neurol. **117**, 177 (1949).
LORENZ, K. Z.: Zit. KATZ.
LOTMAR, F.: Zur Kenntnis der erschwerten Wortfindung und ihrer Bedeutung für das Denken des Aphasischen. Schweiz. Arch. Neurol. Psychiat. **5**, 206 (1919).
— Neuere Kämpfe um die Auffassung aphasischer Störungen. 1936.
McDOUGALL, W.: Aufbaukräfte der Zelle, 2. unveränderte Aufl. Stuttgart: Georg Thieme 1947.
MEGGENDORFER, F.: Intoxikationspsychosen. Handbuch der Geisteskrankheiten von O. BUMKE. 3. Teil, S. 151. 1928.
— Erbpathologie der Psychosen (mit Ausnahme des schizophrenen, manisch-depressiven und epileptischen Erbkreises). Handbuch der Erbbiologie des Menschen, 5. Band, 2. Teil. S. 1021. Berlin: Springer 1939.

MEYER, E.: Experimentelle Untersuchungen über totale und diskrete Aufmerksamkeit beim Übergang vom unmittelbaren zum dauernden Behalten. Arch. Psychol. **72**, 321 (1929).
— u. G. RAECKE: Zur Lehre vom Korsakowschen Symptomenkomplex. Arch. Psychiat. Nervenkr. **37**, 1 (1903).
MONAKOW, C. v., u. R. MOURGUE: Biologische Einführung in das Studium der Neurologie und Psychopathologie. Stuttgart und Leipzig: Hippokrates-Verlag 1930.
MÖNKEMÖLLER, O.: Casuistischer Beitrag zur sogenannten polyneuritischen Psychose. Allg. Z. Psychiat. **54**, 806 (1898).
MÜLLER, G. E.: Zur Analyse der Gedächtnistätigkeit und des Vorstellungsverlaufes. (3 Bände) 1911—1917. Leipzig: Joh. Ambros. Barth 1911.
PANSE, FR.: Angst und Schreck. Stuttgart: Georg Thieme 1952.
— Das Korsakowsyndrom. Med. Klin. **1955**, 1492.
— G. KANDLER u. A. LEISCHNER: Klinische und sprachwissenschaftliche Untersuchungen zum Agrammatismus. Arbeit und Gesundheit. Sozialmedizinische Schriftenreihe aus dem Gebiete des Bundesministeriums für Arbeit. Stuttgart: Georg Thieme 1952.
PAULEIKHOFF, B.: Über Veränderungen des Situationsgefüges bei dementen Erscheinungsbildern. Nervenarzt **26**, 510 (1955).
PFEIFER, B.: Psychosen bei Gehirnerkrankungen. Handbuch der Geisteskrankheiten von O. BUMKE. 3. Teil, S. 401. 1928.
PICK, A.: Zur Pathologie des Gedächtnisses. Arch. Psychiat. Nervenkr. **17**, 83 (1886).
— Beitrag zur Pathologie des Denkverlaufes beim Korsakow. Z. Neur. **28**, 344 (1915).
— Neues zur Psychologie der Konfabulation. Mschr. Psychiat. Neurol. **49**, 313 (1921).
POPPELREUTER, W.: Die psychischen Schädigungen durch Kopfschuß im Kriege 1914/16. Bd. 1. Hamburg u. Leipzig: Voss 1917.
PORT, K.: Der Einprägungswert der Wahrnehmungsgebiete. Zugleich ein Beitrag zur Methodologie der Gedächtnispsychologie und zur Lehre von den Vorstellungstypen. Arch. Psychol. **82**, 1 (1931).
PRAGER, J. J.: Experimenteller Beitrag zur Psychopathologie der Merkfähigkeitsstörungen. J. Psychol. Neurol. **18**, 1 (1911).
RANSCHBURG, P.: Studien über die Merkfähigkeit der Normalen, Nervenschwachen und Geisteskranken. Mschr. Psychiat. Neurol. **9**, 241 (1901).
— Die Gedächtnisschwäche (Mnemasthenie) und ihre Behandlung. Dtsch. med. Wschr. **1912**, 2393, 2441.
— Experimentelle Beiträge zur Lehre von Gedächtnis, Urteil und Schlußfolgerung an Gesunden und Kranken. Arch. Psychol. **77**, 437 (1930).
RIBOT, TH.: Das Gedächtnis und seine Störungen. Hamburg-Leipzig 1882.
ROENAU, E.: Der Aufbau des Gedächtnisses und das Problem der Erinnerungslücken. Z. Neur. **160**, 511 (1938).
ROHRACHER, H.: Kleine Charakterkunde. 5. Aufl. Wien: Urban & Schwarzenberg 1948.
— Einführung in die Psychologie. 3. Aufl. Wien: Urban & Schwarzenberg 1948.
— Skizze einer physiologischen Gedächtnistheorie. Mschr. Psychiat. Neurol. **120**, 371 (1950).
ROOSEN, R.: Retrograde Amnesie und Thixotropie. Mschr. Psychiat. (Basel) **103**, 374 (1941).
ROSENFELD, M.: Zit. WALTHER.
ROTHACKER, E.: Die Schichten der Persönlichkeit. Bonn: H. Bouvier & Co. 1948.
SCHEID, W.: Zur Pathopsychologie des Korsakowsyndroms. Z. Neur. **151**, 346 (1934).
SCHELLER, H.: „Völliger isolierter Verlust der Merkfähigkeit" — organische CO-Schädigung oder hysterische Verdrängung? (Nachuntersuchung des Falles Br. von GRÜNTHAL und STÖRRING). Nervenarzt **21**, 49 (1950).
SCHNEIDER, H.: Über Auffassung und Merkfähigkeit bei Altersblödsinn. Psychol. Arb. **3**, 458 (1901).
SCHNEIDER, K.: Klinische Psychopathologie. 3. Aufl. d. Beiträge zur Psychiatrie. Stuttgart: Georg Thieme 1950.
SCHNEIRLA, T. C.: Learning and orientation in ants. Studied by means of the maze method. Comp. Psychol. Monogr. **6**, 1 (1929).
— Some important features of ant learning. Z. vgl. Physiol. **19**, 439 (1933).
SCHOPENHAUER, A.: Die Welt als Wille und Vorstellung. 1819.

SCHRÖDER, K.: Retrograde Amnesie nach Krampfschockbehandlung. Nervenarzt **13**, 117 (1940).

SCHULTE, W., u. H. HARLFINGER: Seelisches Altern als Lebensproblem. Fortschr. Neurol. Psychiat. **24**, 341 (1956).

SEELERT, H.: Grundlagen der exogenen Reaktionstypen. Arch. Psychiat. Nervenkr. 88, 284 (1929).

— Differenzierung psychischer Krankheitszustände. Z. Neur. **131**, 338 (1931).

SELYE, H.: Einführung in die Lehre vom Adaptationssyndrom. Stuttgart: Georg Thieme 1953.

SELZ, O.: Experimentelle Untersuchungen über den natürlichen Lernvorgang. Über die Abhängigkeitsbeziehungen zwischen Lernlust und Lernerfolg. Z. Psychol. **109**, 191 (1929).

SKAE, F.: Zit. v. KRAFFT-EBING.

SKRAMLIK, E. v.: Zit. PANSE.

STERN, W.: Allgemeine Psychologie. Den Haag: Martinus Nijhoff 1950.

STERTZ, G.: Einleitung z. Handbuch der Geisteskrankheiten O. BUMKE, 3. Teil. 1928.

— Über den Anteil des Zwischenhirns an der Symptomgestaltung organischer Erkrankungen des Zentralnervensystems. Dtsch. Z. Nervenheilk. **117**, 18, 19 (1931).

— Probleme des Zwischenhirns. 57. Wanderversammlg. der Südwestdtsch. Neurologen und Psychiater, Baden-Baden. Arch. Psychiat. Nervenkr. **98**, 441 (1932).

STÖRRING, G. E.: Über den ersten reinen Fall eines Menschen mit völligem isoliertem Verlust der Merkfähigkeit. (Gleichzeitig ein Beitrag zur Gefühls- und Willens- und Handlungspsychologie.) Arch. Psychol. **81**, 257 (1931).

STRANSKY, E.: Zur Lehre vom Korsakowschen Symptomenkomplex, zugleich ein Beitrag zum Kapitel Tabes und Psychose. Jb. Psychol. Neurol. **26**, 422 (1905).

THIELE, R.: Zum Begriff und zur Pathologie der Drangerscheinungen. Psychiat., Neurol. u. med. Psychol. **5**, 51 (1953).

VIEREGGE, C.: Prüfung der Merkfähigkeit Gesunder und Geisteskranker mit einfachen Zahlen. Allg. Z. Psychiat. **65**, 207 (1908).

VÖLKEL, H., u. R. STOLZE: Nachuntersuchung und Versuch einer epikritischen Deutung des Falles B. von E. GRÜNTHAL und G. E. STÖRRING. Mschr. Psychiat. Neurol. **132**, 291 (1956).

WALTHER, K.: Zur Symptomatik und Lokalisationsfrage der amnestischen Aphasie. Leipzig: Diss. 1935 (1936).

WALTHER-BÜEL, H.: Die Psychiatrie der Hirngeschwülste. Wien: Springer 1951.

WEBER, L. W.: Über rudimentäre Formen der Korsakowschen Psychose. Dtsch. med. Wschr. **1906**, 485.

WEISSFELD, M.: Über die Gesetzmäßigkeit des Vergessens. J. Psychol. Neurol. **44**, 392 (1932).

WEIZSÄCKER, V. v.: Der Gestaltkreis. 3. Aufl. Stuttgart: Georg Thieme 1947.

WENZL, A.: Empirische und theoretische Beiträge zur Erinnerungsarbeit bei erschwerter Wortfindung. Arch. Psychol. **85**, 181 (1932).

WERNICKE, C.: Grundriß der Psychiatrie. 1. Aufl. Leipzig 1900.

WIECK, H. H.: Zur allgemeinen Psychopathologie. Fortschr. Neurol. Psychiat. **25**, 2 (1957).

WILMANNS, C.: Zit. HAUG.

WIZEL, A.: Ein Fall von phänomenalem Rechentalent bei einem Imbecillen. Arch. Psychiat. Nervenkr. **38**, 122 (1904).

WORCHEL, PH., and JOHN C. NARCISO JR.: Electroshock convulsions and memory: the interval between learning and shock. J. abnorm. Soc. Psychol. **45**, 85 (1950).

WYRSCH, J.: Zur forensischen Psychiatrie der Alterspsychosen. Schweiz. Arch. Neurol. Psychiat. **73**, 430 (1954).

ZEIGARNIK: Zit. GOLANT-RATNER und MENTESCHASCHWILI.

ZILLIG, G.: Zur Symptomatologie traumatischer Psychosen mit expansivem Syndrom. Nervenarzt **14**, 145 (1941).

ZUTT, J.: Demonstration eines ungewöhnlichen Zustandsbildes nach Gehirnerschütterung. Zbl. ges. Neurol. Psychiat. **75**, 240 (1935).